FORMULAIRE

DE LA

FACULTÉ DE MÉDECINE

DE VIENNE

DONNANT LES PRESCRIPTIONS THÉRAPEUTIQUES

UTILISÉES PAR LES PROFESSEURS

ALBERT, BAMBERGER, BENEDIKT, BILLROTH, C. BRAUN
GRUBER, KAPOSI, MEYNERT, MONTI, NEUMANN, SCHNITZLER
STELLWAG DE CARION, ULTZMANN, WIDERHOFER

PUBLIÉ PAR LE

Dr Théodore WIETHE

Ancien chef de clinique à Vienne

TRADUIT PAR LE Dr E. VOGT

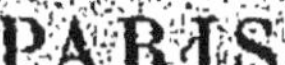

PARIS

C. REINWALD, LIBRAIRE-ÉDITEUR

15, RUE DES SAINTS-PÈRES, 15

1888

FORMULAIRE

DE LA

FACULTÉ DE MÉDECINE DE VIENNE

TYPOGRAPHIE FIRMIN-DIDOT. — MESNIL (EURE).

FORMULAIRE

DE LA

FACULTÉ DE MÉDECINE

DE VIENNE

DONNANT LES PRESCRIPTIONS THÉRAPEUTIQUES

UTILISÉES PAR LES PROFESSEURS

ALBERT, BAMBERGER, BENEDIKT, BILLROTH, C. BRAUN
GRUBER, KAPOSI, MEYNERT, MONTI, NEUMANN, SCHNITZLER
STELLWAG DE CARION, ULTZMANN, WIDERHOFER

PUBLIÉ PAR LE

Dr Théodore WIETHE

Ancien chef de clinique à Vienne

TRADUIT PAR LE Dr E. VOGT

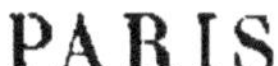

PARIS

C. REINWALD, LIBRAIRE-ÉDITEUR

15, RUE DES SAINTS-PÈRES, 15

1888

CLINIQUE CHIRURGICALE

ET CONSULTATION EXTERNE

DU

Professeur Dr Édouard Albert.

———

De tous les progrès de la chirurgie moderne, le plus important est sans contredit le traitement antiseptique des plaies.

Les malades doivent, avant d'être opérés, avoir pris, si possible, un bain chaud de longue durée : si une raison quelconque a empêché le malade de satisfaire à cette prescription, ou si l'opération est de peu d'importance et doit être faite à la consultation externe, on se contentera de laver soigneusement le champ opératoire, et de le raser s'il y a lieu. Les souillures produites par des graisses, des huiles ou des substances poisseuses variées seront soumises à l'action de l'éther sulfurique, puis on brossera le champ opératoire au savon et on le lavera en dernier lieu avec une solution aqueuse de sublimé à 1 $^{00}/_{00}$.

En ce moment, c'est cette dernière solution hydrargyrique, dont le titre varie entre 1/2 et 2 $^{00}/_{00}$, qui est le plus employée à la clinique ; on la colore, pour la distinguer de l'eau commune, avec 2 ou 3 gouttes de violet d'aniline par litre de liquide.

Les avantages du sublimé consistent en son action désinfectante si énergique et en son bas prix, les inconvénients sont les suivants :

1º C'est un poison violent.

2º Le danger de l'intoxication est assez grand.

3º Il provoque la naissance d'exanthèmes.

4º Il est facilement décomposable.

5º Il ternit les métaux polis.

L'opérateur commence par nettoyer à fond ses mains et avant-bras avec le savon et la brosse (il devra surtout ne pas oublier les détritus qui s'assemblent sous les ongles et enlever avec une solution d'acide oxalique les taches d'encre ou de substances colorantes); puis il procède à la désinfection avec une solution de sublimé au millième ou d'acide phénique à 2 1/2 %. Pour désinfecter les instruments, l'acide phénique, en général à 2 1/2 %, est seul utilisé. Les instruments qui ont subi le contact de plaies gangréneuses ou infectieuses (dans les cas de syphilis ou d'actinomycose, p. ex.) seront chauffés au rouge. Si cette pratique est impossible à exécuter, ils seront plongés pendant 12 à 24 heures dans une solution phéniquée à 5 %, puis ils seront polis, nickelés au besoin et repassés.

Moins un instrument présente de fentes, d'éraillures et de sillons, plus il sera facile à nettoyer. Les meilleurs instruments sont, à ce point de vue, ceux à poignées métalliques lisses.

Pour une laparotomie, on observera les prescriptions spéciales suivantes : la veille de l'opération, tous les instruments devant servir à l'opération seront, à l'exception des bistouris et des aiguilles, soumis à l'action de la solution phéniquée à 5 % bouillante; puis, on les placera pendant la nuit dans de la glycérine phéniquée à 15 %. Immédiatement avant l'opération, nettoyage des instruments dans une solution phéniquée à 5 % : on les place enfin dans une solution à 2 1/2 %, d'où on les passera au fur et à mesure à l'opérateur.

Si c'est possible, on pratique l'hémostase (ligature circulaire sur les membres ou compression digitale des artères principales).

Pendant l'opération, le pourtour de la plaie sera couvert de compresses au sublimé, et la plaie elle-même sera à maintes reprises arrosée de liquides antiseptiques (en général solution phéniquée à 2 1/2 %, sublimé à 1/2 $^{00}/_{00}$ et en cas de laparotomie, solution chaude d'acide salicylique à 1 $^{00}/_{00}$.)

L'irrigation se fait avec l'irrigateur seul : jamais on n'emploiera de seringue dans ce but!

Les éponges, les tampons, les compresses aseptiques et la soie sont conservés dans la solution à 2 $^{00}/_{00}$ de sublimé.

Les *éponges* seront désinfectées par le procédé d'Esmarch :

1° Battage à sec entre deux linges avec des battoirs de bois, jusqu'à ce que tout le sable ait quitté les pores.

2° Expression répétée des éponges dans l'eau tiède.

3° Séjour de 24 heures dans une solution à 1 $^{00}/_{00}$ de permanganate de potasse (les éponges en sortent brunies).

4° Nouvelle expression dans l'eau tiède.

5° Séjour de quelques minutes dans une solution d'une partie d'hypo-sulfite de soude dans 100 parties d'eau, additionnée de quelques gouttes d'acide chlorhydrique concentré. Le tout est agité avec un morceau de bois jusqu'à décoloration, puis on enlève les éponges, car un plus long contact avec le liquide les ramollirait trop.

6° Lavage à l'eau pure jusqu'à ce qu'elles soient devenues inodores.

7° Pour permettre aux spores non détruites de germer, les éponges sont placées, dans un endroit ayant une température constante de 35°, dans un baquet plein d'eau ; cette dernière sera changée tous les jours, et l'opération durera cinq ou six jours.

8° Au bout de ce temps, on place enfin les éponges dans une solution phéniquée à 5 % ou dans le sublimé en solution aqueuse à 2 $^{00}/_{00}$. La solution est changée au bout de deux jours, et au bout d'une semaine de séjour, les éponges seront prêtes à être employées.

Pendant l'opération les éponges souillées de sang seront exprimées dans de l'eau tiède, désinfectées ensuite dans une solution phéniquée à 2 1/2 % et enfin bien exprimées et employées à nouveau de suite. Jamais on ne se sert d'une éponge qui a servi pour une autre opération, sans l'avoir au préalable nettoyée et désinfectée à fond, de la façon suivante: 1° les éponges sont exprimées dans l'eau tiède qu'on renouvelle à diverses reprises, jusqu'à ce que l'eau du baquet reste limpide ; 2° ensuite on les lave à fond dans une solution concentrée de soude, pour enlever la graisse et les caillots ; 3° le cas échéant, désinfection obtenue avec une solution à

1 00/00 de permanganate de potasse et décoloration (voir ci-dessus la description du procédé); 4° on place les éponges dans une solution phéniquée à 5 % (voir ci-dessus, numéro 8).

Il faut détruire les éponges qui ont été en contact avec de la sanie et du contenu stomacal ou intestinal.

A la place des éponges on emploie aussi des tampons en laine de bois, de deux espèces. Les uns se composent d'un morceau de gaze au sublimé de 15 centimètres carrés, sur lequel on place un paquet de laine de bois désinfectée, gros comme le pouce; le tout est enveloppé de gaze. Les autres tampons se composent de grosses masses de laine de bois enveloppées d'un morceau de gaze dont les quatre angles sont réunis et attachés avec de la laine résistante. Les tampons ne servent jamais qu'une fois.

Compresses phéniquées ou au sublimé. — Soie.

Des compresses propres, en toile, sont bouillies pendant trois quarts d'heure dans une solution de sublimé à 1 00/00 ou d'acide phénique à 5 %.

La soie aseptique s'obtient ainsi : la soie est mise en pelotes sur des sphères de verre, puis bouillie dans un récipient en verre, pendant trois quarts d'heure dans une solution phéniquée à 5 % ou de sublimé à 1 00/00, puis conservée dans une solution phéniquée à 5 % ou de sublimé à 2 00/00 : au bout de huit jours, la soie peut servir. Il y a dix grosseurs employées en chirurgie (n°ˢ 1, 2, 3, 4, 6, 8, 10, 12, 14, 16). Le n° 16 est le plus fin, les plus employés sont les n°ˢ 4, 6 et 8.

Les aiguilles, le fil d'argent pour les sutures profondes ou osseuses, les plaques de plomb et les grains de grenaille perforés, ainsi que les ligatures élastiques (fils forts ou petits, tubes de caoutchouc vulcanisé rouge), sont continuellement placés dans de la glycérine phéniquée à 5 %.

Pour les ligatures de vaisseaux, on ne se sert que de cat-gut conservé dans de l'alcool au sublimé (voir page 36).

Le catgut en boyau de mouton a quatre numéros 0, 1, 2, 3 ; on le désinfecte par un séjour de huit à douze heures dans une solution de sublimé à 2 00/00. Les fils sont alors placés dans une solution alcoolique de sublimé, que l'on changera souvent, pendant quinze jours ; à ce moment le catgut sera prêt à être utilisé.

Drainage.

Pour toutes les plaies d'une certaine importance, il faudra favoriser l'écoulement des liquides par le drainage, qui sera encore facilité par des contre-ouvertures s'il y a lieu.

1° Le plus souvent on se sert de tubes de caoutchouc fenêtrés, qu'on fixe au bord de la plaie par une suture, ou qui sont fixés par des épingles de sûreté désinfectées : plus la plaie sera profonde et plus la cavité sera grande, plus gros aussi sera le drain !

Les drains en caoutchouc vulcanisé rouge sont de 16 grandeurs différentes : le n° 1 a 1 millimètre de diamètre et le n° 16, 10 millimètres. On lave les drains en les agitant dans l'eau, puis on les place dans une solution de sublimé au deux millième, qu'on change tous les cinq jours : au bout de trois semaines ils sont utilisables. On fait les fenêtres au dernier moment, soit avec une paire de ciseaux, soit avec un emporte-pièce (semblable à ceux des employés de chemin de fer). La largeur d'une fenêtre ne doit pas dépasser 1/3 de la circonférence du drain pour éviter le plissement. Dans les petites plaies et les fistules on ne met qu'un demi-drain formant rigole, coupé en deux dans le sens de sa longueur. Les drains résorbables sont des os de poulet ou de lapin décalcifiés.

2° Si la sécrétion est faible, ou la plaie petite, on emploie des bandes de silk larges d'un demi à un centimètre.

Le silk est une espèce de soie verte trempée dans une partie de dextrine, 2 d'amidon et 16 de solution aqueuse d'acide phénique à 5 % : il faut le conserver à sec, et l'humecter, avant de le placer, dans une solution d'acide phénique ou de sublimé.

3° Dans beaucoup de cas un ruban de gaze iodoformée hydrophile servira aussi de drain; ce drain ne devra pas rester trop longtemps dans la plaie, pour empêcher que les granulations n'envahissent les espaces vides entre les mailles, ce qui produirait des blessures au moment où on enlève la gaze. Il ne faut pas oublier que si la gaze iodoformée arrive à adhérer à la plaie, le malade court le danger d'une rétention purulente.

Toutes les méthodes de drainage des plaies entraînent l'irritation des tissus (corps étrangers).

L'opération terminée, on place un pansement antiseptique, 1° pour empêcher l'influence nocive de diverses causes de complications, 2° pour tenir les lèvres de la plaie aussi rapprochées que faire se peut (essayer par une compression modérée d'empêcher la présence de cavités où la sécrétion peut s'accumuler), 3° pour absorber aussi vite que possible les sécrétions qui s'écoulent et empêcher leur putréfaction, 4° enfin pour écarter le danger de contagion dans les cas de plaies infectieuses ou pour l'atténuer au moins.

Sur des plaies fraîchement suturées, qu'on essaie de guérir par première intention, on place trois ou quatre couches de gaze iodoformée. Les plaies sales qui ne donnent pas l'espoir d'une première intention seront lavées avec des solutions désinfectantes fortes, puis saupoudrées d'iodoforme et recouvertes de gaze iodoformée. Par-dessus on place une grande quantité de gaze au sublimé molle, à plis irréguliers, puis une dizaine de couches de gaze posées à plat et enfin un coussinet de laine de bois, au lieu d'ouate de Bruns, puis on fixe le tout avec des bandes de calicot. Dans les plaies qui donnent peu de sécrétion, on placera au lieu de coussin, pour empêcher que les sécrétions ne traversent le pansement, un morceau de toile imperméable (batiste de Billroth) par-dessus les couches de gaze.

Le premier pansement sera conservé aussi longtemps que possible (pansements rares).

Il faut changer le pansement dans les cas suivants :

1° En cas de fièvre et surtout de frissons, avec perte de l'euphorie, ce qui ferait penser à de la septicémie commençante ;

2° En cas de violentes douleurs dans la plaie ;

3° En cas d'apparition de taches de sang ou de sécrétions de la plaie sur la surface extérieure du pansement ;

4° En cas de mauvaise odeur du pansement ;

5° En cas de manque de solidité et de déplacement de pansement ;

6° En cas de nécessité, lorsqu'il faut enlever des drains ou des sutures.

Au bout d'une semaine, on enlève généralement ces dernières et les drains sont alors remplacés par d'autres plus petits ou par des bandes de silk. Les drains qui doivent rester dans la plaie doivent être extraits à chaque nouveau pansement et nettoyés à l'irrigateur, car il faut s'assurer de leur perméabilité : en général, éviter tout lavage ou arrosage superflus de la plaie.

Comme pièces de pansement on emploie en ce moment à la clinique la gaze au sublimé : c'est de la gaze dégraissée par un séjour dans la lessive de soude bouillante, et imprégnée ensuite de sublimé. On peut aussi se servir de gaze phéniquée (ne pas oublier que ces deux genres de gaze perdent avec le temps leurs qualités antiseptiques). L'acide phénique s'évapore rapidement, et le sublimé se transforme en calomel, substance non antiseptique. On prépare la gaze iodoformée hydrophile en imprégnant la gaze désinfectée de poudre d'iodoforme. On en saupoudre la gaze en opérant dans un vase désinfecté. Il faut mélanger intimement le tout, jusqu'à ce que la gaze prenne une couleur uniformément jaune. En faisant digérer la gaze dans de l'éther iodoformé (voir la formule p. 37), on peut rapidement préparer une petite quantité de la gaze iodoformée. Après des opérations dans les cavités buccale, nasale ou rectale, on se servira d'une gaze iodoformée spéciale qui s'attache aux plaies et arrête ainsi les hémorragies : cette gaze peut rester quinze jours dans la plaie sans rien perdre de sa force.

Voici son mode de préparation :

On trempe de la gaze phéniquée dans un mélange de 100 grammes d'eau phéniquée à 5 %, de 25 grammes de colophane, de 40 de glycérine et de 1.000 grammes d'alcool absolu. Puis, on laisse sécher et on saupoudre largement d'iodoforme en manipulant longuement le tout pour bien imprégner le tissu.

Pour remplir les coussinets et tampons, on prend la laine et la charpie de bois (la première est à fibres courtes, la seconde à fibres longues, désinfectées par une cuisson de trois quarts d'heure dans une solution de sublimé à 2 00/00. Les coussinets sont préparés d'avance et de taille variable, de 10 à 15 centimètres jusqu'à 30 à 50 centimètres de long pour 1 à 3 centimètres d'épaisseur.

On étale à plat un grand morceau de gaze sublimée double; au milieu on met sans serrer la laine de bois, puis on referme par-dessus les quatre coins de la gaze. Pour les petits pansements on utilisera de préférence l'ouate de Bruns : cette dernière coûte beaucoup plus cher.

On fixe les pansements avec des bandes. On fait des bandes de calicot, en les déchirant sans jamais les couper aux ciseaux, et on les enroule. Les bandes de flanelle, de toile ou d'organdi sont rarement employées.

Pour la *narcose profonde*, le chloroforme pur est seul employé ; pour l'anesthésie locale, l'injection de cocaïne (voir p. 41), ou la pulvérisation d'éther hydramylique (1), avec l'appareil de Richardson, seront utilisées.

L'inhalation de chloroforme se fait avec le masque d'Esmarch ; le stade chirurgical succède à la phase d'excitation et le patient sera complètement anesthésié, car le réflexe pupillaire doit disparaître.

____

(1) Cet éther provient, par flacons de cent grammes, de Londres (J. Robbins et C⁰), au prix de 6 francs le flacon : une grande prudence doit présider à son emploi, car c'est un produit très inflammable.

Précautions à prendre pour la narcose chloroformique.

1° Le patient est à jeun.
2° Les vêtements qui gênent la respiration sont enlevés.
3° S'il y a des fausses dents, les faire ôter.
4° Contrôler exactement le pouls et la respiration ; le malade est couché sur le dos ou le côté, jamais sur le ventre.

La narcose trop profonde se reconnaît : 1° à la mydriase ; 2° à l'irrégularité des battements cardiaques et de la respiration ; 3° à la cyanose ou à la pâleur cadavérique.

S'il y a arrêt de la respiration ou du cœur, on supprime *de suite* le chloroforme et l'on prend les mesures suivantes :

1° Respiration artificielle.
2° Excitation de la peau.
3° Faradisation des nerfs phréniques.
4° Sels à respirer (voir p. 40).
5° Injection sous-cutanée de musc, camphre (voir p. 40).

Complications des plaies.

1. *Érésipèle.*

Cette dermite infectieuse peut aussi envahir le tissu conjonctif intermusculaire ; il faut de suite isoler les malades qui en sont atteints. *Traitement :* repos au lit, diète sévère, purgatifs s'il y a lieu, par exemple :

Pr. Infusion follic. séné, 10 gr. sur 200 d'eau.
Ajoutez sirop de framboises, 25 gr.

Une cuiller à soupe toutes les deux heures (la selle se produit au bout de trois à cinq heures).

L'érésipèle sera enduit d'axonge, de vaseline, couvert de poudre d'amidon, et par-dessus on placera une vessie de glace ; si on n'en a pas, on fait des applications de :

Pr. Eau blanche, 500 gr.

En cas de collapsus : café, vin, cognac.

> *Pr.* Cognac, 150 grammes.

Toutes les demi-heures une cuiller à café ou davantage.
Ou encore :

> *Pr.* Teinture de cannelle, 30 grammes.

15 à 20 gouttes d'heure en heure. S'il y a lieu, injections
sous-cutanées.

2. *Diphtérie.*

Après la trachéotomie, pour cause de diphtérie laryngée, on
voit souvent cette dernière envahir la plaie. *Traitement :*
traitement général et applications locales du chlorure de zinc.

> *Pr.* Chlorure de zinc, 10 gr.
> Eau dist., 200 gr.

3. *Septicémie et pyémie.*

Ces affections provenant de l'introduction de microbes
dans le sang, la prophylaxie est ici l'essentiel ! *Traitement :*
traitement local du foyer initial, par exemple évacuation du
pus, désinfection avec des solutions antiseptiques fortes ;
pour le reste, traiter les symptômes, par exemple, par les an-
tipyrétiques.

> *Pr.* Sulfate de quinine, 10 gr.

Divisez en 5 paquets. Un par jour (à prendre en une fois
ou diviser en 2 ou 3 doses à prendre en une heure).

> *Pr.* Antipyrine, 10 gr.

Diviser en 5 paquets, 2 par jour.

> *Pr.* Salicylate de soude, 15 gr.

Divisez en 10 paquets, 4 par jour.

4. *Décubitus.*

Traitement préventif : changer souvent la position du malade dans son lit, éviter les plis dans le drap de dessous qu

sera lisse, employer les matelas à eau ou à air, laver souvent à l'eau vinaigrée, par exemple. En cas de perte de substance :

> *Pr.* Emplâtre de savon, 50 gr.

Étendre sur un grand morceau de toile et en couvrir la plaie ou :

> *Pr.* Emplâtre de céruse, 50 gr.

Les plaies gangréneuses seront chaque jour désinfectées.

5. *Eczémas.*

Ils sont souvent provoqués par les désinfectants employés. *Traitement :* l'eczéma de l'acide phénique est enduit de vaseline ; celui du sublimé, d'une pommade salicylée :

> *Pr.* Acide salicylique, 5 gr.
> Vaseline, 50 gr.

Faire une pommade.

On saupoudrera avec :

> *Pr.* Oxyde de zinc, 10 gr.
> Poudre d'amidon, 50 gr.
> (*Us. ext.*)

6. *Tétanos.*

Ne pas négliger l'étiologie ! Morphine ou

> *Pr.* Hydrate de chloral, 4 gr.
> Eau dist., 80 gr.
> Mucilage de gomme arab., 40 gr.
> Suc de citron, 20 gr.

Une cuiller à soupe toutes les heures en augmentant peu à peu les doses, ou encore chloroformisation légère et de longue durée : enfin injection sous-cutanée de

> *Pr.* Curare, dix centigr.
> Eau dist., 10 gr.

(On commence par une division de la seringue de Pravaz

par dose (2 à 3 fois par jour), et on augmente avec prudence les doses!).

Bromure de sodium, électricité, réfrigérants sur la colonne vertébrale.

7° *Intoxication par le sublimé.*

Stomatite, sialorrhée, vomissements, diarrhées ; dans les cas graves, selles sanglantes, gastralgies, entéralgies, ténesme, néphrite.

8° *Intoxication par l'acide phénique.*

Cas légers : vertiges, céphalées, malaise, vomissement ; dans les cas graves, phénomènes d'ivresse avec collapsus consécutif, coma, faiblesse du pouls, troubles respiratoires, diarrhée : les urines foncées sont la preuve de l'intoxication : dans les cas légers, les urines sont un peu verdâtres, mais dans les cas graves, elles deviennent noir foncé.

9° *Intoxication par l'iodoforme.*

Troubles digestifs : anorexie, vomissements, diarrhée légère ; dans les cas graves, troubles cérébraux, d'abord céphalées, puis mélancolie, manie aiguë, ou encore troubles méningitiques.

Dans toutes ces intoxications, il faut avant tout supprimer le médicament incriminé. Le traitement devient ensuite purement symptomatique.

Terminologie des affections chirurgicales.

Inflammation, d'après Galien : 1° *calor,* 2° *rubor,* 3° *dolor,* 4° *tumor* ; à ces quatre signes on ajouta plus tard un cinquième : *functio læsa.*

1° et 2° sont la conséquence de l'hypérémie congestive ;

4⁰ = le gonflement, produit par les exsudats variés qui s'accumulent : les espèces principales sont : *a*) l'*exsudat séreux* ou transsudation (à travers des parois vasculaires indemnes), avec émigration simultanée de quelques leucocytes ; *b*) *exsudat fibrineux*, dans lequel les leucocytes émigrés se transforment en caillots fibrineux; *c*) l'*exsudat purulent* : transsudation de nombreux globules de pus, sans transformation fibrineuse : le pus en putréfaction s'appelle *pus ichoreux* ; *d*) l'*exsudat hémorragique* : transsudation ou sortie des globules blancs et rouges du sang, hors des vaisseaux.

Une *tumeur* (*tumor*) est une espèce de néoplasme non inflammatoire : on distingue dans la pratique les tumeurs en bénignes et malignes.

Au point de vue histologique les plus importantes sont : le fibrome (tissu conjonctif); le myome (tissu musculaire) ; le névrome (tissu nerveux), l'angiome (tissu vasculaire), le lipome (tissu graisseux), l'enchondrome (tissu cartilagineux), l'ostéome (tissu osseux), le lymphome (tissu lymphoïde, sans ganglions véritables). Le sarcome se compose de tissu conjonctif avec éléments cellulaires inclus; le carcinome de tissus épithéliaux vrais; les kystes sont des tumeurs à coques, avec contenu liquide.

Les *abcès* sont des cavités formées dans l'intérieur d'un organe aux dépens du tissu et remplies de pus.

L'*ulcère* est constitué par une perte de substance par nécrose du tissu, en général accompagnée d'exsudation et de néoformation. Il se distingue d'une surface couverte de granulations par le manque de tendance à la guérison, et l'absence de pus de bonne nature.

La *nécrose*, « mort locale des tissus, » est causée par l'absence de nutrition dans une partie du corps ; on la divise en momification ou gangrène sèche, et gangrène humide ou putride.

La *carie* est une destruction ulcéreuse, allant de couche en couche, de la substance osseuse : c'est donc un ulcère osseux.

I. Maladies générales.

Tuberculose et scrofulose.

Ce sont deux formes d'une même maladie, qui exigent en premier lieu un traitement général, pour tonifier l'organisme : un régime substantiel (viande, lait, œufs), de l'air pur (séjour à la campagne), une habitation sèche, et une occupation appropriée à l'état du malade. On y ajoute les fortifiants : en hiver l'huile de foie de morue, une à deux cuillers à café pour les enfants; une cuiller à soupe par jour pour les adultes, avec un petit pain, et augmenter la dose peu à peu.

Pr. Huile de foie de morue, 100 gr.

Conserver dans un endroit frais ! Ne pas en continuer l'emploi en cas de troubles digestifs.

Lésions locales : *a*) tuberculose osseuse, constituée par des cavités multiples revêtues d'une membrane pyogène, contenant du pus et quelquefois des fragments osseux détachés (séquestres). Le plus souvent l'affection atteint le rachis : une spondylite de ce genre se manifeste par de violentes douleurs dans la vertèbre malade, quand on appuie brusquement, et en même temps, sur les deux épaules du malade assis ou debout. Une tuberculose plus étendue de cette région donnera lieu au mal de Pott (cyphose angulaire), avec tous les dangers d'une myélite possible. *Traitement :* repos de la vertèbre par la position couchée, extension avec appareils appropriés (Taylor, Glisson, etc.); dans d'autres cas, on a recours aux cravates de plâtre ou de feutre, etc. Si la tuberculose atteint d'autres os, on fera suivant le cas des extractions, résections ou amputations. Les *abcès froids*, suite d'affections osseuses, ne guérissent que par destruction de la membrane pyogène (extirpation, résection, etc.) : si l'on ne peut exécuter ces opérations, on injectera la solution suivante :

Pr. Iodoforme pulvérisé, 10 gr.
Glycérine, 50 gr.
Eau dist., 50 gr.

b) Dans la tuberculose articulaire (fongus, tumeur blanche), on commence au début par des bains de sel iodé de Darkau et le repos de l'articulation, pour enrayer le mal ; plus tard on fait de l'igniponcture (application locale du thermocautère pointu) ; on extirpera, ruginera, réséquera, etc., les parties atteintes.

c) La tuberculose des gaines synoviales est uniquement traitée par une extirpation complète des parties malades.

d) La tuberculose ganglionnaire atteint surtout les ganglions cervicaux. Si une seule glande est prise, et n'est pas encore caséifiée, on fera l'extirpation ; si les ganglions se ramollissent, des compresses d'eau chaude, ou mieux des cataplasmes, plus tard l'incision et l'extirpation par le grattage.

e) Ulcères tuberculeux, caractérisés sur la peau par des bords minces, violets, creusés par dessous : on les traitera par le pansement antiseptique : les ulcères de la langue chez des malades robustes seront extirpés. Les fistules seront, selon les cas, élargies par le laminaria ou l'éponge préparée : ces dilatateurs seront huilés, saupoudrés d'iodoforme et enlevés au bout de douze heures.

f) Les organes atteints de tuberculose, les testicules par exemple, seront extirpés.

II. Maladies de la peau.

Phlegmons.

Ce sont des infiltrations purulentes de la peau enflammée (phlegmons superficiels) ; ces infiltrations tendent parfois à envahir la profondeur, à fuser entre les muscles (phlegmons profonds). Les *furoncles* sont des phlegmons circonscrits. La *pustule maligne* (anthrax) se distingue du furoncle par le fait qu'il y a nécrose de la peau. Le traitement consiste, pour toutes ces affections, en grandes incisions avec pansement antiseptique (acétate d'alumine, page 38). Quand il y a furonculose, il ne faut jamais négliger la recherche du sucre dans les urines.

Le terme de *panaris* désignait autrefois le phlegmon de la matrice de l'ongle, mais actuellement il englobe plusieurs maladies des doigts : le panaris osseux (ostéomyélite de la phalange), les panaris tendineux (*wurm* = « ver », en allemand, à cause du ruban de tendon nécrosé qui se détache) et le panaris sous-unguéal. *Traitement* : pas d'enveloppements chauds, mais incisions précoces avec pansements antiseptiques.

III. Maladies des os, des articulations, des muscles.

Rachitis.

Maladie anglaise. — Traitement général : alimentation : viandes, lait, œufs, pas de farineux, etc., pas de sucre, habitation sèche, air pur, bains de sel gemme (2 kilos et davantage par bains). *Traitement :*

> *Pr.*   Huile de foie de morue, 100 gr.

si on n'observe pas de troubles digestifs à la suite de son emploi (diarrhées, etc.), ou bien :

> *Pr.*   Phosphore, un centigr.
> Huile foie de morue, 100 gr.

Une demi à une cuiller à café par jour.

Pour dissoudre le phosphore, on peut employer l'huile d'amandes douces :

> *Pr.*   Phosphore, un centigr.
> Huile d'amandes douces, 70 gr.
> Sucre blanc, 30 gr.
> Essence de fraises, 15 gouttes (1).

Une cuiller à café par jour.

Autre formule :

> *Pr.*   Eau de chaux, 100 gr.
> Sirop simple, 20 gr.

Tous les jours une à deux cuillers à soupe.

(1) Inusitée en France. (Note du traducteur.)

Pour combattre l'incurvation des os longs, on emploie le redressement de l'os encore mou avec fixation par un appareil plâtré, la fracture artificielle sous-cutanée de l'os, l'ostéotomie, ou section à la gouge et à la scie : dans certains cas, on réséquera un coin osseux. Les courbures du rachis seront soignées dès leur apparition par la gymnastique et les cravates de plâtre.

Ostéomyélite.

L'ostéomyélite aiguë spontanée diffuse, cette inflammation purulente de la moelle osseuse, attaquant surtout les os longs, se termine par périostite ou nécrose, ou par décollement de l'épiphyse. L'affection aiguë a souvent l'apparence d'une fièvre typhoïde (typhus des os). *Traitement :* d'abord repos du membre intéressé.

Pr. Salicylate de soude, 20 gr.

Divisez en XX poudres, toutes les deux heures une poudre.

Évacuation précoce du pus par incision : drainage et traitement antiseptique, extraction de séquestres.

Périostite.

En dehors de la périostite syphilitique il y a encore la forme ossifiante et la forme purulente (cette dernière est une conséquence des maladies du tissu osseux), et se voit dans la carie dentaire ou la périostite phosphorée, p. ex. Le traitement découle de la cause de l'affection (p. ex. avulsion de la dent malade), et évacuation du pus obtenue par incision,

En dehors des arthrites tuberculeuses, citons d'autres *formes d'arthrites très importantes.*

1° Arthrite rhumatismale aiguë ; ·
2° Arthrite rhumatismale chronique ;
3" Arthrite goutteuse ;
4° Arthrite déformante ou noueuse.

Si l'arthrite s'accompagne d'épanchement abondant, on parlera d'arthrite séreuse (ou mieux arthro-méningite) : dans l'arthrite sèche, le liquide fait défaut. S'il y a hémorragie dans l'arthrite par traumatisme ou inflammation, on parlera d'hémarthrose.

L'arthrite déformante produit des destructions dans les articulations (disparition des cartilages, usure des parties osseuses articulaires), ayant pour conséquence l'ankylose.

Les affections articulaires les plus communes sont la coxalgie et l'inflammation de l'articulation du genou.

La coxalgie est rarement aiguë, le plus souvent elle est chronique et de nature tuberculeuse. On la reconnaît à des signes caractéristiques : la position pathologique de la jambe (en général en adduction et flexion légère) et la participation du bassin aux mouvements passifs qu'on imprime à l'articulation coxo-fémorale malade. Le traitement consiste en repos et antiphlogistiques. L'ankylose doit être obtenue dans la position là plus utile au malade, par extension dans un appareil plâtré.

La forme sénile, la coxalgie des vieillards (*malum coxæ senile*), est déformante. *Traitement :* bains chauds, appareil approprié.

Arthrite du genou.

Elle exige le repos et l'application du froid ; dans les cas aigus, emploi énergique des résolutifs, p. ex. :

Pr.   Teinture d'iode, 25 gr.
   (*Us. ext.*)

En cas d'hydarthrose avec ballottement de la rotule, on fait une ponction avec un gros trocart, pour faciliter la sortie de petits corps libres (grains riziformes) qui se trouvent parfois dans la cavité synoviale : les arthrophytes plus volumineux (*mures articulares*), qui entravent les mouvements dans l'articulation, seront enlevés, après ouverture de la poche par la méthode antiseptique. Puis on fera un bandage compressif avec des bandes de flanelle enroulées dans le sens centripète. Dans les cas où il y a arthrite douloureuse chronique sans tuberculose, bains de vapeur, et à défaut bains chauds, massage, et à l'intérieur :

> *Pr.* Salicylate de soude, 10 gr.
> Eau dist., 100 gr.
> Sirop d'écorces d'oranges, 25 gr.

Toutes les deux heures une cuiller à bouche, ou des prescriptions analogues.

Contre le *rhumatisme musculaire*, le torticolis, le lumbago, etc., on ordonne des liniments, par ex. :

> *Pr.* Opodeldoch, 50 gr.
> (*Us. ext.*)

ou :

> *Pr.* Alcool camphré, 50 gr.
> (*Us. ext.*)

En outre : massage, bains de vapeur et électricité.

Inflammation des gaines tendineuses.

Cette affection demande, pour guérir, le repos, la compression et le massage.

IV. Maladies des vaisseaux sanguins et lymphatiques.

Anévrismes.

Les anévrismes sont souvent justiciables d'une opération : d'abord, compression (temporale, brachiale, cubitale, radiale et poplitée), avec des bandes de toile ou des bandelettes de sparadrap, ou des instruments compresseurs spéciaux ; en outre, flexion forcée (pour la cubitale, la radiale et la poplitée) : si toutes ces pratiques ne mènent à rien, on fera la ligature et l'extirpation consécutive du sac.

Angiomes.

Les angiomes (télangiectasie et tumeurs caverneuses)

seront, suivant leur siège, traités par ligature, extirpation et suture consécutive, ou transformés en eschares (thermocautère, anse galvanique). Il est aussi utile parfois de passer un séton dans la tumeur, sous forme d'un fil trempé dans du perchlorure de fer : l'injection de perchlorure dans les tumeurs pourrait entraîner la mort.

Varices.

Les varices (phlébectasies) se montrent surtout chez les femmes après l'accouchement, et surtout aussi aux extrémités inférieures. *Traitement :* envelopper la partie atteinte avec une bande de flanelle, ou mieux avec la bande de Martin (en caoutchouc, large de 6 à 7 centimètres, longue de 3 à 4 mètres). Le matin, avant de se lever, on l'enroule en commençant par les chevilles, sans trop serrer ; si on se lève ensuite, la bande se trouve suffisamment serrée. Il faut surtout tenir à la propreté ! (Le soir, la bande sera lavée au savon, et laissée la nuit dans l'eau.) Les varices peuvent donner lieu à des hémorragies par rupture, à des phlébites ou à des périphlébites : les troubles circulatoires engendreront aussi l'ulcère variqueux chronique. *Traitement :* repos, réfrigérants, désinfection et pansement antiseptique des ulcères. Sur les ulcères très étendus, on placera des greffes ; la dernière ressource sera l'amputation.

Hémorrhoïdes.

Les hémorrhoïdes sont les varices des veines du rectum. *Traitement :* régime approprié (pas d'irritants ni d'alcooliques, etc.), régularisation des selles par des eaux purgatives, etc. Dans les cas d'inflammation des bourrelets, bains, clystères, appareils réfrigérants. Le traitement *curatif* consistera en ligature élastique, ou application du thermocautère ou de l'anse galvanocaustique. En cas d'hémorragies, compression digitale et lavement d'eau glacée.

Tuméfaction inflammatoire des ganglions lymphatiques.

Cette affection se montre fréquemment à la suite de maladies inflammatoires ou infectieuses. En général, elle disparaît avec la cause qui l'a fait naître, mais d'autres fois il y aura suppuration ou gonflement durable (lymphome hyperplasique). Le traitement consiste dans la destruction des processus qui sont la cause de l'irritation ; en cas de besoin, incision et évacuation du pus.

Dans la leucémie lymphatique et dans la pseudoleucémie (lymphome malin), régime fortifiant et traitement arsenical énergique :

> *Pr.* Liqueur de Fowler, 5 gr.
> Eau dist., 15 gr.

3 fois par jour 10 gouttes, et on ajoute tous les deux jours une goutte par dose.

Dans certains cas, on fera des injections parenchymateuses de liqueur de Fowler. En cas d'intoxication (crampes d'estomac, diarrhée, exanthème), s'abstenir de suite de prescrire la liqueur.

V. Maladies du système nerveux.

Commotion cérébrale.

Cette affection se caractérise par la perte de connaissance, les vomissements, le ralentissement du pouls ; elle exige un repos absolu pendant plusieurs semaines : en outre, traitement purement symptomatique.

Névralgies.

Les névralgies sont des douleurs violentes sans modifications anatomiques des nerfs mêmes ; elles sont dues à des causes variées. Les troubles centraux (tumeurs, hémorragies, syphilis, malaria, etc.), l'irritation des troncs eux-mêmes (traumatismes, cicatrices, tumeurs compressives, etc.), les névralgies réflexes (p. ex. dans les affections intestinales, vésicales, utérines), sont les causes principales des névralgies et l'étiologie commande ici la thérapeutique.

La *névralgie du trijumeau* sera modifiée dans certains cas par l'extraction d'une dent cariée, par des bains de vapeur, des vésicants sur la peau, le courant galvanique, les purgatifs, et dans les cas semblant dépendre de la malaria, par :

Pr.   Sulfate de quinine, 5 gr.

Divisez en X poudres ; à prendre une à deux poudres quatre à six heures avant l'accès.

Pr.   Liqueur de Fowler, 10 gr.
Eau dist., 10 gr.

3 fois par jour, 5 gouttes.

En cas d'insuccès, névrotomie ou encore mieux névrectomie (résection d'un filet nerveux).

Névralgies intercostales, par pression d'anévrismes, par carie des côtes, par gonflement des ganglions, etc.

Névralgies dans les membres inférieurs : sciatique, à la face postérieure de la cuisse, et en dehors, en avant et en arrière de la jambe ; enfin sur le dos et la plante du pied. Sciatique antérieure (nerf crural) à la partie antéro-interne de la cuisse. La névralgie du saphène interne se montre à la face interne de la jambe et au bord interne du pied : celle de l'obturateur à la face interne de la jambe. Le traitement tiendra avant tout compte de l'étiologie ; on emploiera des irritants, badigeonnages de teinture d'iode, p. ex., ou bien :

Pr.   Vératrine, 1 gr.
Vaseline, 30 gr.

Pour faire une pommade. Frictionner tous les deux jours.

Les sinapismes, les vésicatoires, qu'on laisse en place pendant une à deux heures (ou plus longtemps), les ventouses, la cautérisation superficielle avec le thermocautère, l'électricité (courant constant, descendant), les bains de vapeur, de Barèges, etc., l'élongation des nerfs, rendront des services ; quand la douleur est trop forte, injection hypodermique de morphine.

Une névralgie subite du nerf obturateur peut être l'indice d'une hernie obturatrice.

VI. Maladies des organes respiratoires.

Épistaxis.

L'épistaxis est souvent un symptôme qui accompagne des affections graves. *Traitement* : repos, injections d'eau glacée dans la cavité nasale ou

> *Pr.*   Alun, 5 gr.
>   Eau dist., 100 gr.
>   (*Us. ext.*)

Compresses glacées sur le front et le cou : tamponner avec la gaze à l'iodoforme (au moyen de la sonde de Bellocq ou à défaut avec un cathéter, ou enfin avec des bougies en cire, etc.).

Polype du nez.

Le polype du nez, ou hypertrophie pédiculée de la muqueuse nasale, a un aspect mou, grisâtre ; il est facile à déplacer, et ne part jamais du septum ; le plus souvent il y en a plusieurs. *Traitement :* extirpation avec le polypotome à branches droites, ligature au fil de fer suivie d'une injection à l'eau glacée. Tamponnement à la gaze iodoformée.

Laryngite croupale.

La laryngite croupale est une exsudation superficielle de fibrine (membrane croupale), donnant lieu aux symptômes suivants : voix voilée, toux, douleurs, fièvre. Bientôt des symptômes de suffocation se montrent, avec respiration striduleuse, cyanose du visage, activité plus grande des muscles accessoires, inspiration très forte contractant les muscles du cou, ainsi que ceux de la clavicule et de la région épigastrique. *Traitement :* vomitifs et glace à l'intérieur ; en cas d'insuccès, trachéotomie.

VII. Maladies de l'appareil digestif.

Angine catarrhale.

L'angine catarrhale (aiguë ou chronique) atteint la muqueuse du pharynx, du palais, des amygdales et des arcs palatins. Les parties sont rouges et gonflées ; la douleur en avalant et en parlant, la sécrétion de mucosités d'abord transparentes, puis grisâtres et purulentes, le mauvais goût à la bouche et enfin la fièvre modérée, sont les traits distinctifs de l'affection. *Traitement :* suppression du tabac, des spiritueux, des aliments chauds, des épices ; il faut parler peu et à voix basse, faire des enveloppements humides et avaler de temps en temps des pilules de glace. On prescrira les gargarismes suivants :

> *Pr.* Chlorate de potasse, 5 gr.
> Eau de fontaine, 500 gr.

Gargarisme.

> *Pr.* Eau de chaux, 250 gr.
> Eau de fontaine, 250 gr.

Gargarisme.

> *Pr.* Alun 10 gr.
> Infusion de feuilles de sauge, 25 gr.
> sur 500 gr. eau.

Gargarisme.

Si ces prescriptions sont inefficaces :

> *Pr.* Nitrate d'argent, 1 à 2 gr.
> Eau dist., 50 gr.

En badigeonnages.
Dans les cas chroniques eaux d'Ems ou de Seltz.

Angine phlegmoneuse.

L'angine phlegmoneuse est une inflammation parenchymateuse des amygdales, qui se termine parfois par suppuration. Traitement comme ci-dessus ; en outre, incision de l'abcès, pas trop tôt, mais seulement quand la fluctuation est manifeste.

Angine diphtérique.

L'angine diphtérique est, dans les cas légers, peu distincte de l'angine catarrhale ; la « nécrose avec coagulation » est seule caractéristique. *Traitement :* prophylaxie ! ne jamais cautériser ! surveiller le régime (ne permettre que des aliments liquides) ; faire des enveloppements de linges humides, et enfin, dans les cas de forte dyspnée, trachéotomie.

> *Pr.*   Chlorate de potasse, 10 gr.
> Eau de fontaine, 500 gr.

Gargarisme. A employer d'heure en heure.

Dans certains cas, on prendra toutes les deux heures une cuiller à café de cette solution.

> *Pr.*   Eau de chaux, 500 gr.

Gargarisme (aussi bon en inhalations).

Dans les paralysies diphtéritiques, l'électricité et les toniques seront employés.

Angine syphilitique.

L'angine syphilitique ne se distingue pas à l'œil nu de la catarrhale : les plaques muqueuses et les condylomes larges décideront du diagnostic. Traitement spécifique.

Noma.

Le noma exige un régime tonique, et localement l'extirpation du tissu nécrosé avec cautérisation consécutive (chlorure de zinc, chlorure de calcium, acides chlorhydrique et nitrique concentrés, thermocautère). Soins de propreté. Plus tard, opérations plastiques.

Grenouillette.

La grenouillette se traite par excision d'un morceau de

paroi avec tamponnement de la cavité ainsi obtenue au moyen
de gaze iodoformée.

Épulis.

L'épulis est un granulome, fibrome ou sarcome du rebord
alvéolaire. Si une dent cariée en est cause, l'extraction de cette
dernière suffira. Dans d'autres cas, l'extirpation, quelquefois
avec résection d'un morceau d'os, sera nécessaire.

Abcès sous-périosté du maxillaire.

L'abcès sous-périosté du maxillaire, s'il perfore la joue, etc.,
donnera lieu à une fistule dentaire. *Traitement :* extraction
des dents malades, issue du pus obtenue par incision.

Parotidite.

La parotidite exige des cataplasmes, l'incision précoce de
l'abcès (ne pas léser les vaisseaux sanguins et les nerfs !).
L'induration glandulaire cédera à la compression et à la teinture d'iode.

Hypertrophie des amygdales.

L'hypertrophie des amygdales est en général la conséquence d'angines répétées. On se sert de l'amygdalotome pour
l'extirpation ; en cas de forte hémorragie, compression digitale : dans les autres cas, eau glacée.

Abcès rétropharyngien.

L'abcès rétropharyngien sera incisé de bonne heure au bistouri, le malade aura la tête penchée en avant et en bas.

Carcinome.

Le carcinome de la lèvre doit être enlevé le plus tôt possible : incision cunéiforme, pour les petits nodules, cautérisation au Paquelin ; s'il y a lieu, opérations plastiques consécutives. Ne pas oublier d'enlever aussi les ganglions infiltrés. Le carcinome de la muqueuse buccale sera dans certains cas extirpé pas une incision à la joue, et celui de la langue exigera quelquefois la résection temporaire du maxillaire inférieur. Les carcinomes de l'œsophage et de l'estomac seront soignés par un régime tonique ; dans les cas de rétrécissement la nourriture sera surtout liquide, et même ne sera donnée quelquefois que par l'anus (solution de viande de Leube-Rosenthal, lait, œufs). Comme traitement symptomatique,

Pr. Vin de Condurango, 50 gr.

3 fois par jour 2 cuillers à café avant le repas.

Dans certains cas de carcinome de l'œsophage, gastrostomie; le carcinome du rectum sera extirpé si possible : en outre, colotomie.

Hernie.

La hernie est en général constituée par la sortie d'un viscère à travers une ouverture sise dans la paroi de la cavité viscérale atteinte, sans blessure du tégument externe.

Dans la plupart des cas, il s'agira du prolapsus d'une portion du canal gastro-intestinal; on distinguera : 1° la hernie inguinale, traversant le canal inguinal, celle-ci est en général double ; 2° la hernie crurale, sortant par l'anneau crural ; 3° la hernie ombilicale, ou sortie des intestins par l'ombilic ouvert : il y a des variétés plus rares, les hernies ventrales, obturatrices, etc. Chaque hernie se compose : 1° de l'intestin prolabé ; 2° du sac (péritoine) poussé au-devant de l'intestin ; 3° de l'anneau abdominal, c'est la fente dans la paroi musculaire. Les malades atteints de cette infirmité porteront un bandage approprié, empêchant la sortie de la hernie. Un bandage français à pelote fixe sera placé sur la hernie réduite, le malade étant couché sur le dos. Si la hernie ne ressort plus, même quand le malade, penché en avant ou accroupi, se met à tousser violemment, le bandage est bien fait. Le bandage anglais à pelote mobile n'est pas assez solide, et les bandages sans ressort métallique ne valent rien. Les hernies enflammées sont traitées par la réfrigération. En cas d'étranglement, si le taxis et les bains chauds n'ont pas réussi, herniotomie. Le débridement avec l'herniotome de Cooper sera fait prudemment. La direction de l'incision ne sera pas la même, si on a affaire à une hernie crurale ou à une hernie inguinale.

Le *prolapsus du rectum* ou de l'*anus* se montre chez les enfants à la suite de diarrhées, etc., et disparaît en général avec la cause qui l'a produit. Chez les adultes, on emploiera des appareils appropriés, l'incision du bout prolabé, la ligature élastique, etc.

La *fistule à l'anus* est tuberculeuse ou non tuberculeuse : dans le premier cas, pas d'opération ! Dans le second cas, incision au Paquelin allant jusque dans l'ampoule rectale ; on dirige l'incision au moyen de la sonde cannelée. Les fistules incomplètes doivent d'abord être transformées en fistules complètes. Avant l'opération, lavements évacuants ; après l'opération, diète sévère, et en outre :

> *Pr.* Opium en poudre, vingt centigr.
> Sucre blanc, 5 gr.

Divisez en X poudres. Une poudre toutes les deux heures.

Fissure à l'anus. Éviter la constipation, donner des bains de siège tièdes fréquents, traiter l'ulcération au Paquelin. Avant l'opération, purgatif ; après l'opération, restreindre l'alimentation ; opium en teinture (20 gouttes par jour), pendant plusieurs jours.

VIII. Maladies de l'appareil urinaire.

Cystite.

La cystite et la *pyélite* (catarrhe du bassinet) se caractérisent par la douleur et la pyurie : dans le premier cas l'urine est presque toujours alcaline ; dans le second, toujours acide.

Traitement de la cystite : Diète, bains chauds, et à l'intérieur :

> *Pr.* Décoction de feuilles d'uva ursi, 15 gr.
> dans eau, 200 gr.
> Bicarbonate de soude, 5 gr.

Une cuiller à soupe toutes les deux heures.

Pour modifier la rétention de l'urine et sa putridité, le cathétérisme, surtout avec la sonde de Nélaton, sera utile.

Dans les cas chroniques, lavage de la vessie avec la sonde à double courant; on emploiera dans ce cas :

> *Pr.* Résorcine, 1 gr.
> Eau dist., 100 gr.

Deux fois par jour.

Ou :

> *Pr.* Alun, 15 gr.
> Sulfate de zinc, 15 gr.
> Acide phénique, 15 gr.
> Eau dist., 300 gr.

A mélanger à dix fois son poids d'eau; on injectera tous les jours environ un demi-litre du mélange dans la vessie.

Au commencement du traitement, les liquides à injecter auront une température de 35° cent. environ, plus tard, surtout dans les cas d'atonie, on les injectera à la température de 15°. Pour les *névroses* de la vessie, on se guidera sur l'étiologie. Dans la rétention d'urine par spasme vésical, on donnera des bains de siège chauds, des injections hypodermiques de morphine, des suppositoires (voir page 41), et on fera le cathétérisme. Dans la paralysie de la vessie, sondage méthodique et injections d'eau fraîche, enveloppements froids, bains de siège, etc. Dans le cas de paralysie du sphincter par affections médullaires, c'est à l'électricité, à la réfrigération qu'on recourra : au besoin, on installera un récipient à demeure, pour recevoir les urines.

Calculs.

Les calculs ne se reconnaîtront qu'avec une sonde explo-

ratrice spéciale ; chez l'homme, l'opération se fait par cysto-
tomie sus-pubienne : quand les pierres sont petites, molles,
mobiles dans la vessie, la lithotripsie ou la litholapaxie ne
seront pas à dédaigner. Chez la femme, extraction par l'u-
rèthre dilaté, ou encore par incision vésico-vaginale. Quand
les urines contiennent du sable, prescrire des eaux minérales :
Carlsbad, Ems, Vichy, Bilin.

IX. Maladies de l'appareil génital.

Orchite et épididymite.

Ces affections proviennent : de traumatisme, d'inflammations uréthrales, d'affections générales (pyémie, variole, etc.).
En dehors de l'indication étiologique, on prescrira la réfrigération, le repos absolu, le soulèvement du scrotum placé sur
un appui : en cas d'abcès *circonscrits*, incision après ponction exploratrice avec la seringue de Pravaz. Suspensoir.

Hydrocèle.

L'hydrocèle se développe dans la tunique vaginale ou dans
la gaine séreuse du cordon : dans la première, le testicule
est en arrière de la tumeur, dans la seconde au-dessous, et,
dans ce cas, on peut le délimiter nettement d'avec la tumeur.
Traitement : Ponction avec un trocart, dans certains cas, injection d'une solution iodée. On peut aussi tenter la cure radicale par ouverture du sac et suture de la tunique vaginale
avec la peau.

Varicocèle.

Le varicocèle est constitué par des varices du plexus pampi-
niforme (il donne à la main l'impression d'un paquet de lom-
brics). *Traitement :* suspensoir : bains de siège froids; dans
les cas très accentués, ligature et résection de la partie
moyenne.

Spermatocèle.

Faire une ponction exploratrice, et inciser comme dans l'hydrocèle.

Tumeurs du testicule.

Ces tumeurs (sarcomes, carcinomes, cystoïdes, etc.), exigent, comme la tuberculose, la castration immédiate.

Chez la femme, nous mentionnerons les affections mammaires. On videra les abcès par des incisions, et on extirpera les adénomes. Pour le carcinome, l'extirpation, même l'amputation de la mamelle entière, en n'oubliant pas les ganglions infectés, sera de rigueur, sauf dans les cas inopérables, quand le cancer s'est attaqué déjà aux côtes, ou que les ganglions sus-claviculaires sont pris ; une variété, le carcinome lenticulaire, ne doit pas non plus être opérée. Dans les carcinomes inopérables et putréfiés, pansement à l'iodoforme. Dans les tumeurs de l'utérus, extirpation précoce et traitement symptomatique.

X. Blessures.

Les blessures sont produites par un instrument tranchant ou piquant, par une arme à feu, par déchirure, par contusion, par morsure, par brûlure.

Les plaies superficielles seront détergées à fond et pansées antiseptiquement. Dans les plaies profondes, on liera les vaisseaux sanguins blessés. Quand les bords sont tranchants, sans contusion des parties molles, la suture est possible ; sans cela, pansement à l'iodoforme. Dans les plaies sales, on mettra de la poudre d'iodoforme. Drainage.

Il n'est pas prudent de placer directement sur une plaie du sparadrap ou du taffetas anglais. Dans les blessures des doigts il est de règle de conserver tout ce qu'on pourra, et surtout pour le pouce, il faudra exciser le moins possible. Les blessures graves par machines ou par grands traumatismes exigent souvent l'amputation très près de la racine du membre atteint, ou la désarticulation. Pour les plaies de tête, il faudra éviter les érésipèles et les phlegmons, et agir avec une grande prudence, car ces inflammations peuvent suivre le trajet des veines et envahir la cavité crânienne. Pour les morsures, pansément antiseptique.

Sur les brûlures, grandes compresses imbibées de la solution suivante :

> *Pr.* Eau de chaux, 50 gr.
> Huile de lin, 50 gr.
> (*Us. ext.*)

et par-dessus, réfrigération à sec.

Hémostase.

Les petites hémorragies parenchymateuses cèdent à l'application des points de suture ou à l'emploi énergique de l'eau glacée. Les hémorragies plus graves seront arrêtées provisoirement ou définitivement : dans le premier cas, compression digitale, tourniquet ou bandage compressif (en cas d'urgence, au moyen d'une pièce de monnaie, ou d'une pierre, etc.). L'élévation ou la flexion forcée seront employées dans les cas d'hémorragies vasculaires des extrémités. L'hémostase définitive se fait par la ligature. Le vaisseau, saisi avec une pince *ad hoc*, sera lié au catgut ou, à défaut de catgut, à la soie. Pour remplacer la ligature, quand elle est inexécutable, on comprimera le vaisseau avec une aiguille piquée transversalement et pressant le vaisseau contre la peau ou un os (acupressure). Dans les hémorragies cavitaires (p. ex. nasales), tamponnement à la gaze iodoformée ou thermocautère. Ne jamais employer de styptiques !

En cas de contusion, repos, réfrigération, compression éventuelle ; dans les distorsions, massage en plus.

Luxations.

Règle générale. La partie luxée doit, pour être remise en

place, parcourir en sens inverse le chemin qu'elle a suivi pendant l'accident. S'il y a lieu, chloroformisation !

Luxation du mamillaire inférieur. Le pouce, introduit dans la bouche, appuie sur les molaires inférieures et presse de haut en bas : en même temps, mouvement d'élévation imprimé au menton. — *Luxation de l'humérus.* Quelquefois, la luxation sera réduite directement ou par simple traction. Dans les luxations antérieures, fixation de l'épaule et rotation du bras, appuyé contre le tronc, autour de son axe longitudinal, le coude en équerre, ou bien traction dans le sens horizontal, quelquefois élévation forcée avec pression sur la tête de l'humérus. Dans les luxations postérieures, élévation du bras jusqu'à l'horizontale, rotation en dehors et adduction consécutive du bras. — *Luxations du coude.* 1° L'avant-bras est luxé en arrière. Hyperextension et flexion, ou flexion en équerre, puis traction dans l'axe du bras, suivie d'extension et enfin d'une flexion à angle aigu ; 2° luxation du bras en avant ou latéralement : extension et en même temps supination de l'avant-bras, dans certains cas, pression sur la tête du radius. — *Luxations de la hanche.* 1° régulière, avec conservation du ligament de Bertin, ou irrégulière : dans les premières il y a trois variétés : 1° *Sciatique.* Symptômes : flexion, abduction, rotation en dedans. Pour la réduire, on fera, suivant la cause et le mode de production, la traction avec rotation en dehors et l'abduction, ou une forte flexion avec rotation en dehors. 2° *Obturatrice.* Symptômes : flexion, abduction, rotation en dehors, allongement de la jambe. Réduction. Flexion à angle droit, rotation en dedans, avec abduction concomitante et extension. 3° *Pubienne.* Symptômes : rotation en dehors, raccourcissement, proéminence de la tête du fémur dans la région du ligament de Poupart. Réduction : flexion ou extension, suivant le mode de formation, rotation en dedans, abduction. Dans la luxation congénitale, une opération ne donnera aucun résultat ; si la maladie siège dans une seule articulation, un appareil sera utile. — *Luxations du genou.* Dans les cinq variétés, traction dans la direction de la cuisse et coaptation. — *Luxation de la rotule.* Réduction par extension du genou et flexion de la cuisse sur la hanche.

Fractures.

Crâne. Fractures de la voûte et fractures de la base (ces dernières sont reconnaissables à l'écoulement par l'oreille de matière cérébrale ou de liquide céphalo-rachidien ; il faut en soupçonner l'existence dans le cas d'épistaxis ou d'hémorragie par l'oreille, accompagnés de paralysie d'un des nerfs sortant de la base du crâne). *Traitement :* repos absolu, régime très léger : en cas de congestion, application énergique du froid. Il faut désinfecter les plaies à fond. — Dans les cas de fracture du nez, surveiller l'hémorragie et la dislocation. Si la première est modérée, on injecte de l'eau glacée. Dans le cas contraire, tamponnement et fixation du morceau fracturé. Dans certains cas, suture et réfrigération. Les fractures du maxillaire inférieur exigent une propreté absolue de la cavité buccale (lavages de cette cavité), et un pansement approprié. Dans les fractures du *rachis*, grande prudence, surtout dans les essais de réduction ! Fixation par la cravate plâtrée ou par des sacs de sable pas trop remplis. — En cas de fracture du *sternum*, combattre la dislocation par une position en lordose forcée : en cas de fracture *de côtes*, repos. — Dans les fractures de la *clavicule*, appareils de Sayre ou Desault ; pour les enfants, appareils de Pirogoff (jaquette très serrée, placer le bras dans la bonne position et fixer les manches par des points de suture). — Fractures de l'*omoplate*, écharpe. — Fractures de l'*humérus*. Fracture du col chirurgical : repos au lit, extension au sparadrap ou coussins de Middeldorpf. Fractures du corps : attelles ou bandes d'organdi descendant jusqu'à l'avant-bras. — Fracture de l'*olécrane*. D'abord, compression avec bandes de flanelle, dans l'extension, puis, lorsque le gonflement a disparu, pansement avec des bandes d'organdi. — Fracture d'un ou des deux os de l'*avant-bras*. D'abord, attelles rembourrées convexes, fixées par une autre attelle, plus tard pansement à l'organdi. — *Fracture du bassin.* Essayer la réduction s'il y a lieu : repos absolu, réfrigération. — *Fracture du fémur.* Extension au sparadrap ; les fractures

du col exigent beaucoup de prudence à cause du décubitus et
de la pneumonie hypostatique. Les fractures de la jambe exigent un appareil plâtré.

Corps étrangers.

S'ils sont entrés sous la peau ou dans les muscles, il ne
faut les éloigner par incision que s'ils sont très faciles à
sentir à la palpation. Ne jamais sonder dans la région thoracique pour rechercher un corps étranger ! — Dans l'oreille,
on fera un lavage à l'eau tiède avec une seringue, et on
fera l'extraction avec la pince s'il y a lieu (il faut alors suivre la paroi inférieure du conduit auditif externe avec l'instrument). — Nez : extraction avec un cure-oreilles, avec un
crochet ou une pince. — Œsophage : se guider d'après le
genre de corps étrangers et les phénomènes observés. Il
faudra refouler dans l'estomac les aliments retenus dans
l'œsophage, par exemple, ou les retirer avec une pince. —
Estomac : si le corps est arrondi, non toxique (pierres, mon-
naies, noyaux de fruits, etc.), donner des substances en-
robantes (pain, etc.) ; dans certains cas, gastrostomie, si
les objets ont des rebords tranchants, comme les den-
tiers artificiels, les ongles, etc.). — Appareil respiratoire.
Extraction par la bouche, pharyngotomie sus-hyoïdienne ou
trachéotomie. — Les corps étrangers de l'urèthre sont retirés
avec la pince uréthrale ; chez l'homme, on fera dans certains
cas l'uréthrotomie externe ; chez la femme, la dilatation ou
l'incision vésico-vaginale.

Formules.

1º Désinfectants.

Pr.   Sublimé corrosif, cinquante centigr.
       Eau, 1.000 gr.

Pour désinfecter les mains et irriger pendant l'opération
ou pendant qu'on change le pansement.

La solution au millième sert à désinfecter le champ opératoire, en cas de pyémie.

> *Pr.* Sublimé corrosif, 2 gr.
> Eau commune, 1.000 gr.

Pour conserver la soie, les éponges, les compresses, les drains, les tampons.

> *Pr.* Sublimé, 2 gr.
> Alcool absolu, 1.000 gr.
> Glycérine, 200 gr.

Pour conserver le catgut, qui y reste plongé continuellement.

> *Pr.* Acide phénique cristallisé, 5 gr.
> Eau, 100 gr.

Cette solution sert à laver les mains et les instruments, quand ils se sont trouvés en contact avec de la sanie et autres liquides de ce genre ; elle est employée aussi dans la pyémie, les plaies infectées, la septicémie.

La solution à 2 1/2 % sert à laver les mains et à l'irrigation : pendant l'opération, les instruments et les éponges seront plongés dans une solution à ce titre.

> *Pr.* Acide salicylique, 1 gr.
> Eau, 1.000 gr.

Pour faire l'irrigation dans la laparotomie. A employer tiède !

> *Pr.* Thymol, 1 gr.
> Eau, 1.000 gr.

A employer comme la précédente solution. Dentifrice.

> *Pr.* Permanganate de potasse crist., 10 gr.

A employer en solution de 1 à 5 00/00 comme dentifrice ; on s'en sert aussi pour désinfecter les mains. La solution s'altère facilement.

> *Pr.* Acide phénique crist., 5 gr.
> Glycérine, 100 gr.

Pour conserver les ligatures élastiques, les grains de grénaille, les plaques de plomb, les fils d'argent, les épingles de sûreté.

> *Pr.* Acide phénique, 75 gr.
> Glycérine, 500 gr.

Sert uniquement à garder les instruments qui ont passé à l'eau bouillante, dans le cas de laparotomie.

> *Pr.* Iodoforme pulvérisé, 50 gr.
> (*Us. ext.*)

Pour employer dans les cas de plaies du voisinage de la bouche ou du nez, ou en général dans les cas de plaies sales, septiques ou gangrenées, ou encore de plaies déchiquetées, contuses, cautérisées ou brûlées.

> *Pr.* Iodoforme pur, 10 gr.
> Glycérine, 100 gr.
> (Glycérine iodoformée.)

> *Pr.* Iodoforme finement pulvérisé, 10 gr.
> Glycérine, 50 gr.
> Eau, 50 gr.

Ces deux formules servent à l'injection dans des cavités suppurantes.

> *Pr.* Iodoforme, 1 gr.
> Collodion élastique, 10 gr.

Pour recouvrir du taffetas anglais ou des sutures dans les petites plaies.

> *Pr.* Iodoforme, 1 gr.
> Éther sulfurique, 10 gr.

Pour préparer de petites quantités de gaze iodoformée.

> *Pr.* Iodoforme, 20 gr.
> Glycérine, 8 gr.
> Gomme arabique, 8 gr.
> Amidon, 8 gr.

Pour faire cinquante bâtonnets.

Il y a 0 gr., 40 d'iodoforme par bâtonnet : on les introduit

*

dans des fistules, les canaux et les cavités (par exemple dans la cavité thoracique en cas d'empyème), etc.

> *Pr.* Iodoforme, 5 gr.
> Glycérine, 5 gr.
> Gomme arabique, 5 gr.
> Amidon, 5 gr.

Pour faire trente bâtonnets.

Chaque bâtonnet contient 25 % d'iodoforme. Les deux formules donnent des bâtonnets assez résistants, mais flexibles et peu solubles; pour en obtenir de durs et de plus solubles, on prescrira :

> *Pr.* Iodoforme, 90 gr.
> Beurre de cacao, 20 gr.
> Huile d'amandes douces, q. s.

Pour faire 50 bâtonnets.

> *Pr.* Alun, 5 gr.
> Acétate de plomb, 25 gr.
> Eau, 500 gr.
> (*Us. ext.*)

Mêlez et filtrez.

On se sert d'une solution d'acétate d'alumine pour des bains locaux, des pansements en cas de phlegmons et pour l'irrigation permanente. Dans ce dernier cas on prendra la solution forte :

> *Pr.* Alun, 10 gr.
> Acétate de plomb, 25 gr.
> Eau, 500 gr.

Mêlez et filtrez.

Les pansements à l'acétate d'alumine seront renouvelés chaque jour.

> *Pr.* Chlorure de zinc, 1 gr.
> Eau, 100 gr.

Cette solution est peu employée et seulement dans les cas où on se sert aussi des solutions phéniquées ou sublimées faibles.

Les solutions plus fortes (jusqu'à 8 % de chlorure de zinc), correspondent à des solutions de 5 % d'acide phénique ou de 1 00/00 de sublimé.

>   *Pr.*   Nitrate d'argent fondu, 2 gr.

Crayon de nitrate.

Employé pour toucher les granulations exubérantes, et favoriser la production épidermique. On peut aussi se servir de :

>   *Pr.*   Nitrate d'argent, 2 gr.
>   Eau dist., 50 gr.
>   (*Us. ext.*)

Toniques.

>   *Pr.*   Teinture de malate de fer (1), 10 gr.
>   Vin de rhubarbe, 10 gr.

Deux cuillers à café par jour (anémie, etc.).

>   *Pr.*   Carbonate de fer, 1 gr.
>   Sucre blanc, 5 gr.
>   Bicarbonate de soude, 10 gr.

Pour faire X poudres. Une par jour.

>   *Pr.*   Extrait de malate de fer, 3 gr.
>   Extrait de quassia, 3 gr.
>   Extrait de pissenlit, 3 gr.
>   Poudre de réglisse, q. s.

Pour faire 50 pilules saupoudrées de lycopode. Trois fois par jour 1 à 2 pilules.

Une formule plus simple est :

Pr.   Pilules de Blaud de quarante centigr. chaque,
    n° 100.

Trois fois par jour 2 à 3 pilules.

>   *Pr.*   Liqueur de Fowler, 5 gr.
>   Eau dist., 15 gr.

(1) Préparation inusitée en France, qui n'a pas d'avantages spéciaux. (Note du traducteur.)

Trois fois par jour 3 gouttes, augmenter tous les deux jours de 3 gouttes, et monter à 30 gouttes, 3 fois par jour. Ne pas répéter !

> *Pr.*   Liqueur de Fowler, 5 gr.
> Teinture de malate de fer, 15 gr.

Trois fois par jour, 10 gouttes.

Excitants.

> *Pr.*   Éther sulfurique, 10 gr.

Pour injections sous-cutanées. Une seringue de Pravaz pleine par injection.

> *Pr.*   Huile camphrée, 10 gr.

Pour injections sous-cutanées.

> *Pr.*   Musc, cinq centigr.
> Éther sulfurique, 15 gr.

Mêler et filtrer. Pour injections sous-cutanées.

> *Pr.*   Nitrite d'amyle, 10 gr.

Respirer 5 gouttes à la fois.

> *Pr.*   Ammoniaque pure liquide, 10 gr.

Pour aspirer par les narines.

Calmants.

> *Pr.*   Chlorhydrate de morphine, dix centigr.
> Eau dist., 10 gr.

Pour injections sous-cutanées.

> *Pr.*   Chlorhydrate de morphine, dix centigr.
> Sucre blanc, 5 gr.

Mêlez et divisez en 10 poudres, pour combattre la toux et l'agrypnie. Dose maxima : 4 à 5 poudres par jour.

> *Pr.*   Hydrate de chloral, 5 gr.
> Eau dist., 100 gr.
> Sirop d'écorces d'oranges, 25 gr.

A prendre en 2 fois.

Pr. Chlorhydrate de cocaïne, cinquante centigr.
Eau dist., 10 gr.

Pour injections.

Pr. Chlorhydrate de morphine, dix centigr.
Beurre de cacao, 20 gr.
Huile d'amandes douces, q. s.

Pour faire dix suppositoires.

Pr. Opium pur, dix centigr.
Beurre de cacao, 10 gr.
Huile d'amandes douces, q. s.

Pour faire cinq suppositoires.

Pr. Extrait de belladone, 1 gr.
Vaseline, 10 gr.
(*Us. ext.*)

Faire un onguent.

Pr. Extrait d'opium, 1 gr.
Vaseline, 10 gr.
(*Us. ext.*)

Onguent.

Antifébriles.

Pr. Chlorhydrate de quinine, 1 gr.
Sucre blanc, 2 gr.

Mêlez. Divisez en V poudres.

Chlorhydrate d'antipyrine, 5 gr.

Divisez en V poudres. Une poudre toutes les deux heures.

En outre, prescrire dans le même but des bains frais prolongés, et, pour enlever localement de la chaleur, employer le froid sec, au moyen de tubes de Leiter (1) en caoutchouc ou en métal, la vessie de glace, ou en cas d'urgence une vessie de porc remplie de morceaux de glace.

---

(1) Tubes métalliques flexibles à travers lesquels passe un courant continu d'eau froide.

Onguents, emplâtres.

Pour désinfecter et panser :

Pr. Iodoforme pulvérisé, 1 gr.
Vaseline blanche, 10 g.
(*Us. ext.*)

Onguent.

Pr. Nitrate d'argent, cinquante centigr.
Vaseline blanche, 50 gr.
(*Us. ext.*)

Pour enduire des granulations atoniques.

Pr. Oxyde de zinc, 1 gr.
Vaseline, 20 gr.
(*Us. ext.*)

Pour les plaies couvertes de granulations, le décubitus au début, l'eczéma, l'intertrigo, etc. En outre :

Pr. Emplâtre de céruse, 50 gr.

ou

Pr. Emplâtre de savon, 50 gr.

ou enfin :

Pr. Emplâtre diachylon, 50 gr.
(Sparadrap.)

Résolutifs, etc.

Pr. Teinture d'iode, 10 gr.
Teinture de noix de galle, 10 gr.
(*Us. ext.*)

Pour badigeonner.

Pr. Iode métalloïde, 1 gr.
Iodure de potassium, 5 gr.
Glycérine, 100 gr.
(*Us. ext.*)

Pr.   Iode métalloïde, cinquante centigr.
Iodure de potassium, 2 gr.
Vaseline (ou axonge), 30 gr. (ou 50).
   (*Us. ext.*)

   Pr.   Alcool camphré, 25 gr.
Esprit de savon, 25 gr.
      (*Us. ext.*)

   Pr.   Iode métalloïde, 10 gr.
Iodure de potassium, 20 gr.
Eau distillée, 20 gr.

(Solution de Lugol, à mélanger en toutes proportions avec de l'eau ou de l'alcool.)

CLINIQUE MÉDICALE ET CONSULTATION

DU

Conseiller aulique et professeur Henri de Bamberger.

***

Laryngite aiguë.

Chez les enfants, en cas de crises de suffocation :

Pr. Infusion de racine d'ipéca, quatre-vingts centigr.,
     sur 200 d'eau.
Oxymel scillitique, 15 gr.

Tous les quarts d'heure ou toutes les demi-heures une cuiller à thé, jusqu'à effet vomitif.

Pr. Sulfate de cuivre, quatre-vingts centigr.
Eau dist., 100 gr.

Une cuiller à café toutes les 5 minutes.

Pr. Extrait de belladone, dix centigr.
Gomme arabique en poudre, 5 gr.

Mêlez et divisez en X poudres semblables, trois poudres par jour.

En cas de toux sèche opiniâtre.

En outre, repos, température égale, médication légèrement diaphorétique. Inhalation de vapeurs d'eau ou d'une solution de bicarbonate de soude ou de chlorure de sodium.

Pr. Bicarbonate de soude, 2 gr.
Eau dist., 200 gr.

Pour inhalations.

Pr. Chlorate de soude, 2 gr.
Eau dist., 200 gr.

Pour inhalations.

Dans les cas graves avec aphonie considérable et douleurs locales, enveloppements froids du cou, narcotiques. En cas de dyspnée, sinapismes, vomitifs ; placer une éponge trempée dans l'eau bouillante sur la région du larynx.

Laryngite chronique.

Pr.   Tanin pur (ou alun en poudre très fine), 10 gr.
       Sucre blanc, 10 gr.

Mêlez. Pour insufflations.

N. B. — L'instrument de Gilewski est le meilleur pour faire ces insufflations.

       Pr.   Alun en poudre, 5 gr.
              (ou tanin pur, 1 gr.)
         Eau dist., 200 gr.

Pour.pulvériser.

    Pr.   Essence de térébenthine rectifiée, 20 gr.

Ajouter à chaque inhalation avec l'appareil de Mudge, rempli d'eau chaude, quelques gouttes d'essence. Le malade inhalera pendant dix à vingt minutes. On peut aussi laisser s'évaporer dans la chambre du malade, pendant la nuit, le médicament, seul ou mélangé à une eau aromatique. Dans les cas rebelles, attouchement du larynx avec

      Pr.   Nitrate d'argent, cinquante centigr.
         Eau dist., 25 gr.
           (*Us. ext.*)

Adjuvants : eaux minérales, Giesshübel, Carlsbrunn, Gleichenberg, Preblau, Ems, Selters ; bains de mer et de rivière, cure de raisins (Baden près Vienne), séjour à Méran, au Caire, etc.

Croup.

Si une toux caractéristique fait craindre l'invasion du croup, on donnera avant tout un vomitif. Au début, on emploiera fréquemment des compresses d'eau glacée, d'abord souvent renouvelées, plus tard, toutes les trois heures au maximum, et recouvertes d'un linge sec.

Aspiration de *vapeurs d'eau* chaude ; on trempe des linges dans l'eau chaude, et on les place devant la bouche de l'enfant. Le milieu ambiant sera toujours humide : pour y arriver, on suspend des linges humides dans la chambre ou bien on pulvérise de la vapeur d'eau. En cas de suffocation, recourir à nouveau au *vomitif*; le mieux sera dans ce cas d'employer le sulfate de cuivre ou une injection sous-cutanée de

> *Pr.* Chlorhydrate d'apomorphine, cinq centigr.
> Eau dist., 10 gr.

Injecter une demi à une seringue de Pravaz.

Si la suffocation augmente, trachéotomie, inhalations de

> *Pr.* Eau de chaux, 100 gr.
> Eau commune, 100 gr.
> (*Us. ext.*)

Pour les adultes :

> *Pr.* Chlorate de potasse, 5 à 10 gr.
> Eau dist., 400 gr.

Gargarisme.

Pour les enfants, qui ne savent pas se gargariser,

> *Pr.* Chlorate de potasse, 3 gr.
> Eau dist., 200 gr.
> Sirop simple, 20 gr.

Une cuillerée à bouche toutes les deux heures.

En cas de constipation, purgatifs. Pour les enfants :

> *Pr.* Calomel, cinquante centigr.
> Poudre de racine de jalap, cinquante centigr.
> Oléosaccharure de menthe poivrée, 2 gr.

Mêlez et divisez en X poudres.

Toutes les deux heures une poudre jusqu'à effet.

En cas de collapsus imminent, vin, cognac avec du lait,
ou

Pr.   Camphre en poudre, trente à cinquante centigr.
      Sucre blanc, 10 gr.

Mêlez. Divisez en X poudres. Toutes les heures ou toutes
les deux heures une poudre.

Il faut donner ces poudres dans les cas d'intoxication par
l'acide carbonique, quand les vomitifs sont impuissants à
produire un effet émétique. Les poudres prises, on pourra de
nouveau essayer d'un vomitif. On prescrira aussi :

      Pr.   Musc, quinze à vingt centigr.
            Sucre blanc, 6 gr.

Mêlez. Divisez en VI poudres. Toutes les heures ou toutes
les deux heures une poudre.

Tuberculose du larynx.

S'attaquer aux causes de l'affection locale ! En cas de
toux, narcotiques. Pour boissons : Giesshübel, Ems, Selters
avec ou sans lait. Inhalations astringentes additionnées
d'opium ou de morphine.

Pr.   Chlorhydrate de morphine, quatre centigr.
      Bicarbonate de soude, 4 gr.
      Eau, 200 gr.

La moitié du flacon servira pour une inhalation.

En cas de douleur, injection de morphine dans la région
du larynx. Gargarisme en cas d'ulcération :

      Pr.   Alun, 5 gr.
            Eau, 400 gr.
            Teinture d'opium, 1 à 2 gr. (1)
            Miel, 50 gr.

Gargarisme.

____

(1) Au dixième dans la pharmacopée autrichienne.

Si la douleur est très violente, surtout *en avalant*, badigeonnage du larynx avec :

> *Pr.* Chlorhydrate de cocaïne, 2 gr.
> Eau dist., 6 gr.
> Alcool rectifié, 4 gr.
> (*Us. ext.*)

Insufflations avec :

> *Pr.* Iodoforme, 10 gr.
> Coumarine, un centigr.
> (*Us. ext.*)

Œdème de la glotte.

Sangsues, saignée, vomitifs, *scarification de la glotte* : dérivation énergique sur la peau, l'intestin, enveloppements froids. Si l'intoxication carbonique s'accentue, faire la trachéotomie.

> *Pr.* Huile de croton tiglium, 3 gouttes.
> Sucre blanc, 3 gr.

Mêlez. Divisez en III poudres. Mettre dans des capsules de gélatine. Une capsule toutes les demi-heures.

Occlusion spasmodique de la glotte.

Ouvrir les habits s'ils sont trop serrés, aspersions d'eau froide, frictions du dos avec du vinaigre ou de l'eau de Cologne, sinapismes sur la région précordiale, clystères avec décoction de camomille ou de valériane, *respiration artificielle, trachéotomie.*

> *Pr.* Infusion de camomille, 100 gr.
> Asa fœtida, de quatre-vingts centigr. à 1 gr. 50.
> Jaune d'œuf, nᵒ 1.

Clystère pour enfant.

> *Pr.* Infusion de racine de valériane, 1 à 2 gr. sur 100.
> Lavement pour enfants.

> *Pr.* Infusion de camomille, 200 gr.
> Asa fœtida, 2 à 5 gr.
> Jaune d'œuf, n° 1.

Lavement pour adultes.

> *Pr.* Infusion de racine de valériane, 10 à 20 gr.
> sur 200 gr.

Lavement pour adultes.

En cas de convulsions : affusions froides sur la tête, sangsues derrière les oreilles, belladone, musc, quinine. Mixture antihystérique fétide avec parties égales de sirop simple (toutes les deux heures 5 à 20 gouttes). S'il y a du rachitisme, surveiller la nutrition ; en outre, huile de foie de morue, fer, quinine, séjour à la campagne.

Bronchite aiguë.

Infusion de polygala; éviter la constipation, et au début diaphorétiques légers, tisanes, p. ex. :

> *Pr.* Fleurs de tilleul, 20 gr.
> Fleurs de sureau, 20 gr.
> Feuilles de mélisse, 10 gr.
> Orge perlé, 10 gr.
> Anis étoilé, 5 gr.

Pour tisane.

> *Pr.* Fleurs d'arnica, 10 gr.
> Faire infuser dans eau, 200 gr.

Laisser refroidir et ajouter :

> Ammoniaque anisée, 5 gr.
> Sirop d'écorces d'oranges, 20 gr.

Une cuillerée à bouche toutes les heures.

Bronchite des nouveau-nés : aspersions d'eau froide sur la poitrine, vomitifs légers.

Bronchite exsudative : iodure de potassium, inhalations d'eau de chaux, vomitifs.

Pr.   Sirop d'ipéca, 50 gr.
     Poudre de racine d'ipéca, cinquante centigr.

Une cuiller à café toutes les cinq minutes jusqu'à effet.

Vieillards : toniques, régime approprié, expectorants, vomitifs, vin.

S'il y a de violents accès de toux : inhalations de vapeurs d'eau avec bicarbonate de soude (voir *Laryngite aiguë*), térébenthine, Latschenöl (1).

Pr.   Chlorhydrate de morphine, cinq centigr.
     (ou Extrait de belladone, huit centigr.)
     Sucre blanc, 5 gr.

Mêlez. Divisez en IV poudres. Une poudre toutes les trois ou quatre heures.

Pr.   Chlorhydrate d'apomorphine, cinq centigr.
     Eau dist., 200 gr.
     Acide chlorhydrique dilué, V gouttes.

Toutes les deux heures une cuillerée à soupe.

Pr.   Racine d'ipéca, quarante à quatre-vingts centigr.

Faites infuser dans :

Eau, 200 gr.

Ajoutez :

Sirop simple, 20 gr.

Toutes les deux heures une cuiller à potage.

Pr.   Chlorhydrate de morphine, dix centigr.
     Poudre de racine d'ipéca, vingt centigr.
     Bicarbonate de soude, 5 gr.
     Sucre blanc, 5 gr.

Mêlez. Divisez en XII poudres. Une poudre toutes les trois à quatre heures.

Pr.   Eau laxative de Vienne, 80 gr.
     Sirop de rhubarbe, 80 gr.
     Eau de laurier-cerise, 1 à 2 gr.

(1) Sorte de goudron employé à Reichenhall.

A conserver dans un flacon en verre foncé. 2 cuillers à soupe toutes les deux heures.

> *Pr.*   Poudre de Dower, quatre-vingts centigr.
> Bicarbonate de soude, 5 gr.

Mêlez. Divisez en VI poudres.

Une poudre matin et soir.

Pour les enfants : sirop de guimauve, d'ipéca.

> *Pr.*   Décoction de racine de guimauve, 10 à 20 gr.
> sur 200. d'eau.
> Chlorhydrate d'ammoniaque purifié, 1 gr. 50.
> Teinture d'opium, dix à vingt gouttes.
> Sirop de polygala, 20 gr.

Toutes les deux heures, 2 cuillerées à potage.

Quand l'expectoration n'est plus filante, mais abondante et difficile à détacher :

> *Pr.*   Acide benzoïque, quatre-vingts centigr.
> Gomme arabique en poudre, 5 gr.

Mêlez. Divisez en VI poudres.

Toutes les deux heures une poudre.

> *Pr.*   Décoction de racine de polygala, 20 gr.,
> sur 200 gr. d'eau.
> Esprit de corne de cerf succiné, 2 gr.
> Sirop de polygala, 20 gr.

Toutes les demi-heures à deux heures une cuiller à soupe.

Pour les enfants :

> *Pr.*   Sirop de polygala, 20 gr.
> Oxymel scillitique, 5 gr.

Toutes les deux heures une cuiller à café.

Pour les adultes :

> *Pr.*   Poudre de racine d'ipéca, 5 gr.
> Tartre stibié, quinze centigr.

Mêlez. Divisez en III poudres. Vomitif.

Bronchite chronique.

S'attacher à l'étiologie de l'affection. Séjour au bord de la mer, dans des salines, sur les montagnes. En hiver, climats doux, Méran, Gries, Arco, Abazzia, la Riviera. Poudre d'ipéca seule, ou sous forme de poudre de Dower, laudanum, morphine (les résines, prises à l'intérieur, nuisent à la digestion).

Pr.   Chlorhydrate de morphine, cinq centigr.
        Sucre blanc, 5 gr.

Mêlez. Divisez en X poudres. Une à trois par jour.

Pr.   Extrait de belladone, dix centigr.
        Soufre doré d'antimoine, dix centigr.
        Gomme arabique en poudre, 5 gr.

Mêlez. Divisez en VI poudres.

Trois poudres par jour.

Pr.   Racine de polygala, 10 gr.
Faites infuser dans eau 200 gr.

Pr.   Ammoniaque anisée, 5 gr.
        Sirop de capillaire, 40 gr.

Une cuillerée à bouche toutes les deux à trois heures.

Pr.   Racine d'ipéca, quatre-vingts centigr.
Faites infuser dans l'eau et réduire à 150 gr.

Pr.   Eau de laurier-cerise, 3 gr.
        Sirop de capillaire, 20 gr.
        Sirop diacode, 20 gr.

Une cuiller à soupe toutes les heures ou toutes les deux heures.

Inhalations d'essence de térébenthine rectifiée, quelquefois mélangée à :

Pr.   Alun, 10 gr.
        Eau, 250 gr.

Chaque jour, inhaler deux fois 40 gr. environ de la solution, en ajoutant quelques gouttes de teinture d'opium ou d'une solution de morphine.

Dans les cas de bronchorrhée :

> *Pr.* Baume de copahu, 10 gr.
> Gomme arabique, 10 gr.
> Eau de menthe crépue, 150 gr.
> Sirop de menthe, 20 gr.

Matin et soir 2 cuillers à soupe.

> *Pr.* Poudre de racine de polygala, 4 gr.
> Poudre de racine d'ipéca, cinquante centigr.
> Essence de térébenthine rect., 4 gr.
> Poudre de guimauve, q. s.
> Mucilage de gomme arabique, q. s.

Pour faire cinquante pilules conservées dans la poudre d'iris de Florence; 3 à 4 pilules par jour.

En outre, inhalations de tanin et d'alun, de térébenthine ou de goudron. Si les sécrétions sont très filantes :

> *Pr.* Bicarbonate de soude, 1 à 2 gr.
> Sucre blanc, 5 gr.

Mêlez. Divisez en VI poudres. 1 à 2 poudres matin et soir.

Aspiration d'air comprimé, eaux minérales : Selters, Bilin, Gieshuebel, Salzbrunn, Ems. — Cures de lait et petit-lait, climats tempérés. En été, séjour dans des forêts de conifères.

Coqueluche.

Changement de domicile, à une ou deux heures de distance minimum; si cela n'est pas possible, rester enfermé dans la chambre, avec température constante.

Pour les petits enfants :

> *Pr.* Poudre de racine de belladone, dix centigr.
> Sucre blanc, 5 gr.

Mêlez. Divisez en X poudres. 2 poudres matin et soir.

Pour les adultes et les enfants plus grands :

> *Pr.* Teinture de belladone, 5 gr.

4 à 5 fois par jour, 2 à 3 gouttes.

On peut augmenter la dose s'il n'y a pas de dilatation

pupillaire. On prescrira aussi de faire dissoudre du bicarbonate de soude dans un verre d'eau sucrée, et d'en prendre une gorgée au moment où l'accès va commencer.

Dans la période de convalescence, quinquina, fer, régime animal, œufs, vin.

Asthme bronchique.

Pr. Chlorhydrate de morphine, dix centigr.
Sucre blanc, 5 gr.

Mêlez ; divisez en VI, IV ou III poudres.

A chaque accès une poudre.
En outre, donner pendant l'accès :

Pr. Eau de laurier-cerise, 10 gr.

Tous les quarts d'heure 4 à 5 gouttes.

Pr. Extrait de jusquiame, quinze centigr.
Poudre de racine d'ipéca, quinze centigr.
Bisulfate de quinine, quatre-vingts centigr.
Sucre blanc, 5 gr.

Mêlez ; divisez en VI poudres. Une poudre toutes les deux à trois heures.

Si la sécrétion est filante :

Pr. Infusion de poudre de racine d'ipéca, quatre-vingts cent.
pour 160 gr.
Vin antimonié (1), 8 gr.
Sirop d'écorces d'oranges, 20 gr.

Toutes les heures une cuiller à bouche. Inhalations de :

Pr. Pyridine pure, 5 gr.

10 à 20 gouttes pour 50 gr. d'eau, à placer dans le petit verre de l'appareil à inhalations de Sigle.

____

(1) Le vin. stibiat. de la pharmacopée autrichienne est au 1/250, donc un peu plus actif que celui de la pharmacopée française qui est au 1/300.

Pr.   Extrait de quebracho, 4 gr.
       Chlorhydrate de morphine, trois centigr.
       Eau de mélisse, 100 gr.
       Sirop simple, 20 gr.

A prendre par cuillers à bouche dans la journée.

Pr.   Sulfate de quinine, quatre-vingts centigr. à un gr.
       Sucre blanc, 5 gr.

Mêlez. Divisez en VI poudres.

Si les accès viennent régulièrement pendant la nuit, il faudra prendre avant de se coucher une poudre. Si les accès reviennent tous les mois (à l'époque des règles, par exemple), il faudra prendre, trois jours avant, une poudre matin et soir.

Changement de résidence. Quelquefois l'air comprimé rendra des services.

Œdème pulmonaire.

Vomitifs, dérivation sur l'intestin par des lavements vinaigrés, des drastiques, du jalap avec ou sans calomel, ou en infusion avec du sulfate de magnésie.

Grands sinapismes sur la poitrine.

Pr.   Poudre de résine de jalap, 2 gr.
       Poudre de racine de jalap, 10 gr.

Mêlez. Divisez en V poudres. Toutes les deux heures une poudre jusqu'à effet.

Si l'œdème provient d'une affection cardiaque (avec pouls et respiration réguliers), on fera la dérivation sur les reins :

Pr.   Infusion de feuilles de digitale, quatre-
            vingts centigr. à un gr., réduire à 200 gr.
       Acétate de potasse liquide, 20 gr.
       Oxymel scillitique, 20 gr.

Toutes les deux heures 1 à 2 cuillers à soupe.

Pr.   Acétate de plomb, trente centigr.
       Sucre blanc, 5 gr.

Mêlez et divisez en X poudres. Une poudre toutes les heures.

Si l'expectoration est difficile et qu'il y ait somnolence :

Pr. Racine d'ipéca, quatre-vingts centigr.
Faire infuser dans eau et réduire à 200 gr.
    Esprit de corne de cerf succiné
    (ou ammoniaque anisée), 2 gr.
    Sirop de polygala, 20 gr.

Une cuillerée à bouche toutes les demi-heures.

Pr. Camphre en poudre, quarante à quatre-
    vingts centigr.
    Sucre blanc, 5 gr.

Mêlez et divisez en VI poudres. Une par heure.

Si le pouls est petit, fréquent, la peau fraîche, couverte d'une sueur gluante et filante : frictions avec des substances aromatiques ; à l'intérieur, vin, café noir, cognac, camphre, musc.

Pr. Acide benzoïque, trente centigr.
    Camphre en poudre, trois centigr.

Pour une poudre ; faire poudres semblables n° X. Une par heure.

Pr. Camphre en poudre, 1 gr.
    Huile d'olive, 10 gr.

1 à 3 injections sous-cutanées avec la seringue de Pravaz.

Pr. Musc très pur, 1 gr.
    Sucre blanc, 5 gr.

Mêlez, divisez en IV poudres, une par heure.

Pr. Ether acétique, 10 gr.
10 gouttes toutes les demi-heures.

Hémoptysies.

Envelopper la poitrine avec des linges trempés dans l'eau glacée. Repos absolu. Narcotiques. Astringents : alun, per-chlorure de fer, tanin, plomb, etc., injections sous-cutanées d'ergotine Bonjean.

Si l'hémoptysie est faible, et qu'il y ait de la toux :

Pr. Alun, 2 gr.
Chlorhydrate de morphine, cinq centigr.
Sucre blanc, 5 gr.

Mêlez, divisez en VI poudres. Toutes les deux à trois heures une poudre.

Pr. Tanin pur, quarante à quatre-vingts centigr.
Chlorhydrate de morphine, cinq centigr.
Sucre blanc, 5 gr.

Mêlez et divisez en X poudres : une poudre par heure.

Pr. Alun, 2 gr.
Poudre d'amidon, 2 gr.
Sucre blanc, 5 gr.

Mêlez et divisez en VI poudres : une toutes les deux heures.

Pr. Seigle ergoté, 2 gr.

Infusez dans eau et réduisez à 200 gr.
Sirop de framboises, 20 gr.

Toutes les demi-heures, toutes les heures ou toutes les deux heures une cuillerée à bouche.

Pr. Essence de térébenthine, X gouttes.

Encapsulez à la gélatine et faites XX capsules semblables ; toutes les trois heures, 2 capsules.

N. B. — Si l'hémoptysie dure longtemps et a résisté aux astringents :

Pr. Essence de térébenthine, 5 gr.
Huile d'amandes douces, 5 gr.
Mucilage de gomme arabique, 20 gr.
Sirop simple, 20 gr.

Ajoutez goutte à goutte en mêlant :

Eau distillée, 200 gr.

Toutes les demi-heures une cuiller à bouche.

Une contraction rapide des artérioles sera aussi obtenue par une solution concentrée de sel de cuisine.

Emphysème pulmonaire.

Contre la dyspnée : si les bronches sont encombrées de mucosités, vomitif, dérivation sur l'intestin, narcotiques. Pour combattre le catarrhe chronique des emphysémateux et leurs accès fréquents d'asthme, voir ci-dessus les chapitres qui traitent de ces affections.

Le goudron du *pinus pumilio* (Latschenöl) pour inhalations (5 à 10 gouttes dans le liquide à inhaler), donne de bons résultats.

Pr.   Extrait de semences de jusquiame, vingt centigr.
     Poudre de racine d'ipéca, dix centigr.
     Poudre de gomme arabique, 2 gr.
     Sucre blanc, 2 gr.

Mêlez et divisez en VI poudres, une le matin, à midi et le soir.

Pr.   Extrait de belladone, dix centigr.
     Poudre de racine d'ipéca, vingt centigr.
     Sucre blanc, 5 gr.

Mêlez et divisez en XII poudres, trois poudres par jour.

Pr.   Chlorhydrate d'ammoniaque, 4 gr.
     Poudre et extrait de réglisse, q. s.

Pour faire soixante pilules.

Matin et soir, 4 pilules.

Pr.   Poudre d'écorce de quebracho, 40 gr.

Faire macérer pendant trois jours dans : alcool de vin rectifié 400 gr. Faites évaporer par cuisson puis, dissolvez le résidu dans :

     Eau chaude, 80 gr.
     Sirop de limons, 20 gr.

3 fois par jour 1 à 2 cuillers à café.

Pneumothérapie. Si dans le cours de l'affection emphysémateuse se développe de l'hydropisie, digitale. En outre :

Pr.   Vinaigre scillitique, 40 gr.
     Carbonate de potasse, q. s., pour saturer.

Ajoutez :

> Eau de persil, 80 gr.
> Sirop de menthe poivrée, 20 gr.

Toutes les deux heures une cuillerée à bouche.

Pr. Décoction de racine de bugrane, 20 gr.
> (ou infusion de feuilles d'uva ursi, 8 gr.
> ou infusion de baies de genévrier, 8 à 12 gr.)

Réduisez à 200 gr.

Ajoutez :

> Acétate de potasse liquide, 20 gr.
> Oxymel scillitique, 20 gr.

Toutes les deux heures une cuiller à soupe.
Pour les cachectiques, on prescrira :

> *Pr.* Sulfate de quinine, 2 gr.
> Extrait de gentiane, q. s.

Pour faire trente pilules.

2 à 4 fois par jour, 1 à 2 pilules.

> *Pr.* Fer réduit par l'hydrogène, 2 gr.
> Extrait de pissenlit, q. s.

Pour faire vingt pilules.

A midi et le soir, 2 à 3 pilules au repas.

Pneumonie.

Pour le point de côté, compresses d'eau froide, changées toutes les cinq minutes, ou décongestion locale par ventouses ou sangsues. Sinapismes. Diète absolue, température de la chambre 16° C. environ; pour combattre la soif, boissons acidulées ou mucilagineuses :

> *Pr.* Acide phosphorique, 8 gr.
> Sirop de framboises, 90 gr.

A prendre avec de l'eau.

Pour combattre l'hyperthermie, enveloppements de compresses d'eau froide sur la tête ou sur tout le corps.

Pr. Crème de tartre, 8 gr.
Sirop de framboises, 40 gr.
Eau, 400 gr.

Boisson rafraîchissante.

Pr. Infusion de feuilles de digitale, quatre-vingts centigr.
dans eau, 200 gr.
Sirop de framboises, 20 gr.

Toutes les deux heures une cuillerée à soupe.

Pr. Infusion de : feuilles de digitale,
quatre-vingts centigr.
Poudre de racine d'ipéca, quatre-vingts
centigr. à un gr. sur eau, 200 gr.
Eau de laurier-cerise, 5 gr.
Sirop de framboises, 40 gr.

Toutes les heures une cuiller à soupe.

N. B. — En cas de fréquence du pouls dépassant 100 à la minute, et de température élevée.

Pr. Acide salicylique, 1 gr. toutes les trois heures ; — ou salicylate de soude, 5 gr., eau dist., 200 gr., sirop simple, 20 gr. Toutes les heures une cuiller à bouche. Thalline, antipyrine, antifébrine, quinine. (Voir *Fièvre typhoïde.*)

Pr. Ammoniaque anisée, 5 gr.

Toutes les demi-heures, prendre 5 gouttes dans de l'eau sucrée.

Pr. Ammoniaque anisée, 2 gr.
Eau distillée (potion gommeuse), 150 gr.
Sirop d'écorces d'oranges, 20 gr.

Une cuillerée à bouche toutes les deux heures.

Pr. Poudre de racine d'ipéca, 1 à 2 gr.
Infuser, pour obtenir colature, 200 gr.
Ammoniaque anisée, 2 gr.
Sirop de polygala, 20 gr.

Toutes les demi-heures une cuillerée à soupe.

Pr.   Poudre de racine de polygala, 8 gr.
Infuser, pour obtenir colature, 180 gr.
       Vin antimonié, 10 gr.
       Sirop de polygala, 20 gr.
Une cuillerée à soupe toutes les heures.
Dans les cas de stase sanguine considérable dans les poumons ou le cerveau, saignée de 100 à 200 gr., ou :

Pr.   Eau laxative de Vienne, 100 gr.
       Eau de laurier-cerise, 5 gr.
       Sirop de framboises, 50 gr.
A prendre en 3 fois, en une heure.
En cas d'œdème, vomitif ; si le collapsus domine, camphre, musc, éther, alcool, vin rouge de Bordeaux ou d'Ofen (toutes les demi-heures une grande cuiller).
S'il y a une sécrétion abondante avec absence d'expectoration : frictions et lavages froids.

Pr.   Eau distillée, 25 gr.
       Eau distillée de mélisse, 25 gr.
       Ammoniaque anisée, 1 à 2 gr.
       Teinture de lobélie, 1 à 2 g.
       Sirop d'écorces d'oranges, 5 gr.
Une cuiller à café toutes les heures.

Pr.   Eau de menthe (fenouil, mélisse), 50 gr.
       Esprit de nitre dulcifié, X gouttes.
       Sirop d'écorces d'oranges, 10 gr.
Tous les quarts d'heure une demi-cuiller à café.

Pr.   Camphre en poudre, quinze centigr.
       Acide benzoïque, 2 gr.
       Oléosaccharure de fenouil, 2 gr.
Mêlez et divisez en VI poudres. Une poudre toutes les deux heures.
En cas de delirium tremens concomitant :

Pr.   Poudre d'opium, vingt à quarante centigr.
       Sucre blanc, 5 gr.
Mêlez et divisez en XII poudres. Toutes les deux à trois heures une poudre.

Pr. Eau de laurier-cerise, 10 gr.
Chlorhydrate de morphine, dix centigr.

Toutes les heures 5 à 10 gouttes.

Si le cœur bat fortement :

Pr. Hydrate de chloral, 2 à 3 gr.
Mucilage de gomme arabique, 25 gr.
Eau distillée, 25 gr.
Sirop d'écorces d'oranges, 20 gr.

A prendre en une ou deux fois.

Dans certains cas, lavement de chloral :

Pr. Hydrate de chloral, 2 à 3 gr.
Mucilage de gomme arabique, 150 gr.
Eau dist., 50 gr.
(*Us. ext.*)

Pour un lavement.

Compresses d'eau froide sur le poumon atteint : dans les cas chroniques, les compresses seront trempées dans de l'eau tiède.

Gangrène pulmonaire.

Inhalations de térébenthine ou d'eau de goudron. Nourriture fortifiante, vin, etc.

Pr. Essence de térébenthine, 50 gr.
(*Us. ext.*)

2 à 3 fois par jour 10 à 20 gouttes dans l'appareil à inhalation de Mudge.

Si la térébenthine fait tousser :

Pr. Infusion de bourgeons de sapin, 20 gr. sur 200 gr.

Pour inhalation.

Si dans ce cas on observe de la céphalée et des vertiges :

Pr. Espèces aromatiques, 20 gr.
Infusez dans eau, 200 gr.

Pour inhalations.

Pr. Décoction d'écorce de quinquina, 20 gr. sur 200 gr.
Acide phosphorique, 2 gr.
Sirop d'écorces d'oranges, 20 gr.

Toutes les deux heures une cuiller à soupe.
Pour désinfecter les crachats gangreneux :

Pr. Solution de chlorure de chaux, 200 gr.

Phtisie et tuberculose pulmonaires.

Les enfants de parents phtisiques seront confiés pendant
dix mois au moins à une bonne nourrice. Plus tard, on les
fortifiera par des ablutions froides, le séjour prolongé au bon
air, en évitant le surmenage intellectuel et un trop long séjour sur les bancs de l'école. Chez les adolescents, on surveillera soigneusement le moindre catarrhe bronchique, on
défendra sévèrement toute occupation excitante, l'équitation,
la danse, etc. On prescrira des exercices gymnastiques modérés, pour augmenter l'amplitude thoracique. Il sera défendu au malade de sortir par le vent ou quand l'air est froid
ou humide : c'est pourquoi le séjour dans un climat méri-
dional est très recommandable au point de vue prophylactique.

Les stations climatériques sont, pour l'automne, l'hiver et
une partie du printemps : 1º Quand les malades ont une tendance aux hémoptysies et une toux sèche : Venise, Nice,
Menton, Hyères, Palerme ; 2º quand les malades ont une
expectoration abondante avec tendance aux rhumatismes :
Gries, Méran, Arco, Madère, Malte, le Caire, Alexandrie.

Si la digestion est bonne, on prescrira, en été, une cure de
lait (2 à 4 verres et plus par jour, bus au moment de la
traite). Le lait d'ânesse s'assimile mieux que les autres, et
le lait de brebis est le plus gras, donc le plus nourrissant.

Si le lait n'est pas supporté, on le remplacera par du petit-lait doux. Les stations de petit-lait sont : Ischl, Roznau,
Bistritz près du Hohstein, Kierling, Meran (Autriche), Hei-
den, Gaiserz (Prusse).

La cure de raisins conviendra aux malades irritables, qui
toussent peu et n'ont pas de tendance à la diarrhée : Baden

près Vienne, Méran, Salzbrunn, Rein, Durckheim, Vevey.

Les eaux minérales de Selters et Giesshübel, employées seules ou mélangées à du lait ou du petit-lait, seront utiles dans les catarrhes bronchiques : les eaux de Gleichenberg seront prises par les malades dont l'expectoration est abondante, celles de Füred en cas d'expectoration sèche, et aussi s'il y a catarrhe nasal ou stomacal. Les eaux ferrugineuses acidulées de Salzbrunn, Reinerz, la source de l'Ermite de Gleichenberg et la source salée de Franzensberg combattront avec succès l'anémie très accentuée, sauf dans les cas où il y a disposition à l'hémoptysie.

Le traitement de la phtisie sera symptomatique.

Pr. Sulfate de fer cristallisé, 1 à 2 gr.
Carbonate de potasse, 1 gr. 50 à 2 gr.
Eau de menthe crépue, 200 gr.
Myrrhe, 5 gr.
Sucre blanc, 20 gr.

Agiter avant de s'en servir : 3 à 4 fois par jour une cuillerée à potage.

Pour combattre l'amaigrissement : huile de foie de morue.

Pr. Extrait de malate de fer, 5 gr.
Ménianthe en poudre, 2 gr.
Extrait de pissenlit, q. s.

Pour faire 60 pilules conservées à la poudre de lycopode. Matin et soir 2 pilules.

S'il n'y a pas de fièvre :

Pr. Liqueur de Fowler, IV gouttes.
Extrait d'opium, cinq centigr.
Looch huileux, 200 gr.

Toutes les deux heures une cuiller à soupe.

Contre la fièvre, pilules de Heim :

Pr. Sulfate de quinine, 1 gr. 50.
Poudre de digitale, quatre-vingts centigr.
Poudre de racine d'ipéca, quarante centigr.
Poudre d'opium, quarante centigr.
Extrait de réglisse, q. s.

Pour faire 30 pilules. 3 fois par jour une pilule.

Si l'irritation et la toux sont fortes :

Pr.   Chlorhydrate de morphine, trois centigr.
Looch blanc, 200 gr.
Eau de fleurs d'oranger, 50 gr.

Une cuillerée à bouche toutes les deux heures.

Pr.   Extrait d'opium, dix centigr.
Décoction de guimauve, 200 gr.
Sirop de menthe, 20 gr.

Une cuiller à soupe toutes les deux heures.

Pr.   Chlorhydrate de morphine, cinq centigr.
Gomme pulvérisée, 5 gr.

Mêlez et divisez en X poudres, 1 à 3 par jour.

Pour combattre les sueurs, lavages d'eau vinaigrée dans la proportion de 4 parties d'eau pour 2 de vinaigre.

Poudrer aussi avec :

Pr.   Acide salicylique, 5 gr.
Talc de Venise, 100 gr.
Poudre d'amidon, 100 gr.
Poudre d'iris, 10 gr.
(*Us. ext.*)

Pr.   Agaric blanc, quatre-vingts centigr.
Sucre blanc, 5 gr.

Mêlez et divisez en VI poudres, 1 à 2 poudres avant de se coucher.

Pr.   Sulfate d'atropine, un centigr.
Extrait de gentiane, q. s.
Poudre d'acore vrai, q. s.

Pour faire 20 pilules.

1 à 2 pilules avant de se coucher.

Pr.   Agaricine, dix centigr.
Poudre de Dower, 1 gr. 50.
Mucilage de gomme arabique.
Poudre de guimauve, q. s.

Pour faire 20 pilules.

1 à 2 pilules le soir.

Pleurésie.

Au début, enveloppements froids ou chauds sur la moitié
du thorax atteinte ; on tiendra compte de l'état général et
des habitudes des malades. Boissons acidulées, 10 à 15 sangsues s'il y a lieu, sinapismes, frictions de la partie atteinte
avec :

> *Pr.* Huile de jusquiame bouillie, 10 gr.
>   Chloroforme, 10 gr.
>   (*Us. ext.*)

Par-dessus, une couche de papier à la gutta-percha.

> *Pr.* Essence de moutarde, 25 gr.
>   Alcool camphré, 25 gr.
>   (*Us. ext.*)

Pour frictions.

> *Pr.* Chlorhydrate de morphine, dix centigr.
>   Bisulfate de quinine, quatre-vingts centigr.
>   Sucre blanc, 5 gr.

Mêlez et divisez en XII poudres, une poudre toutes les
trois à quatre heures.

> *Pr.* Poudre de feuilles de digitale, soixante à
>   quatre-vingts centigr.
>   Faites infuser dans eau, 200 gr.
>   Acétate de potasse liquide, 20 gr.
>   Oxymel scillitique, 20 gr.

Toutes les deux heures une cuiller à soupe.

> *Pr.* Poudre de racine d'ipéca, quatre-vingts centigr.
>   Poudre de feuilles de digitale, quatre-vingts centigr.

Infusez un quart d'heure dans :

Eau chaude, 200 gr.

Ajoutez :

Acétate de potasse liquide, 20 gr.
Oxymel scillitique, 20 gr.

Une cuiller à soupe toutes les deux heures.

Pr.   Baies de genévrier, 20 gr.
       Infusez dans eau, 200 gr.
       Acétate de potasse liquide, 10 gr.

3 fois par jour 2 cuillers à soupe.

Pr.   Chlorure de sodium, 3 à 8 gr.
       Chlorure de lithium, 1 gr.
       Eau de persil, 100 gr.
       Sirop de menthe, 20 gr.

Une cuiller à bouche toutes les deux heures.

Chez les personnes robustes, régime peu substantiel, peu de liquides : si au contraire le malade est faible et anémique, nourriture facile à digérer, quinquina, préparations ferrugineuses légères.

Pr.   Teinture de malate de fer, 5 gr.
       Teinture amère, 5 gr.
       Sirop d'écorces d'oranges, 50 gr.

Une cuiller à café 3 fois par jour.

Pr.   Carbonate de fer saccharifié, quatre-vingts centigr.
       Bisulfate de quinine, quatre-vingts centigr.
       Bicarbonate de soude, 5 gr.
       Sucre blanc, 5 gr.

Mêlez et divisez en XII poudres, 3 à 4 par jour.

En cas de douleurs violentes, injections sous-cutanées avec

Pr.   Chlorhydrate de morphine, dix centigr.
       Eau dist., 10 gr.

1 à 2 seringues de Pravaz.

À l'intérieur, on donnerait :

Pr.   Acétate de morphine, dix centigr.
       Eau de laurier-cerise, 10 gr.

10 à 15 gouttes, 3 fois par jour.

Si l'exsudat ne se résorbait pas spontanément, on essayera de l'iode à l'extérieur :

Pr. Iode métalloïde, trente centigr.
Iodure de potassium, 3 gr.
Glycérine, 40 gr.
(*Us. ext.*)

Pr. Teinture d'iode, 15 gr.
Teinture de noix de galle, 15 gr.
(*Us. ext.*)

Si tous ces moyens sont insuffisants, thoracentèse.

Ozène.

Étiologie (ozène simple ou scrofuleux, ozène syphilitique).
Douches nasales avec 1/4 % de chlorure de sodium et badigeonnages avec la glycérine iodée (voir plus haut, *Pleurésie*).
En outre, traitement antiscrofuleux ou antisyphilitique, s'il y a lieu.

Coryza.

Voir la cause : polypes, syphilis, scrofulose.

Pr. Acide phénique, 5 gr.
Ammoniaque caustique, 5 gr.
Alcool à 90°, 10 gr.
Eau dist., 10 gr.

Dans un flacon bien bouché à l'émeri.
Versez quelques gouttes sur un papier brouillard et aspirez par les narines.

Pr. Alun, 2 gr.
Sucre blanc, 20 gr.

2 fois par jour une prise.

Péricardite.

Boissons rafraîchissantes, sans acide carbonique. S'il y a constipation et météorisme : eaux de Pullna, Saidschütz, Sedlitz, Friedrichshall, Ofen, etc.

Pr. Crème de tartre (bitartrate, tartrate de soude), 20 gr.
       Oléosaccharure de citron, 20 gr.

Mêlez. A donner par cuillers à café.

S'il y a de fréquents frissons, même s'ils ne sont pas nettement caractérisés (aussi dans les cas de contractions faibles
du cœur) :

Pr. Sulfate de quinine. quarante, quatre-vingts
           ou cent vingt centigr.
       Sucre blanc, 5 gr.

Mêlez et divisez en VI poudres. Une poudre toutes les
trois heures.

Pr. Eau, 200 gr.
       Acide tartrique, quatre-vingts centigr.
       Sirop de framboises, 20 gr.

Une cuiller à bouche toutes les heures.

Pr. Acide phosphorique dilué, 2 gr.
       Eau dist., 200 gr.
       Sirop de framboises, 20 gr.

Mêmes doses que ci-dessus.

Si la fièvre est violente, le pouls fréquent (mais seulement
si les contractions du cœur sont suffisamment énergiques) :

Pr. Poudre de feuilles de digitale, vingt centigr.
       Sulfate de quinine, quarante centigr.
       Sucre blanc, 5 gr.

Mêlez et divisez en VI poudres. 3 poudres par jour.

Pr. Feuilles de digitale, soixante centigr. à 1 gr.
       Infusez dans eau, 200 gr.
       Sirop de framboises, 20 gr.

Toutes les deux heures une cuiller à bouche.

Il ne faut employer la digitale que pendant quelques jours.

Les palpitations seront combattues par des compresses
d'eau froide ou une vessie de glace sur la région précordiale.

Pr. Eau de laurier-cerise, 10 gr.
       Teinture de digitale, 2 gr.

8 gouttes 2 fois par jour

S'il est resté quelques douleurs dans la région, enveloppements froids, narcotiques en injections sous-cutanées ou par voie stomacale.

    Pr.   Acétate de morphine, dix centigr.
        Eau dist., 10 gr.

5 à 20 gouttes par injection.

    Pr.   Onguent simple, 10 gr.
        Opium pur, 2 gr.

Enduire la région précordiale avec gros comme un pois de la pommade.

Pr.   Onguent simple, 10 gr.
    Chlorhydrate de morphine (ou vératrine), trente centigr.

Enduire la région précordiale avec gros comme un pois ou une noisette, de la pommade.

    Pr.   Baies de genévrier, 20 gr.
        Infusez dans eau, 200 gr.

Ajoutez :

        Acétate de potasse liquide, 20 gr.
        Oxymel scillitique, 20 gr.

2 cuillers à soupe toutes les deux heures.

Si les diurétiques sont impuissants, passer aux limonades chaudes, au thé russe ou à la tisane de sureau, pour faire transpirer le malade.

    Pr.   Esprit de Mindererus, 10 gr.

4 à 8 gouttes dans du thé chaud.

En cas de péricardite chronique : nourriture substantielle, séjour à la campagne, cures de lait, petit-lait, raisins ; fer, quinine. Pour activer la résorption, préparations iodées en applications locales externes.

Lésions valvulaires du cœur.

Exercice modéré, nourriture substantielle (sans épices), pas de liquides alcooliques ! Si cependant la nutrition se fait mal, donner une nourriture fortifiante, de la viande, un peu de vin, dè bière, des ferrugineux. Défendre les émotions, les bains (les soins de propreté ne devant pas être cependant négligés, on permettra de temps en temps un bain tiède). Éviter toute espèce de fatigue exagérée, physique ou morale.

Pr.   Poudre de feuilles de digitale, cinquante à quatre-
        vingts centigr.
     Infusez dans eau, 200 gr.

   Ajoutez :
     Sirop de framboises, 20 gr.
   2 cuillers à soupe toutes les deux heures.

          Pr.   Eau de laurier-cerise, 10 gr.
             Teinture de digitale, 4 gr.
   2 à 4 fois par jour, 5 à 20 gouttes.

   N. B. —Ces deux prescriptions s'adressent à l'éréthisme car-
diaque, et on ordonnera en même temps des compresses d'eau froide sur la région précordiale.

     Pr.   Infusion d'adonis vernalis, 6 gr. sur 180 gr.
        Nitrate de potasse, 4 gr.
        Rob de genièvre, 20 gr.
   Une cuillerée à bouche toutes les deux heures.

   Pr.   Infusion de convallaria maïalis, 5 gr. sur 180 gr.
        Sirop de fleurs d'oranger, 20 gr.
   Toutes les deux heures une cuiller à bouche.

     Pr.   Citrate (bromhydrate) de caféine, 1 gr.
        Oléosaccharure de citron, 2 gr.
   Mêlez et divisez en VI poudres, 3 par jour.

        Pr.   Sulfate de quinine, cinquante centigr.
           Sucre blanc, 5 gr.
   Mêlez et divisez en VI poudres : une poudre toutes les trois heures.

   N. B. — Si le pouls est faible, et la circulation pares-
seuse avec lividité de la peau :

        Pr.   Eau de laurier-cerise, 10 gr.
           Chlorhydrate de morphine, dix centigr.
   5 gouttes 2 à 4 fois par jour.

Si on observe une grande faiblesse du cœur et en même temps un catarrhe bronchique intense :

> *Pr.* Sulfate de quinine, cinquante centigr.
> Acide benzoïque, vingt centigr.
> Sucre blanc, 5 gr.

Mêlez et divisez en VI poudres : une poudre toutes les deux heures.

> *Pr.* Poudre de racine d'ipéca, 1 gr.
> Poudre de feuilles de digitale, 1 gr.
> Infusez dans eau, 200 gr.
> Acétate de potasse liquide, 20 gr.
> Oxymel scillitique, 20 gr.

2 cuillers à bouche toutes les deux heures.
Dans les cas d'œdème pulmonaire aigu.

> *Pr.* Sulfate de quinine, cinquante centigr.
> Chlorhydrate de morphine, cinq centigr.
> Sucre blanc, 5 gr.

Mêlez et divisez en VI poudres.

Matin et soir une poudre.

Pr. Nitrate d'argent cristallisé, cinquante centigr.

Faire dissoudre dans très peu d'eau distillée :

> Argile, q. s.

Pour faire pilules n° 60.

Prendre matin et soir, en augmentant les doses, de 1 à 5 pilules.

> *Pr.* Liqueur de Fowler, 2 à 5 gouttes.
> Eau dist., 5 gr.

Pour une dose. Préparer soixante doses pareilles. Une matin et soir.

> *Pr.* Oxyde de zinc, quatre-vingts centigr.
> Sucre blanc, 5 gr.

Divisez en VI poudres, une poudre matin et soir.

Les 4 dernières formules ci-dessus seront aussi utiles dans l'angine de poitrine.

> *Pr.*   Teinture de lobélie, 10 gr.

Toutes les heures 10 à 15 gouttes.

> *Pr.*   Eau de laurier-cerise, 10 gr.
> Teinture de digitale, 5 gr.
> Teinture de lobélie, 5 gr.

5 gouttes toutes les heures.

N. B. — A ordonner dans les cas d'affections organiques du cœur et d'asthme. En outre, maniluves chauds.

Dans les cas de catarrhe bronchique chronique, pour diminuer la sécrétion exagérée :

> *Pr.*   Eau de menthe poivrée, 100 gr.
> Esprit de corne de cerf succiné (ou ammoniaque anisée), 2 gr.

Une cuiller à soupe toutes les heures.

> *Pr.*   Baume du Pérou, 2 gr.
> Sirop de mauve, 80 gr.

A prendre par cuillers à café.

Si l'expectoration est faible et qu'il y ait hydropisie : ipéca, polygala, scille, acétate de potasse liquide, rob de genièvre, etc.

Pour obtenir une diurèse très abondante, il est surtout recommandable d'employer le calomel. Il faut, condition *sine qua non,* que les gencives du malade soient saines.

> *Pr.*   Calomel, vingt centigr.
> Extrait aqueux d'opium, un à deux centigr.
> Sucre blanc, 30 gr.

Pour une dose. Faire IX poudres semblables ; 3 poudres par jour.

Pendant 3 jours de suite, on donnera 3 poudres, puis on supprime le calomel pendant 3 à 4 jours ; on reprend ensuite les doses quotidiennes, si le médicament a été bien supporté. Le malade doit en tous cas souvent se gargariser et se rincer la bouche avec une solution de chlorate de potasse. La diarrhée qui se présente parfois, malgré l'opium ajouté aux poudres, sera combattue de préférence par le sous-nitrate de bismuth.

Angine de poitrine.

Le traitement dépendra de la cause de l'affection : si l'accès dure longtemps, il faut exciter la peau dans la région précordiale, donner des maniluves et pédiluves tièdes, et faire des lavages d'eau vinaigrée. Pendant l'accès, donner de suite une dose de laudanum avec ou sans éther sulfurique : les inhalations de chloroforme sont aussi utiles. Si on observe des syncopes, donner des excitants.

Les malades atteints d'angine de poitrine feront bien d'avoir toujours sur eux un flacon d'essence de moutarde, pour en badigeonner la région précordiale en cas d'accès. Donner de la quinine, du fer. Carlsbad, Vichy, Marienbad, Hombourg, Kissingen, sont des stations à recommander dans cette maladie.

> *Pr.* Liqueur de Fowler, 2 gr.
> Eau de cannelle, 15 gr.

2 fois par jour, 2 à 5 gouttes.

> *Pr.* Nitroglycérine, dix centigr.
> Alcool à 90°, 10 gr.

Commencer avec deux gouttes, 2 fois par jour.

> *Pr.* Trinitrine, un centigr.
> Extrait de ményanthe, q. s.
> Poudre de racine de gentiane, q. s.

Pour faire 20 pilules. Une pilule matin et soir.

On pourra, dans beaucoup de cas, augmenter les doses, mais toujours tenir compte de la susceptibilité individuelle.

Gingivite.

> *Pr.* Eau dist., 400 gr.
> Mucilage de graines de coings, 20 gr.
> Teinture d'opium au dixième, 2 gr.

Eau dentifrice, à employer tiède.

Pr.   Chlorure de chaux, 1 à 2 gr.
        Eau, 400 gr.
        Teinture d'opium, XX gouttes.
        (*Us. ext.*)

Gargarisme.

Pr.   Sirop de mûres (ou miel rosat), 40 gr.
        Borax, 2 à 4 gr.
        (*Us. ext.*)

Collutoire.

Pr.   Teinture de ratanhia, 30 gr.
        Essence de menthe poivrée, XX gouttes.
        (*Us. ext.*)

Collutoire.

Angine catarrhale.

Pr.   Alun, 5 gr.
        Eau dist., 200 gr.
        Teinture d'opium, 2 gr.
        Miel rosat, 20 gr.
        (*Us. ext.*)

Gargarisme.

Pr.   Extrait d'opium, 1 à 2 gr.
        Bicarbonate de soude, 5 gr.

Faites dissoudre dans une infusion de feuilles de sauge
de 20 gr. sur 200 gr., et ajoutez :

        Miel purifié, 4 gr.
        (*Us. ext.*)

Pr.   Permanganate de potasse, dix centigr.
        Eau, 500 gr.
        (*Us. ext.*)

Gargarisme.

Pilules de glaces, enveloppement de Priessnitz, purgatifs,

acide salicylique ou salicylate de soude (1 sur 200) comme collutoire.

Angine diphtéritique.

> *Pr.* Eau dist., 5 gr.
> Extrait de belladone, dix centigr.

3 fois par jour quelques gouttes dans de l'eau sucrée.

> *Pr.* Chlorate de potasse, 10 gr.
> Eau dist., 400 gr.
> Teinture d'opium au dixième (1) (ou extrait
>   aqueux d'opium), quarante centigr.
> Sirop simple, 20 gr.
> (ou miel rosat, 40 gr.)
>   (*Us. ext.*)

Gargarisme.

> *Pr.* Bioxyde d'hydrogène, 2 gr.
> Eau dist., 180 gr.
> Sirop d'écorces d'oranges, 20 gr.

A prendre par cuillers à soupe.
En même temps, badigeonnages avec :

> *Pr.* Bioxyde d'hydrogène, 2 gr.
> Eau dist., 20 gr.
>   (*Us. ext.*)

Pour combattre la fièvre : quinine, acide salicylique, acides minéraux : en cas de collapsus, excitants, inhalations de vapeurs d'eau chaude avec du benzoate de soude.

Pharyngite chronique.

> *Pr.* Eau, 400 gr.
> Sel ammoniac purifié, 5 gr.
> Miel rosat, 50 gr.
>   (*Us. ext.*)

Gargarisme.

____

(1) Préparée avec l'opium brut.

Pr.   Eau, 200 gr.
Pierre divine, cinquante centigr.

Faites dissoudre et ajoutez :

Laudanum de Sydenham, 2 gr.
(*Us. ext.*)

Gargarisme.

Pr.   Sublimé corrosif, deux centigr.
Eau dist., 200 gr.
Teinture d'opium, 2 gr.
Mucilage de graines de coings, 50 gr.
(*Us. ext.*)

Gargarisme.

Cautérisation de la muqueuse pharyngée avec le crayon de nitrate d'argent en nature, inhalations de solutions d'alun ou de tanin.

Badigeonnage du pharynx à la glycérine iodée, ou :

Pr.   Nitrate d'argent, 3 gr.
Eau dist., 50 gr.
(*Us. ext.*)

Pour badigeonner.

Catarrhe gastrique aigu.

Suivant les cas, vomitif ou purgatif.

Pr.   Bicarbonate de soude, 2 gr.
Eau de laurier-cerise, 2 gr.
Eau dist., 150 gr.
Sirop simple, 20 gr.

2 fois par jour une grande cuiller.

Pr.   Eau de laurier-cerise, 5 gr.
Chlorhydrate de morphine, cinq à dix centigr.

Mettre dans un flacon noir. Cinq gouttes toutes les trois heures.

A employer si les douleurs sont fortes, les envies de vomir très marquées : si surtout on n'oublie pas de faire prendre en même temps des pilules de glace, on observera un rapide soulagement. Compresses d'eau froide sur la région épigastrique.

Gastrite chronique.

L'important est de prescrire un régime approprié : il faut défendre les liquides alcooliques, les aliments gras, épicés, difficiles à digérer. Il faudra, suivant l'état du malade, donner des détails précis sur la qualité et la quantité des aliments à ingérer.

Les amers sont les plus avantageux de tous les médicaments à employer ici. Les thés de bois de quassia, d'acore odorant, de racine de Colombo, de petite centaurée, de ménianthe, la diète lactée sont utiles, ainsi que Carlsbad et Marienbad.

S'il n'y a pas de douleurs et que le catarrhe dure depuis longtemps, des condiments à la moutarde seront indiqués comme excitants légers. Pour activer les contractions stomacales, prescrire des frictions d'essences aromatiques sur la région épigastrique.

Si l'hyperacidité est considérable :

Pr. Bicarbonate de soude, 3 gr.

Divisez en VI poudres. Une poudre 2 à 3 fois par jour.

Pr. Bicarbonate de soude, 2 gr.
Sucre blanc, 2 gr.
Extrait de noix vomique, quinze centigr.

Mêlez. Divisez en six poudres : 3 par jour.

Pr. Bicarbonate de soude, 20 gr.
Poudre de racine de rhubarbe, 5 gr.
Oléosaccharure de fenouil, 15 gr.

Une pointe de couteau 3 fois par jour.

Pr. Bicarbonate de soude, 10 gr.
Magnésie calcinée, 10 gr.
Oléosaccharure de menthe poivrée, 20 gr.

A prendre par pointes de couteau.

Quand l'acidité est insuffisante, surtout dans les cas d'anémie et de dilatation :

> *Pr.* Acide chlorhydrique dilué, 25 gr.
> Eau dist., 25 gr.

20 gouttes après chaque repas pour un demi-verre d'eau. Dans certains cas on ajoutera :

> *Pr.* Pepsine sèche, 4 gr.
> Sucre de lait, 8 gr.

Mêlez et divisez en XX poudres : une poudre de suite après chaque repas.

En cas d'ectasie gastrique, lavage de l'estomac avec de l'eau tiède, puis nouveau lavage à l'eau de Carlsbad (source Mühlbrunn) ou avec une solution faible de bicarbonate de soude.

En cas de vomissements ou de malaises :

> *Pr.* Eau de laurier-cerise, 5 gr.
> Teinture de noix vomique, X gouttes.

Prendre de ce mélange matin et soir 5 à 15 **gouttes.**

> *Pr.* Bicarbonate de soude, 5 gr.
> Poudre de Dower, cinquante centigr.

Mêlez et divisez en VI poudres. Une poudre matin et soir.

> *Pr.* Extrait de noix vomique, dix centigr.
> Sucre blanc, 5 gr.

Mêlez et divisez en VI poudres. Une poudre matin et soir.

En cas de coliques, pas d'aliments qui produisent beaucoup de gaz.

> *Pr.* Eau de laurier-cerise, 5 gr.
> Teinture de belladone, X gouttes.

3 fois par jour 5 gouttes.
Ceinture abdominale, bains chauds.

En cas de cardialgie et de pyrosis :

Pr. Sous-nitrate de bismuth, 5 gr.
Chlorhydrate de morphine, cinq centigr.
Bicarbonate de soude, 2 gr.

Mêlez et divisez en X poudres : une toute les deux heures.

Pour obvier à la constipation produite à la longue par le bismuth, on donnera en même temps des purgatifs salins à petites doses.

En cas de perte d'appétit par atonie de la muqueuse :

Pr. Extrait de gentiane, ou extrait de cascarille,
ou extrait de ménianthe, 2 à 5 gr.
Eau dist., 200 gr.
Sirop d'écorces d'oranges, 20 gr.

Une cuiller à bouche avant chaque repas.

N. B.— Les mêmes remèdes seront aussi employés sous forme pilulaire avec q. s. de poudre d'acore : on prendra chaque jour 3 à 5 pilules.

Pr. Teinture de quinquina composée, 20 gr.
Teinture d'écorces d'oranges, 40 gr.

A prendre par cuillers à café.

Pr. Absinthe, 5 gr.
Écorces d'oranges, 2 gr.
Racine d'acore, 2 gr.

Faites infuser dans eau bouillante 140 gr., pendant une demi-heure, en vase clos, et ajoutez :

Sirop de chicorée et rhubarbe, 10 gr.

A prendre par cuillers à potage.

Pr. Teinture de noix vomique, 2 gr.
Eau de laurier-cerise, 10 gr.
Teinture amère, 20 gr.

3 fois par jour quinze gouttes.

Pr. Teinture amère, 15 gr.
Teinture de cannelle, 15 gr.

3 fois par jour, vingt gouttes.

Pr.   Eau de carum carvi, 200 gr.

Boire un verre à liqueur après le repas, en cas de flatulence.

Pr.   Baume de vie d'Hoffmann (ou eau
de Cologne), 20 gr.
(*Us. ext.*)

Pour frictions sur la région stomacale.

Employer aussi le sel de Carlsbad artificiel. Le matin à jeun une cuiller à café pour 1/3 à 1/2 litre d'eau tiède.

Ulcère rond de l'estomac, cancer.

Eau de Carlsbad bue à la source. Régime léger, pas d'aliments excitants : régime lacté, extraits de viande, peptones (peptones de Witte à Rostock, solution de viande Leube-Rosenthal).

En cas de sténose carcinomateuse du pylore, aliments liquides.

Contre les cardialgies : *a*) si elles proviennent du contact des aliments avec les parois stomacales, on donnera des aliments liquides ou du lait ; *b*) si elles proviennent d'accumulations de gaz dans l'estomac, carminatifs, pastilles de menthe, oléosaccharure d'anis ou de carvi par pointes de couteau ou par 1/2 cuillers à café ; *c*) en cas de douleurs névralgiques : injections de morphine ; *d*) en cas de douleurs spontanées et continues : refrigération, ou cataplasmes, ou sinapismes.

Pr.   Extrait de belladone, dix centigr.
Sous-nitrate de bismuth, 2 gr.

Mêlez et divisez en IV poudres. Matin et soir une poudre.

Pr.   Chlorhydrate de morphine, dix centigr.
(en cas de constipation :
Extrait de belladone, dix centigr.)
Eau de laurier-cerise, 10 gr.

5 gouttes à la fois en cas de besoin.

En cas d'hématémèse, pilules de glace, linges d'eau glacée sur la région épigastrique. A l'intérieur :

Pr. Acétate de plomb, vingt centigr.
Chlorhydrate de morphine, dix centigr.
Sucre blanc, 5 gr.

Divisez en X poudres : une poudre toutes les deux heures.

Pr. Tanin pur, cinquante à quatre-vingts centigr.
Opium pur, dix à quinze centigr.
Sucre blanc, 5 gr.

Divisez en VI poudres : une poudre toutes les deux heures. En cas de syncope, suite d'hématémèse, pas de réfrigération, mais frictions sur tout le corps avec de l'éther (sulfurique ou acétique), ou de l'eau de Cologne ; on agira avec prudence.

Contre les vomissements : eau de laurier-cerise, opium, codéine, belladone, pilules de glace, eau gazeuse, potion de Rivière.

Il est souvent nécessaire d'alimenter le malade par le rectum ; on se servira de clystères dans ce cas. 150 à 300 gr. de viande de bœuf râpée et 50 gr. de pancréas de bœuf ou de porc seront mélangés et réduits en pulpe, on ajoutera de l'eau tiède et on obtiendra un liquide semblable à du chocolat. On donnera tous les jours un lavement avec ce liquide : clystères de peptone.

Contre le pyrosis :

Pr. Magnésie calcinée, 20 gr.

A donner dans un flacon bouché à l'émeri ; 2 à 3 fois par jour une pointe de couteau ou une demi-cuiller à café.

En cas d'anorexie on n'emploiera ici les amers qu'en petites doses et pendant un temps fort court.

En cas de cancer de l'estomac :

Pr. Vin de condurango, 100 gr.

A prendre par cuillers à soupe.

Pr. Décoction d'écorce de condurango, 20 gr. sur 180 gr.
Sirop d'écorces d'oranges, 20 gr.

A prendre par cuillers à soupe.

A recommander pendant la convalescence de l'ulcère rond, comme stomachique.

En cas de péritonite, diète absolue, pilules de glace, émissions sanguines locales, opium à l'intérieur et en lavement.

Entérite aiguë.

Repos au lit, linges chauds sur la région abdominale boissons mucilagineuses. En cas de douleurs épigastriques, linges trempés d'eau froide sur la région ; en cas de douleur intense, injection sous-cutanée de morphine.

Pr.   Décoction de racine de guimauve, 8 gr. sur 150 gr.
Extrait d'opium, dix centigr.
Sirop diacode, 20 gr.

Une cuiller à bouche toutes les deux heures.

Pr. Tanin pur, cinquante centigr.
Opium pur, quinze centigr.
Sucre blanc, 5 gr.

Mêlez et divisez en VI poudres : une poudre toutes les deux heures.

Pr.   Potion gommeuse, 200 gr.
Extrait aqueux d'opium, dix centigr.

Toutes les deux heures une cuiller à soupe.

Entérite chronique.

Tenir compte de l'étiologie, ordonner un régime sévère. Boire à la source les eaux de Carlsbad ou Marienbad.

Pr.   Sel de Carlsbad artificiel, 100 gr.

Une cuiller à café le matin pour 1/3 ou 1/2 verre d'eau tiède.

En cas de diarrhées atoniques :

Pr.   Tanin pur, quatre-vingts centigr.
Opium pur, trente centigr.
Sucre blanc, 5 gr.

Mêlez et divisez en VI à XII poudres ; 3 fois par jour une poudre.

Pr.   Tanin pur, 2 gr.
Extrait de Colombo, 2 gr.
Extrait d'opium, vingt centigr.

Pour faire XX pilules. Une pilule toutes les trois heures.

Pr.   Sulfate de zinc, cinquante centigr.
Opium pur, dix centigr.
Sucre blanc, 5 gr.

Mêlez et divisez en X poudres : trois fois par jour une poudre.

En cas de météorisme concomitant :

Pr.   Eau de mélisse (ou de carvi), 150 gr.
Laudanum de Sydenham, 2 gr.
Sirop simple, 20 gr.

Toutes les deux heures une cuiller à soupe.

Pr.   Eau de menthe poivrée, 150 gr.
Extrait de bois de Campêche, 5 gr.
Laudanum de Sydenham, XV gouttes.
Sirop d'écorces d'oranges, 10 gr.

Une cuiller à soupe toutes les deux heures.

Dans les diarrhées colliquatives des phtisiques :

Pr.   Extrait de Colombo, 2 gr.
Poudre de Dower, cinquante centigr.
Oléosaccharure de macis, 2 gr.

Mêlez et divisez en VI poudres. Une poudre toutes les deux heures.

Pr.   Décoction de bois de Campêche, 20 gr. à 200 gr.
Laudanum de Sydenham, XX gouttes.
Sirop diacode, 20 gr.

Une cuiller à soupe toutes les trois heures.

En cas d'entérite douloureuse d'origine tuberculeuse :

Pr.   Sous-nitrate de bismuth, 10 gr.
Extrait aqueux d'opium, dix centigr.

Mêlez et divisez en X poudres : une poudre toutes les deux heures.

Lavements de guimauve, d'amidon, avec quelques gouttes de teinture d'opium.

En cas de constipation habituelle : lavages froids de l'abdomen, ceinture de Priessnitz, exercice modéré, manger un peu de fruits, boire des sirops de fruits, etc., cure de petit-lait ou de raisin.

> *Pr.*   Extrait aqueux d'aloès, 5 gr.
> Extrait de pissenlit, 5 gr.

Pour faire 60 pilules, conservées dans la poudre de réglisse ; 2 pilules le matin et le soir.

> *Pr.*   Extrait de rhubarbe composé, 5 gr.
> Extrait aqueux d'aloès, 2 gr.
> Extrait de pissenlit, q. s.

Pour faire 60 pilules ; 3 pilules par jour à jeun.

> *Pr.*   Poudre de racine de rhubarbe, 5 gr.
> Extrait de ményanthe, q. s.

Pour faire 60 pilules ; 3 à 5 par jour.

> *Pr.*   Sulfate de quinine, 1 gr.
> Extrait aqueux d'aloès, 2 gr.
> Poudre de réglisse, q. s.

Pour faire 60 pilules. Conservez dans de la poudre d'iris. Matin et soir 3 pilules.

> *Pr.*   Bicarbonate de soude, 5 gr.
> Poudre de rhubarbe, 5 gr.
> Extrait de rhubarbe composé, 2 gr.
> Extrait de pissenlit, q. s.

Pour faire 60 pilules ; 3 pilules le matin et le soir.

> *Pr.*   Poudre de rhubarbe, 2 gr.
> Oléosaccharure de fenouil, 5 gr.

Mêlez et divisez en VI poudres ; une poudre matin et soir.

Pr. Podophyllin, cinquante centigr.
Extrait de belladone, vingt-cinq centigr.
Poudre de ménianthe, q. s.
Extrait de gentiane, q. s.

Pour faire 50 pilules; 1 à 3 pilules le matin.
Si la constipation est opiniâtre :

Pr. Poudre de rhubarbe, 2 gr.
Extrait aqueux d'aloès, 2 gr.
Extrait de coloquinte, vingt centigr.
Miel rosat, q. s.

Pour faire 20 pilules; 2 à 4 par jour.

Pr. Sulfate de magnésie, 20 gr.
Eau dist., 400 gr.
Acide sulfurique dilué, 2 gr.

Toutes les deux heures une cuiller à soupe.

Pr. Eau laxative de Vienne, 45 gr.
Sirop de manne, 15 gr.

Hydromel infantium de la pharmacopée autrichienne. Une cuiller à café pour un enfant. Pour les adultes, une cuiller à potage.

En cas de pléthore abdominale et de stases dans le système de la veine porte (état hémorroïdaire), suivre en premier lieu un traitement aux eaux (voir plus haut).

Pr. Crème de tartre, 20 gr.
Magnésie calcinée, 4 gr.
Oléosaccharure de fenouil, 20 gr.

Faire un mélange, dont on prendra une cuiller à café chaque fois.

Pr. Décoction de tamarin, 200 gr.
Sel de Seignette ou crème de tartre, 20 gr.

A prendre en un jour.

Pr. Électuaire lénitif, 50 gr.

A prendre en une fois.

Les femmes prendront l'électuaire mêlé à du sirop de framboises, ou encore :

 Pr. Eau laxative de Vienne, 50 gr.
   Sirop de framboises, 30 gr.
   Eau de laurier-cerise, V gouttes.

A prendre tiède.

Eaux de Saidschütz, Sedlitz, Pullna, Ofen, Ivanda, Friedrichshall.

Dysenterie.

Repos au lit, diète absolue. S'il y a peu de douleurs, enveloppements de draps chauffés ; s'il y a de très fortes douleurs, 6 à 8 sangsues. Pour combattre le ténesme et les coliques, cataplasmes, opium dans un véhicule mucilagineux, clystères de laudanum de Sydenham, de guimauve ou d'amidon ; tanin, acétate de plomb, perchlorure de fer. En cas d'hémorragie, linges trempés dans l'eau froide et clystères froids avec un peu de teinture d'opium brut (au dixième dans la pharmacopée autrichienne).

Traitement symptomatique ; comme la contagiosité de l'affection est indubitable, surveiller l'entourage.

Dans les cas chroniques, bande de flanelle autour du ventre. Pour les anémiques : perchlorure de fer ; dans les cas légers, décoction de racine de Colombo, d'écorce de cascarille, de ratanhia avec alun, etc.

Pour les enfants :

 Pr. Poudre de Dower, vingt centigr.
   Tannate de quinine, trente centigr.
   Sucre blanc, 2 gr.

Mêlez et divisez en VI poudres : trois fois par jour une poudre.

  Pr. Nitrate d'argent, dix centigr.
    Eau dist., 160 gr.

Un lavement de 40 gr., 2 fois par jour.

Pour les adultes :

Pr. Nitrate d'argent, quinze, trente, cinquante centigr.
 Eau dist., 160 gr.

Pour 4 lavements ; 2 par jour.

Pr. Tanin pur, 1 gr.
      Opium, vingt centigr.
      Beurre de cacao, 12 gr.
      (*Us. ext.*)
Pour faire 4 suppositoires.

Choléra asphyctique.

Pr. Camphre, quatre-vingts centigr.
      Éther acétique, 8 gr.
      Teinture d'opium, XXX gouttes.

Tous les quarts d'heure ou toutes les demi-heures 10 à 15 gouttes.

Pr. Perchlorure de fer, 2 gr.
      Eau dist., 200 gr.
      Teinture d'opium, VI gouttes.
      Sirop diacode, 20 gr.

Une cuillerée à soupe toutes les heures.

Ténia.

Pr. Poudre de Kamala, 12 gr.
Divisez en III poudres.
A prendre, à jeun, toutes les demi-heures une poudre.

Pr. Racine d'écorce de grenadier, 40 à 80 gr.

Faire macérer pendant vingt-quatre heures, puis bouillir dans :

      Eau dist., 400 gr.

Réduisez à 200 grammes et ajoutez :

      Extrait éthéré de fougère mâle, 8 gr.

A prendre en trois fois, de demi-heure en demi-heure.

N. B. — Le même jour ou la veille, prescrire une dose d'eau laxative de Vienne. Ne prendre que du potage ou du thé, ou encore un hareng, comme aliments.

Pr. Poudre de fleurs de cousso, 20 gr.
      Infusez dans eau bouillante, 280 gr.
Laisser digérer un quart d'heure.

Ajoutez au liquide passé :

Suc de citron, 2 gr.

A prendre à jeun, en ayant soin de bien agiter avant de s'en servir.

Pr.   Eau de tilleul, 200 gr.
Poudre de fleurs de cousso, 30 gr.

N. B. — Laissez reposer douze heures : le malade ingérera le dépôt du fond du vase, en trois fois, à une demi-heure d'intervalle. En cas de nausées, pastilles de menthe.

Pr.   Huile de ricin, 50 gr.

Toutes les demi-heures une cuiller à bouche, si, au bout de deux ou trois heures, le remède antihelminthique n'a pas provoqué de selle.

Pour les enfants :

Pr.   Poudre de cousso, 10 gr.
Extrait éthéré de fougère mâle, 5 gr.

Encapsulez à la gélatine et faites XXX capsules. Prendre 4 capsules tous les quarts d'heure. Ou bien :

Pr.   Extrait éthéré de fougère mâle, 2 gr.
Poudre de fougère mâle, 2 gr.
Conserve de roses, q. s.

Pour faire 10 pilules. A prendre, toutes les demi-heures, 2, 3 ou 4 pilules.
Ou bien :

Pr.   Extrait de cousso, 10 gr.
Poudre de cousso, q. s.

Pour faire 60 pilules, à conserver dans la poudre de lycopode.
Prendre 4 pilules tous les quarts d'heure.
Pour adultes :

Pr.   Écorce de grenadier fraîche, 50 gr.

Faites macérer vingt-quatre heures, dans un vase d'étain, dans eau, 400 gr., faites bouillir et ramenez à 200 gr.
A prendre en 2 fois, en une heure.

Pr. Extrait éthéré frais de fougère mâle, 20 gr.
Huile de ricin, 20 gr.

A prendre en une fois.
Pour enfants :

Pr. Écorce de racine de grenadier, 50 gr.

Faites macérer dans eau 400 gr. pendant vingt-quatre heures, puis bouillir.
Ajoutez :

Racines de fougère mâle, 20 gr.

Passez et ajoutez :

Sirop d'écorces d'orange, 20 gr.

Une cuiller à soupe toutes les demi-heures.

Flux hémorrhoïdaire.

Si l'hémorragie est faible, régler le régime (défendre les boissons excitantes) et donner de légers laxatifs. En cas d'hémorragies plus sérieuses : bains de siège froids, clystères froids : astringents dans les hémorragies profuses, surtout :

Pr. Sulfate de fer cristallisé, 2 gr.
Extrait de réglisse, q. s.

Pour faire 30 pilules. Toutes les deux ou trois heures, ou 2 à 3 fois par jour, une ou deux pilules.
S'il y a en même temps constipation :

Pr. Sulfate de fer cristallisé, 2 gr.
Poudre d'aloès socotrin, 2 gr.
Extrait de réglisse, q. s.

Pour faire 30 pilules ; 2 pilules le matin et le soir.

Péritonite.

Tenir compte de *l'étiologie.*
Dans la péritonite aiguë, repos au lit absolu, nourriture liquide seulement. En cas de douleurs, enveloppements chauds

ou froids, saignées locales, narcotiques. Contre les vomissements, glace, eau gazeuse, codéine. Pour empêcher les mouvements péristaltiques :

> Pr. Poudre d'opium, cinq centigr.
> Sucre blanc, cinquante centigr.

Pour une poudre. Faire X poudres semblables. Une poudre toutes les deux heures.

Dans la *péritonite chronique,* alimentation légère, nourrissante. Cataplasmes chauds. Plus tard, si la résorption se fait mal, préparations iodées *intus et extra ;* s'il n'existe pas de douleurs, massage prudent, bains tièdes, saison balnéaire. En cas de constipation, lavements ou purgatifs légers (calomel, huile de ricin). En cas de diarrhée, la médication sera modifiée dans ce sens.

S'il y a un météorisme considérable, on cherchera d'abord à donner issue au gaz au moyen d'un tube introduit dans l'intestin ; en dernier lieu, recourir à la *ponction.*

Ictère catarrhal.

En cas de fièvre, repos au lit, alimentation légère (potages, quelques légumes, compotes de fruits), boissons acidulées. S'il n'y a pas de fièvre, viandes blanches, lait. En cas de douleurs dans l'hypocondre droit ou le creux de l'estomac : saignées locales, fomentations chaudes. En cas de démangeaisons : lavages à l'eau froide, à l'eau de Cologne, au vinaigre ; bains chauds.

Si ces moyens ne suffisent pas, préparations opiacées pour la nuit.

En cas de constipation, pulpe de tamarin, poudre de rhubarbe, sulfate de magnésie, huile de ricin.

Si l'ictère dure longtemps : petites quantités d'eaux minérales amères ou eau de Marienbad (Kreutzbrunnen), Carlsbad (Mühlbrunn), Kissingen (Rakoczy). Pour exciter le flux de la bile (en activant les mouvements péristaltiques) :

Pr. Extrait d'aloès, 2 gr.
Carbonate de soude sec, 4 gr.
Extrait de pissenlit, q. s.

Pour faire pilules n° 60.
Conservez à la poudre de lycopode.
2 pilules le matin et le soir.

Pr. Extrait aqueux d'aloès, 4 gr.
Extrait de rhubarbe composé, 2 gr.
Extrait de pissenlit, q. s.

Pour faire 60 pilules ; 3 pilules le matin et le soir.

Pr. Podophyllin, vingt centigr.
Extrait de jusquiame, dix centigr.
Oléosaccharure d'anis, 5 gr.

Mêlez et divisez en X poudres ; 2 par jour.

Massage prudent ou faradisation de la région de la vésicule biliaire.

Cholélithiase.

Au moment d'une colique hépatique : fomentations chaudes sur l'abdomen, bains chauds d'une à deux heures de durée, narcotiques à l'intérieur, ou (si ces médicaments provoquent des nausées) en lavement : le meilleur moyen est l'injection sous-cutanée de morphine.

Inhalation de chloroforme. En cas de sensibilité très grande, application de linges froids sur le point douloureux, pas de sangsues, car elles rendent rarement des services dans cette affection. En cas de syncope : vin, éther, ammoniaque anisée, etc. L'accès passé, purgatifs légers.

Pour essayer de dissoudre les calculs :

Pr. Éther sulfurique, 5 gr.
Essence de térébenthine rectifiée, 3 gr.

Encapsuler dans de la gélatine au moment de s'en servir. Chaque capsule contiendra cinq gouttes ; 5 capsules par jour.

Les cures de Carlsbad, Vichy, et stations analogues, donnent de fort bons résultats.

Cirrhose du foie.

Eaux de Carlsbad (Schlossbrunnen) ; commencer avec une demi-bouteille par jour ; au bout de huit jours, une bouteille entière ; s'abstenir de spiritueux, traiter la gastrite. Pour favoriser les selles :

Pr.   Poudre de racine de rhubarbe, 8 gr.
        Extrait d'aloès, 2 gr.
        Extrait de coloquinte, quarante centigr.
        Extrait de rhubarbe, q. s.

Pour faire 60 pilules ; 2 pilules 2 fois par jour.

Pr.   Décoction de pulpe de tamarin, 20 gr. sur 200 gr.
        Citrate de magnésie, 20 gr.
        Sirop de manne, 20 gr.

Une cuiller à bouche toutes les deux heures.

En outre, bain chaud tous les jours.

Si l'ascite est très marquée, et si les diurétiques n'ont aucun effet, on fera la paracentèse abdominale. En cas de météorisme, frictions avec de l'onguent aromatique.

Maladie de Bright aiguë.

Dans toutes les formes, sans tenir compte d'accès urémiques éventuels, on donnera des bains chauds (40 à 45° centigr.), durant une demi-heure au plus ; au sortir du bain, enveloppements avec une couche de papier à la gutta-percha : par-dessus, une épaisse couverture de laine, qu'on entoure d'un drap. Dès que l'enveloppement est terminé, le malade prendra 1 à 2 tasses de thé de tilleul tiède, et restera empaqueté pendant deux à trois heures.

Ce procédé sera appliqué tous les jours dans les commencements, et plus tard à intervalles plus longs, jusqu'à disparition complète de l'albumine dans les urines. Régime lacté.

Pr.   Infusion de feuilles de jaborandi, 4 gr. sur 180 gr.
        Sirop d'écorces d'oranges, 20 gr.

Une cuiller à soupe toutes les heures ou toutes les deux heures.

Pr. Chlorhydrate de pilocarpine, dix centigr.
Eau dist., 10 gr.

Toutes les demi-heures ou toutes les deux heures une seringue de Pravaz (injections sous-cutanées).

Combattre le collapsus possible par les *liquides alcooliques*.

Maladie de Bright chronique.

Changement de climat, éviter un appartement humide, des mets excitants. En cas de fièvre, diète absolue : dans l'intervalle, alimentation contenant beaucoup d'albuminoïdes ! *Régime lacté.*

Il faut avant tout combattre la faiblesse, dans le cas où elle augmenterait, par des fortifiants.

Pr. Sulfate de fer, 5 gr.
Bicarbonate de soude, 5 gr.
Extrait de pissenlit, q. s.

Pour faire 60 pilules.
Matin et soir, prendre 3 pilules.

Pr. Écorce de quinquina gris concassé, 20 gr.

Faites infuser pendant une demi-heure dans :

Eau bouillante, 200 gr. et ajoutez :
Sirop d'écorces d'oranges, 20 gr.

Une cuiller à bouche toutes les deux heures.

Pr. Perchlorure de fer, quatre-vingts centigr.
Poudre de ménianthe, 2 gr.
Extrait de pissenlit, q. s.

Pour faire 40 pilules ; 2 à 3 fois par jour 3 à 5 pilules.

Si les toniques ne suffisent pas à faire disparaître l'albuminurie, en prescrira :

Pr. Tanin pur, 5 gr.
Extrait aqueux d'aloès, 2 gr.
Poudre et suc de réglisse, q. s.

Pour faire 60 pilules. Prendre 2 à 4 pilules 3 fois par jour.

En cas d'hydropisie : en même temps, traitement diaphorétique (voir *Mal de Bright aigu*).

Diurétiques.

Pr.   Infusion de baies de genévrier, 20 gr. sur 200.
Acétate de potasse liquide, 20 gr.
Rob de genièvre, 20 gr.

Une cuiller à soupe toutes les deux heures.

Pr.   Décoction de bugrane, 20 gr. sur 200.
Acétate de potasse liquide, 20 gr.
Oxymel scillitique, 20 gr.

Une cuiller à soupe toutes les deux heures.

Pr.   Vinaigre scillitique, 10 gr.
Carbonate de potasse, q. s., pour saturer.
Eau dist., 180 gr.
Oxymel scillitique, 15 gr.

Une cuiller à soupe toutes les deux heures.

Pr.   Infusion de feuilles de digitale, quatre-vingts centigr.
Pour eau, 170 gr.
Acétate de potasse liquide, 10 gr.
Sirop de groseilles, 20 gr.

Une cuiller à bouche toutes les deux heures.
En cas d'urémie :

Pr.   Acide benzoïque, cinquante centigr.
Sucre blanc, 5 gr.

Divisez en VI poudres.
Une poudre toutes les deux heures.

Pr.   Fleurs de benjoin, 2 gr.
Sucre blanc, 5 gr.

Divisez en VI poudres ; une toutes les quatre heures.

Pr.   Iodure de potassium, 5 gr.
Eau dist., 200 gr.

Toutes les trois heures une cuiller à bouche.

En cas de vomissements :

<blockquote>*Pr.* Eau de laurier-cerise, 10 gr.</blockquote>

5 gouttes toutes les demi-heures sur un morceau de glace. En outre, pilules de glace.

Dans les cas où des attaques éclamptiques viendraient à se présenter : enveloppements de linges glacés autour de la tête, opium, inhalations de chloroforme. Dans les intervalles, purgatifs.

<blockquote>*Pr.* Crème de tartre, 8 gr.</blockquote>

Faire bouillir dans

<blockquote>Eau, 400 gr.</blockquote>

Ajoutez :

<blockquote>Sirop de framboises, 20 gr.</blockquote>

Toutes les deux heures une cuiller à soupe.

<blockquote>*Pr.* Poudre de racine de jalap, 5 à 10 gr.</blockquote>

Divisez en VI poudres : une poudre toutes les deux ou trois heures.

Pour combattre la somnolence, aspersions d'eau froide et :

<blockquote>*Pr.* Infusion de mélisse, 5 gr. sur eau 200 gr.</blockquote>

Laissez refroidir et ajoutez :

<blockquote>Esprit de corne de cerf succiné, 2 gr.
Sirop d'écorces d'oranges, 10 gr.</blockquote>

Toutes les heures une cuiller à café.

Méningite.

Application locale du froid sous forme d'enveloppements avec des linges trempés d'eau glacée : vessie de glace, tubes de Leiter, aspersions d'eau froide. On prescrira aux malades robustes 6 à 8 sangsues derrière les oreilles, des vésicatoires dans la région cervicale, toutes les deux heures une cuiller à bouche d'eau laxative de Vienne, ou encore :

<blockquote>*Pr.* Calomel, cinquante à quatre-vingts centigr.
Poudre de racine de jalap, 1 à 2 gr.
Sucre blanc, 5 gr.</blockquote>

Divisez en VI poudres : une poudre toutes les heures.

Pr.　Iodure de potassium, 1 à 2 gr.
　　　Eau dist., 150 gr.
　　　Sirop de framboises, 20 gr.

Une cuiller à soupe toutes les deux heures, en cas de grande dépression.

Pr.　Camphre en poudre, cinquante centigr.
　　　Émulsion simple (1), 30 gr.

A prendre la moitié pour un clystère.

Pr.　Chlorhydrate de morphine, cinq centigr.
　　　Sucre blanc, 5 gr.

Divisez en V poudres : une poudre toutes les trois heures.

A employer en cas de céphalalgies violentes ayant résisté à la saignée locale ou aux enveloppements glacés. Prendre ces poudres jusqu'à effet sédatif.

Hémorragie cérébrale. Apoplexie.

Linges trempés d'eau froide, clystères excitants, contenant du vinaigre, saignée s'il y a lieu. Si le malade peut avaler :

Pr.　Follicules de séné, 20 gr.

Infusez pendant un quart d'heure, réduisez à colat., 200 gr., ajoutez :

　　　Sulfate de magnésie, 20 gr.
　　　Sirop de framboises, 20 gr.

Toutes les deux heures 2 cuillers à potage.

Pr.　Eau laxative de Vienne, 100 gr.
　　　Sirop de framboises, 20 gr.

A prendre en 3 fois.

Pour combattre les paralysies, on emploiera au bout de quelques mois la *faradisation* de l'extrémité atteinte. Si les signes de la *dégénérescence des cordons latéraux* se montrent, on emploiera, avec précaution, le *courant galvanique descendant* sur la colonne vertébrale.

---

(1) L'émulsion simple du Codex autrichien se fait avec deux fois plus d'amandes douces que la nôtre. (Note du traducteur.)

Hydrocéphalie.

L'hydrocéphalie aiguë demande le même traitement que la méningite. En cas d'hydrocéphalie chronique chez les enfants :

Pr. Iodure de potassium, 2 à 4 gr.

Pour 30 pilules; 3 pilules matin et soir.

Pr. Carbonate de fer, cinquante centigr.
Sucre blanc, 5 gr.

Mêlez et divisez en XII poudres. Une poudre matin et soir.

Plus tard :

Pr. Huile de foie de morue, 100 gr.

Une cuiller à café matin et soir.

Myélite.

Dans les *cas aigus*, repos absolu, *tubes de Leiter* le long de la colonne vertébrale ; dans les cas *chroniques*, et dans les cas aigus, quand le processus morbide a terminé son évolution, *galvanisation* prudente de la colonne vertébrale avec *faradisation* de l'extrémité paralysée. Tenir compte de l'*étiologie*.

A l'intérieur :

Pr. Iodure de sodium, 2 gr.
Eau, 180 gr.
Sirop d'écorces d'oranges, 20 gr.

A prendre dans la journée.

Tabès, ataxie locomotrice.

Lavages froids, hydrothérapie froide, mais employée sans excès et avec méthode. Régime sévère, surveiller les selles. En cas de névralgies, injections sous-cutanées de morphine. Traiter la syphilis dans le cas où elle se retrouve dans les antécédents du malade.

Pr.   Nitrate d'argent, cinquante centigr.

Dissoudre dans très peu d'eau distillée.

Extrait et poudre de réglisse, q. s.

Pour faire 50 pilules. Une pilule matin et soir.

Pr.   Chloroplatinate de sodium, soixante centigr.

Dissoudre dans très peu d'eau distillée.

Bol blanc, 4 gr.

Faire 30 pilules : 2 à 5 par jour.

L'emploi de l'électricité est encore plus important que la médication interne. Galvanisation de la moelle avec des courants ascendants et descendants, deux séances de deux à cinq minutes par jour. Faradisation des extrémités inférieures.

Tic douloureux, névralgie faciale.

Si l'affection provient d'un refroidissement, vésicatoires volants, bains de vapeur, injections sous-cutanées de morphine. Dans les cas types :

Pr.   Sulfate de quinine, 2 gr.
Sucre blanc, 2 gr.

Divisez en VI poudres, 1 à 2 avant chaque accès.

Pr.   Liqueur de Fowler, 2 gr.
Eau dist., 2 gr.

2 à 3 fois par jour 2 à 6 gouttes.

L'iodure de potassium sera donné à l'intérieur s'il y a syphilis ou périostite.

Pr.   Résine d'asa fœtida, 5 gr.
Extrait de rhubarbe, 2 gr.
Extrait de pissenlit, q. s.

Pour faire 60 pilules argentées ; matin et soir 2 pilules.

N. B. — Même traitement pour la névralgie cervico-occipitale.

Migraine, céphalalgie nerveuse.

Éviter toute excitation sensorielle. Pour les anémiques,

préparations ferrugineuses, Franzesbad, Pyrmont : pour les pléthoriques, régime sévère, purgatifs ; Carlsbad, Marienbad.

Pr. Opodeldoch, 50 gr.

Pour frictionner la partie douloureuse.

Pr. Sulfate de quinine, trente centigr.
Acide sulfurique dilué, II gouttes.
Eau dist., 60 gr.

A prendre en une heure.

N. B. — Il est nécessaire de prendre cette solution avant l'accès ou au début des douleurs. La quinine sera prise, du reste, en général, dans les périodes d'accalmie, entre les accès. Le professeur v. Bamberger donne aussi dans certains cas de fortes doses de bromure de potassium.

Pr. Salicylate de soude, 3 gr.
Sucre de lait, 2 gr.

Mêlez et divisez en VI poudres. Au moment de l'accès, une poudre toutes les heures.

Pr. Extrait de pulsatille, dix centigr.
Sucre blanc, 5 gr.

Divisez en X poudres ; une par jour.

Pour les femmes hystériques :

Pr. Pétrole, 10 gr.
Goudron, 10 gr.

Respirer l'odeur.

Pr. Poudre de guarana, 2 gr.
Sucre blanc, 5 gr.

Mêlez et divisez en V poudres.
Prendre au moment de l'accès (ou aussi matin et soir), 2 poudres à la fois.

Pr. Bromhydrate de caféine, 1 gr.
Bisulfate de quinine, 1 gr. 50
Oléosaccharure de menthe, 2 gr.

Mêlez et divisez en X poudres : 3 par jour.

Pr.   Citrate de caféine, 1 gr.
       Oléosaccharure de fleurs d'oranger, 3 gr.

Mêlez et divisez en X poudres, 3 par jour. A conserver dans du papier paraffiné. On pourra aussi employer une infusion de graines vertes de café pulvérisées : à prendre quelques cuillerées matin et soir, et aussi pendant l'accès.

Pr.   Liqueur de Fowler, 2 gr.
       Eau dist., 20 gr.

15 gouttes, 3 fois par jour, dans de l'eau. A la fin du repas.

Pr.   Sulfate de quinine, cinquante centigr.
       Théine, cinquante centigr.
       Sucre blanc, 5 gr.

Mêlez et divisez en VI poudres.

Avant l'accès, deux doses toutes les deux heures ; après l'accès, toutes les heures une dose.

S'il y a constipation :

Pr.   Sulfate de quinine, 1 à 2 gr.
       Extrait aqueux d'aloès, 5 gr.
       Poudre et extrait de réglisse, q. s.

Pour faire 60 pilules. Matin et soir, 2 pilules.

Névralgie intercostale..

Galvanisation, l'anode fixe sur le point douloureux, la cathode mobile, ou encore l'anode sur le trajet du nerf atteint et la cathode sur un point indifférent. Injection sous-cutanée de morphine.

Pr. Chloroforme, 25 gr.
       Huile d'olives, 25 gr.
          (*Us. ext.*)

Pour frictions.

Pr.   Vératrine, dix centigr.
       Chlorhydrate de morphine, dix centigr.
       Crème céleste (1), 5 gr.
          (*Us. ext.*)

____

(1) En français dans le texte ; formule voisine de la crème pour le teint de Bouchardat. (Note du traducteur.)

Mêlez très exactement.

A employer gros comme un pois pour chaque friction.

> *Pr.*   Aconitine, dix centigr.
> Crème céleste, 5 gr.

Mêlez très exactement. A employer comme ci-dessus.

> *Pr.*   Sulfate d'atropine, un centigr.
> Eau dist., 10 gr.

A injecter 2, 5, 10 divisions d'une seringue de Pravaz.

> *Pr.*   Extrait aqueux d'opium, 2 gr.
> Axonge, 5 gr.
> (*Us. ext.*)

Gros comme un pois en friction.

> *Pr.*   Éther sulfurique (ou chloroforme), 20 gr.
> (*Us. ext.*)

Mettre quelques gouttes sur de l'ouate, placer sur la partie douloureuse, et par-dessus de la gutta-percha.

N. B. — Même traitement pour la névralgie lombo-abdominale.

Mastodynie.

> *Pr.*   Extrait de ciguë, dix centigr.
> Extrait d'opium, dix centigr.
> Extrait de stramoine, un à cinq centigr.

Mêlez et divisez en 20 pilules : 2 par jour.

> *Pr.*   Emplâtre de savon, 20 gr.
> Extrait de belladone, 2 gr.
> (*Us. ext.*)

Faire un emplâtre, à appliquer sur la poitrine.

Hoquet.

Pilules de glace, eau froide, clystère d'asa fœtida, injection sous-cutanée de morphine ou d'atropine, sinapisme sur le creux épigastrique, ou huile éthérée. Antispasmodiques. Faradisation de l'épigastre. Galvanisation du phrénique.

> *Pr.*   Sulfate de quinine, 1 gr.
> Extrait de belladone, dix centigr.
> Sucre blanc, 5 gr.

Mêlez et divisez en VI poudres; 3 fois par jour une poudre.

> *Pr.*   Eau de laurier-cerise, 5 gr.
> Chlorhydrate de morphine, cinq centigr.
> Sucre blanc, 3 gr.

5 gouttes toutes les trois heures.

> *Pr.*   Bromure de sodium, 20 gr.

Divisez en XX paquets, à placer dans un papier paraffiné; 2 paquets par jour.

Sciatique.

Dans les cas récents : saignée locale, réfrigération ; plus tard, vésicatoires volants sur les points douloureux.

> *Pr.*   Chlorhydrate de morphine, dix centigr.
> Eau dist., 10 gr.

Pour injections sous-cutanées.

> *Pr.*   Essence de térébenthine, 15 gr.
> Miel purifié, 50 gr.

Matin et soir, une cuiller à café.

> *Pr.*   Essence de térébenthine, 5 gr.
> Carbonate de magnésie, q. s.

Pour faire 60 pilules; 5 pilules matin et soir.

> *Pr.*   Baume Opodeldoch, 40 gr.
> Laudanum de Sydenham, 2 gr.
> (*Us. ext.*)

Frictions matin et soir.

> *Pr.*   Emplâtre d'euphorbe.

Pour étendre sur une compresse, à entourer avec de l'emplâtre adhésif.

Pr. Vératrine, dix centigr.
Axonge (vaseline), 50 gr.
(*Us. ext.*)

Frictionner la partie privée au préalable de son épiderme.

Pr. Liniment volatil camphré, 50 gr.
Huile volatile de cajeput, V gouttes.
Essence de menthe, V gouttes.
Teinture d'opium simple, 5 gr.
(*Us. ext.*)

Pour frictions.

Bains chauds ou de vapeur : séjour à Wildbad, Gastein, Teplitz, etc. Dans les cas typiques, quinine, arsenic. Acide salicylique ou salicylate de soude, 1 gramme par dose. Cautère actuel le long du trajet du nerf, le malade étant chloroformé. Courant constant.

Chorée ou danse de Saint-Guy.

Lavages froids : on traitera d'abord les extrémités pendant une demi-minute, puis on essuiera et passera ensuite au dos, etc. On placera ensuite le malade dans un lit chauffé. Il faut s'informer si l'eau froide est bien supportée ! On se servira au bout de quelque temps de l'eau glacée, en refroidissant peu à peu le liquide.

Dans les cas graves, bains tièdes avec affusions fraîches. Chez les enfants, ne pas oublier la présence possible d'helminthes.

Pr. Bromure de potassium, 5 à 10 gr.
Eau dist., 150 gr.

A employer en 2 jours.

Pr. Bromure de potassium, 5 gr.
Poudre et extrait de réglisse, q. s.

Pour faire vingt pilules de vingt centigr. chaque. A conserver dans la poudre d'iris. 5 pilules 2 fois par jour.

Pr. Hydrate de chloral, 5 gr.
Eau dist., 100 gr.
Sirop d'écorces d'oranges, 50 gr.

A employer par cuillers à soupe d'heure en heure jusqu'à effet sédatif.

N. B. — Chez les adultes, on prescrira la moitié du flacon à prendre en une fois, et trois ou quatre heures plus tard, s'il y a lieu, on prescrira l'autre moitié.

> *Pr.* Oxyde de zinc, vingt à quarante centigr.
> Sucre blanc, 5 gr.

Mêlez et divisez en VI poudres, une poudre le matin, à midi et le soir.

> *Pr.* Liqueur de Fowler, 10 gr.
> Teinture amère (1), 10 gr.

Prendre 3 fois par jour aux repas deux gouttes et augmenter peu à peu.

> *Pr.* Liqueur de Fowler, 1 gr.
> Glycérine, 3 gr.
> Eau dist., 7 gr.

Injection sous-cutanée. Commencer par une demi-seringue de Pravaz par jour.

Les eaux minérales de Roncegno et de Levico seront aussi utiles.

Pr. Carbonate de fer saccharifié, cinquante centigr.
Extrait de ménianthe, cinquante centigr.
Oléosaccharure d'écorces d'oranges, 5 gr.

Divisez en VI poudres. Une poudre matin et soir.

Pr. Extrait de noix vomique, cinq centigr.
Carbonate de fer saccharifié, cinquante centigr.
Sucre blanc, 5 gr.

Divisez en VI poudres. Une matin et soir.

Dans la chorée grave : bromure de potassium avec quinine, ou quinine seule en fortes doses. S'il y a perte du sommeil :

> *Pr.* Opium pur, cinq à dix centigr.
> Sucre blanc, quatre-vingts centigr.

Mêlez et divisez en II poudres.

(1) Dans le genre des teintures d'absinthe ou de gentiane composées. (Note du traducteur.)

N. B. — Si la première poudre n'amène pas de sommeil, donner la seconde.

Épilepsie.

Fortes doses de bromure de potassium, préparations ferrugineuses en pilules ou gouttes, hydrothérapie froide.

> *Pr.* Atropine pure, huit centigr.
> Alcool rectifié, 500 gouttes.

5 gouttes matin et soir sur un morceau de sucre ou dans de l'eau (pour les enfants, 2 gouttes).

> *Pr.* Sulfate d'atropine, quinze milligr.

Faire dissoudre dans très peu d'eau et ajouter :

> Poudre d'acore, q. s.
> Miel purifié, q. s.

Pour faire 30 pilules.

Matin et soir 1 à 2 pilules.

Si les accès recommencent, augmenter la dose, mais si la pupille est dilatée et insensible à la lumière, il faudra supprimer l'atropine.

Changement de climat, hydrothérapie méthodique, cures de lait et de raisin. Carbonate de fer et nitrate d'argent, en se dirigeant sur le degré de durée de l'affection ou la susceptibilité individuelle.

> *Pr.* Oxyde de zinc, quarante à quatre-vingts centigr.
> Sucre blanc, 5 gr.

Mêlez et divisez en VI poudres. Matin et soir une poudre. Augmenter tous les huit jours d'un demi à un gramme, aller jusqu'à 6 gr. par jour.

> *Pr.* Bromure de potassium, 4 à 8 gr.
> Eau dist., 200 gr.

A prendre en deux jours.

Dans l'encéphalopathie saturnine on donnera de fortes doses d'opium, dans l'épilepsie syphilitique on prescrira l'iodure de potassium, ou encore 20 à 30 frictions d'onguent napolitain.

Si les accès sont typiques, quinine, hydrate de chloral (comme dans la chorée, et purgatifs).

Hystérie.

Pr. Sulfate de fer, 5 gr.
Bicarbonate de soude, 5 gr.
Extrait de pissenlit, q. s.

Pour faire 60 pilules. Matin et soir 2 pilules.

Pr. Carbonate de fer saccharifié, cinquante centigr.
Sucre blanc, 5 gr.

Divisez en VI poudres : une poudre matin et soir.

N. B.—On pourra, s'il y a lieu, ajouter 2 à 4 gr. de bromure de potassium à ces deux formules. Marienbad, Franzensbad.

En cas d'accès en général :

Pr. Eau de laurier-cerise, 5 gr.
Teinture d'acétate de peroxyde de fer, 1 à 2 gr.
Teinture de castoréum, X gouttes.

Matin et soir, 5 gouttes.

Pr. Teinture de quinoïdine, 8 gr.
Teinture de castoréum, 2 à 4 gr.

3 fois par jour cinq gouttes.

En cas de vomissements :

Pr. Eau de laurier-cerise, 10 gr.
Teinture de noix vomique, X gouttes.

Matin et soir 5 à 10 gouttes.

Pr. Eau de laurier-cerise, 10 gr.
Teinture de belladone, X gouttes.
Teinture de castoréum, 1 à 2 gr.

4 fois par jour cinq gouttes.

Pr. Castoréum, 1 gr
Sucre blanc, 5 gr.

Mêlez et divisez en V poudres.
Matin et soir une poudre.

> Sous-nitrate de bismuth, 1 gr.
> Chlorhydrate de morphine, cinq centigr.
> Sucre blanc, 3 gr.

Mêlez et divisez en VI poudres. 3 fois par jour une poudre.

> *Pr.* Créosote, une goutte.
> Eau dist., 150 gr.
> Sirop de capillaire, 20 gr.

Toutes les deux heures une cuiller à soupe.

N. B. — Contre les vomissements fréquents et la boule hystérique.

Pr. Infusion de racine de valériane, 10 gr. sur 200 gr.
Sirop de camomille, 20 gr.

Selon avis.

> *Pr.* Teinture éthérée de valériane, 15 gr.
> Esprit d'éther nitrique, 10 gr.

3 fois par jour quinze gouttes.

> *Pr.* Fleurs d'oranger, 10 gr.
> Folioles de mélisse, 20 gr.
> Chenopodium ambrosioïdes, 20 gr.

Pour tisane.

> *Pr.* Asa fœtida, 5 gr.
> Extrait de valériane, 1 à 2 gr.
> Extrait de pissenlit, q. s.

Pour faire 60 pilules argentées; 2 pilules par jour.

> *Pr.* Asa fœtida, 2 gr.

Divisez en 15 pilules argentées; 2 fois par jour 2 pilules.

Pr. Eau de carvi (mixture antihystérique), 10 gr.
Teinture de castoréum, 1 gr.

3 fois par jour, cinq gouttes.

> *Pr.* Onguent de romarin, 50 gr.
> Élixir d'Hoffmann, 10 gr.
> Essence de genièvre, 10 gr.
> (*Us. ext.*)

Pr.   Eau de fleur d'oranger, 100 gr.
          Essence de menthe poivrée, X gouttes.
          Sirop simple, 20 gr.

A prendre par cuillers à café.

En cas de tympanisme d'origine hystérique, frictions avec la liqueur d'Hoffmann ou l'alcoolat aromatique : le meilleur traitement consiste en compresses d'eau froide ou en douches sur la colonne vertébrale. En cas de douleurs dans les cuisses, frictions le soir avec un demi-litre d'eau contenant une cuiller à soupe de vinaigre.

Delirium tremens.

Pr.   Opium, vingt centigr.
          Sucre blanc, 5 gr.

Divisez en V poudres. Toutes les deux heures une poudre jusqu'à effet hypnotique.

Injection sous-cutanée de morphine, enveloppements de linges trempés d'eau glacée, purgatifs, bromure de potassium.

Pr.   Hydrate de chloral, 2 à 4 gr.
          Mucilage de gomme arabique, 25 gr.
          Sirop d'écorces d'oranges, 25 gr.

A prendre en 2 fois à une ou deux heures d'intervalle.

Pr.   Paraldéhyde, 2 à 4 gr.
          Eau dist., 70 gr.
          Sirop simple, 30 gr.
          Teinture de vanille, XXX gouttes.

A prendre comme ci-dessus.

Diabète sucré.

La base du traitement doit être le régime : beaucoup d'albuminoïdes, en évitant autant que faire se peut les hydrocarbures *Carlsbad, Marienbad, Vichy, Homburg,* etc. Médication *symptomatique;* combattre la soif excessive par les narcotiques.

Diabète insipide.

Tenir compte de l'*étiologie*. Médicaments nervins. Galvanisation de la moelle cervicale. Boissons acidulées ou gazeuses. Combattre le sentiment de soif, si pénible, par les narcotiques :

> *Pr.* Codéine, quarante centigr.
> Oléosaccharure de citron, 8 gr.

Mêlez et divisez en XX poudres : 3 par jour.

Érésipèle.

Pr. Chloroforme, 40 gr.
Gutta-percha, autant qu'il s'en dissoudra (1).
(*Us. ext.*)

> *Pr.* Huile d'olives, 40 gr.
> (*Us. ext.*)

Pour badigeonner les parties atteintes. En cas de forte chaleur et de grandes douleurs, enveloppements froids. En cas d'érésipèle phlegmoneux, enveloppements de linges trempés d'eau glacée, ou d'une solution d'eau blanche, d'eau de Goulard, ou d'acide salicylique à 1 %. En cas de fièvre légère, boissons acidulées seulement ; si l'érésipèle est migratoire et surtout s'il est intermittent, quinine plusieurs fois par jour, chaque dose de 8 à 15 centigr.

> *Pr.* Onguent napolitain, 80 gr.
> (*Us. ext.*)

N. B. — A employer en cas d'infiltration permanente de la peau, suite de la dermatite ; quelquefois badigeonnages de teinture d'iode. — Eau blanche en compresses. Si l'œdème de la peau persiste :

> *Pr.* Alcool camphré, 50 gr.

Verser quelques gouttes sur de l'ouate, et appliquer sur la peau.

En cas de gangrène ou collapsus :

(1) Traumaticine. (Note du traducteur.)

> Pr. Éther sulfurique, 5 gr.
> Camphre, cinquante centigr.

10 à 20 gouttes toutes les quinze ou trente minutes.

Rhumatisme articulaire.

En cas de grandes douleurs, application de glace, sangsues : s'il y a lieu, injections de morphine.

En cas de perte de sommeil :

> Pr. Hydrate de chloral, 5 gr.
> Eau dist., 20 gr.
> Sirop d'écorces d'oranges, 20 gr.

A prendre la moitié du flacon à la fois.

En cas de douleurs articulaires violentes, avec température élevée :

> Pr. Salicylate de soude, 5 gr.
> Eau dist., 150 gr.
> Sirop d'écorces d'oranges, 20 gr.

A prendre en une demi-heure !

Si les douleurs diminuent, la même potion sera administrée dans le cours de la journée, en espaçant les doses.

> Pr. Salicylate de soude, 10 gr.

Divisez en XX poudres. Une poudre toutes les heures jusqu'à diminution de la douleur.

> Pr. Salol, 10 gr.

Doses comme ci-dessus.

> Pr. Benzoate de soude, 10 gr.

Divisez en X poudres : une poudre toutes les heures ou toutes les deux heures.

Si la douleur est fixée à une articulation, on badigeonnera celle-ci avec :

> Pr. Huile volatile de moutarde, X gouttes.
> Essence de térébenthine, 20 gr.
> Esprit de savon, 20 gr.

Badigeonner, 2 à 3 fois par jour.

N. B. — Enveloppements de linges trempés dans l'eau froide ou couches d'ouate autour des extrémités. Frictions de chloroforme et huile de jusquiame (mélangés).

En cas de complications cardiaques, s'il y a plus de 100 pulsations et que la température soit élevée :

> *Pr.* Infusion de feuilles de digitale, quatre-vingts
> centigr. sur 150 gr.
> Sirop simple, 20 gr.

Une cuiller à soupe toutes les deux heures.

N. B. — Donner aussi la quinine, trente-cinq centigr. par dose, 2 ou 3 fois par jour.

Pr. Infusion de feuilles de digitale, 1 gr. 50 sur 150 gr.
Acétate de potasse, 5 gr.
Oxymel scillitique, 15 gr.

Une cuiller à soupe toutes les heures.
En cas de rhumatisme articulaire chronique :

> *Pr.* Teinture d'iode (eau dist., ou teinture
> de noix de galle), 5 gr.
> Teinture d'opium, 5 gr.

Badigeonner une fois par jour l'articulation atteinte.
On continuera ainsi jusqu'à ce que l'épiderme se détache. Un grand bain par semaine et de l'iodure de potassium à l'intérieur.

Rhumatisme musculaire.

Tenir les parties atteintes au chaud. Enveloppements chauds humides. Frictions avec des substances aromatiques excitantes. Dans les cas rebelles, faradisation avec le pinceau métallique, massage, stations balnéaires dont les eaux soient très peu minéralisées.

> *Pr.* Chloroforme, 25 gr.
> Huile d'olives, 25 gr.
> (*Us. ext.*)

Pour frictions.

8

Pr. Esprit aromatique (pharmacopée autrichienne), 25 gr. (1).
Alcool camphré, 25 gr.
Essence de moutarde, 25 gr.
   (*Us. ext.*)

Pr. Alcool de Montpellier, 50 gr.
Huile volatile de moutarde, XXV gouttes.
   (*Us. ext.*)

Frictionner les parties douloureuses.

Pr. Esprit de fourmis, 50 gr.
Esprit aromatique (ph. autr.)., 25 gr.
Alcoolat de lavande, 25 gr.
   (*Us. ext.*)

Contre le rhumatisme *cervical*, vésicatoires sur la nuque et 3 sangsues derrière chaque oreille.

Fièvre typhoïde.

Boissons rafraîchissantes, acidulées : dans les premières semaines, régime approprié, plus tard nourriture fortifiante, mais liquide (potages fortifiants, etc.). Enveloppements de linges froids autour de la tête et lavages frais du corps, avec de l'eau pure ou vinaigrée. Pour soutenir les forces, beaucoup de vin, soupes au vin.

Méthode de *Brand*, puis enveloppements de linges secs. En cas de température élevée, quinine 4 fois par jour (trente-cinq à soixante-dix centigr.), ou :

Pr. Antipyrine, 5 gr.

Divisez en X poudres. Une poudre si la température dépasse 39° cent. S'il y a lieu, donner toutes les trois heures 2 poudres à la fois.

Pr. Sulfate de thalline, 2 gr.
Sucre blanc, 2 gr.

Mêlez et divisez en VIII poudres pareilles.
Mode d'emploi comme ci-dessus.

---

(1) Ressemble à l'eau des Carmes. (Note du traducteur)

Pr.   Antifébrine, 3 gr.
         Sucre de lait, 3 gr.

Mêlez et divisez en XII poudres, à employer comme ci-dessus.

Si la limonade au citron n'est plus supportée par suite de la diarrhée :

Pr.   Gomme arabique, 10 gr.
         Eau dist., 400 gr.
         Sirop simple, 40 gr.

Boisson rafraîchissante.

Si les battements du cœur ne sont plus perceptibles, ou encore en cas d'hypostase, on donnera des excitants : camphre, vin.

S'il n'est pas possible d'introduire des médicaments par la bouche, clystères de :

Pr.   Rue, 10 gr.

Faites infuser dans eau bouillante, 280 gr.
Pour 4 lavements.

Pr.   Eau de mélisse, 100 gr.
         Ammoniaque anisée, 2 gr.
         Teinture d'opium (1), 2 gr.
         Sirop d'écorces d'oranges, 5 gr.

Toutes les heures une cuiller à café.

Pr.   Esprit de corne de cerf succiné, X gouttes.
         Sirop simple, 10 gr.
         Mucilage de gomme arabique, 100 gr.
         Eau dist., 100 gr.

Une cuiller à soupe toutes les deux heures.

Pr.   Sulfate de quinine, quatre-vingts centigr.
         Acide sulfurique, X gouttes.
         Eau dist., 150 gr.
         Ammoniaque anisée, 2 gr.

Toutes les deux heures une cuiller à soupe.

____

(1) Au dixième !

En cas de fortes diarrhées :

Pr. Potion gommeuse, 200 gr.
Extrait aqueux d'opium, dix à vingt centigr.

Une cuiller à soupe toutes les deux heures.
Ou :

Pr. Décoction de racines de guimauve, quatre-vingts
centigr. sur 150 gr.
Extrait aqueux d'opium, dix centigr.
Sirop diacode, 20 gr.

Toutes les deux heures une cuiller à soupe.

Chez les enfants, en cas de diarrhée : eau de riz, soupe au gruau ou à l'orge.

En cas de bronchite, pour faciliter l'expectoration :

Pr. Polygala, 10 gr.

Faites infuser un quart d'heure dans :

Eau bouillante, 200 gr.

Ajoutez:

Camphre pur, quarante centigr. (vin stibié, 10 gr.)
Mucilage de gomme arabique, quarante centigr.

Toutes les heures une cuiller à soupe.

En cas d'hémorragies intestinales : enveloppements glacés, vessie de glace sur l'abdomen. — En outre :

Pr. Ergotine, quatre-vingts centigr.
Eau dist., 80 gr.
Sirop de limons, 20 gr.

Toutes les heures une cuiller à potage.

Pr. Ergotine, un gr.
Eau dist., 10 gr.

Une seringue de Pravaz en injection.

Pr. Sucre de Saturne, dix à vingt centigr.
Opium pur, dix à vingt centigr.
Sucre blanc, 5 gr.

Mêlez et divisez en VI poudres : une poudre toutes les trois heures.

Pr.   Alun, 2 gr.
Opium pur, quinze centigr.
Sucre blanc, 5 gr.

Mêlez et divisez en VI poudres : une toutes les trois heures.

Pr.   Tanin pur, cinquante centigr.
Opium pur, quinze centigr.
Oléosaccharure de macis, 5 gr.

Mêlez et divisez en VI poudres : une toutes les trois heures.

Pour prévenir le décubitus, matelas à eau ou à air, draps de dessous bien lisses, grande propreté, changements fréquents de position ; cette dernière précaution servira aussi à combattre ou à prévenir la congestion pulmonaire hypostatique. En cas de décubitus ou de sugillation : lavage à l'eau de Goulard, eau vinaigrée ou alcoolisée (4 cuillers à bouche d'eau-de-vie pour un quart de litre d'eau).

En cas de décubitus excorié on donnera aussi : emplâtre de savon ou de minium camphré. Membranes d'œufs de poules (1). — En cas de décubitus gangréneux : réfrigération par des compresses trempées dans de l'eau froide ou dans le mélange suivant :

Pr.   Chlorure de chaux, 5 gr.
Eau, 400 gr.
(*Us. ext.*)

Pr.   Emplâtre de savon, 50 gr.
Iodoforme, 5 gr.
(*Us. ext,*)

Mêlez. Faire un emplâtre.

Chloro-anémie.

Régime tonique, bien réglé, air pur et sain, séjour dans les montagnes. — Amers et ferrugineux. — Franzensbad, Pyrawarth, Füred, Karlsbrunn, Aix-la-Chapelle, Pyrmont, Spa, Schwalbach, Levico, Roncegno.

---

(1) C'est la membrane qui sépare la coquille du blanc de l'œuf. (Note du traducteur.)

Pr. Pepsine, 2 gr.
Sucre blanc, 2 gr.

Divisez en VI poudres : une poudre un quart d'heure avant chaque repas.

Immédiatement après le repas, le malade prend :

Pr. Acide chlorhydrique, 10 gr.
Eau dist., 300 gr.

1 à 2 cuillers à soupe.

Pr. Sulfate de fer, 5 gr.
Bicarbonate de soude, 5 gr.
Extrait de pissenlit, q. s.

Pour faire 60 pilules; 3 pilules matin et soir.

Pr. Sulfate de fer, vingt centigr.
Sucre blanc, 5 gr.

Mêlez et divisez en VI poudres : matin et soir une poudre.

Pr. Limaille de fer, vingt centigr.
Poudre d'acore vrai, quatre-vingts centigr.
Oléosaccharure d'écorces d'oranges, 5 gr.

Mêlez et divisez en VI poudres : matin et soir une poudre.

Pr. Oxyde de fer dialysé, 5 gr.
Eau dist. de menthe poivrée, 50 gr.
Eau dist., 150 gr.
Sirop de limons, 20 gr.

Toutes les trois heures une cuiller à soupe.

Pr. Oxyde de fer dialysé, 5 gr.
Poudre de racine de rhubarbe, 5 gr.
Extrait de pissenlit, q. s.

Pour faire 60 pilules à conserver dans de la poudre d'iris; 2 pilules 3 fois par jour.

Pr. Saccharure de carbonate de fer, 1 gr.
Sucre blanc, 5 gr.

Divisez en VI poudres; une matin et soir.

Pr.   Pyrophosphate de fer et de soude, 2 gr.
      Extrait de rhubarbe, 3 gr.
      Extrait d'aloès, cinquante centigr.
      Extrait de pissenlit, q. s.

Pour faire 50 pilules à conserver dans de la poudre d'acore.
2 pilules matin et soir.

Pr.   Chlorure de fer et d'ammoniaque, 5 gr.
      Poudre de ménianthe, 2 gr.
      Extrait de millefeuilles, q. s.

Pour faire 60 pilules : 2 pilules matin et soir.

Pr.   Lactate de fer, cinquante centigr. à un gr.
      Oléosaccharure de limons, 2 gr.
      Sucre blanc, 2 gr.

Mêlez et divisez en VI poudres ; une poudre 2 à 3 fois par
jour.

Pr.   Tartrate ferrico-potassique, 5 gr.

Faire dissoudre dans :

      Vin de Malaga, 80 gr.

3 fois par jour 3 cuillers à café.

Pr.   Extrait de malate de fer, 5 gr.
      Éthiops martial, 5 gr.

Mêlez et divisez en 60 pilules. Une pilule matin et soir.

Pr.   Teinture de malate de fer, 15 gr.
      Teinture d'écorces d'oranges amères, 15 gr.

3 fois par jour vingt gouttes.

Pr.   Teinture de fer acétique éthérée, 10 gr.
      Teinture amère, 10 gr.

3 fois par jour quinze gouttes.

Scorbut.

Suppression des influences nocives : alimentation appropriée,
amers, acides, vin, air pur, séjour en plein air (suivant les
cas), repos au lit, enveloppements de draps mouillés ou cataplasmes vinaigrés (lavages à l'eau).

Pour modifier les gencives, eau de sauge comme dentifrice.

Pr. Écorce de quinquina concassée, 20 gr.

Faire bouillir dans eau chaude, q. s., pendant une heure, pour ramener à 200 gr., et ajouter :

> Liqueur acide de Haller, 2 gr.
> Sirop d'écorces d'oranges, 20 gr.

Toutes les deux heures une cuiller à soupe.

Pr. Raifort râpé, 20 gr.
Faire infuser dans eau, 200 gr.
Teinture de cantharides, X gouttes.
Oxymel scillitique, 20 gr.

Une cuiller à soupe toutes les deux heures.
En cas d'épistaxis, aspirer :

Pr. Eau hémostatique de Spinelli, 50 gr.
Poudre d'alun, 20 gr.

Pr. Décoction d'écorce de chêne (ou de cachou),
20 gr. sur 300 gr.
Ajouter :

> Alun (ou tanin pur), 5 à 10 gr.

Eau dentifrice.

Pr. Alcoolat de cochléaria, 50 gr.
Eau dist., 200 gr.
Teinture de ratanhia, 20 gr.

Eau dentifrice pour combattre la gingivite.

Pr. Décoction de malt et de bourgeons de sapin,
20 gr. sur 200 gr.
Levure de bière, 20 gr.
Sirop d'écorces d'oranges amères, 20 gr.

Toutes les deux heures 2 cuillers à soupe.
En cas de purpura : lavages à l'eau vinaigrée, application de compresses d'eau froide sur la région cardiaque, digitale, limonade.

Scarlatine.

Bains froids (méthode de *Brand*, affusions froides), 2 à 4 fois par jour, enveloppements de tout le corps avec des linges trempés d'eau froide. *Antithermiques.* En cas de manifestations diphtéritiques des amygdales, du pharynx, etc., pilules de glace, gargarismes au chlorate de potasse ou :

Pr.   Permanganate de potasse, vingt centigr.
        Eau dist., 400 gr.
            (*Us. ext.*)

Gargarisme.

En cas de complications rénales, traitement approprié (voir *Néphrite*).

Fièvre intermittente.

Vin rouge, viandes rôties, potages fortifiants, limaille de fer, lactate de fer (surtout dans les cas de cachexie), et scille en cas d'hydropisie.

Pr.   Sulfate de quinine, de quatre-vingts centigr. à 1 gr. 50.

A prendre à doses variables, dans le stade apyrétique.

Pr.   Teinture de quinoïdine, 50 gr.
        Liqueur acide de Haller, 5 gr.
        Eau de menthe poivrée, 100 gr.

Une cuiller à café toutes les deux heures.

Pr.   Écorce de quinquina jaune concassée, 40 gr.

Faites bouillir pendant une heure dans :

        Vin rouge, 200 gr.

Ajoutez :

        Teinture de gingembre, 2 gr.
        Sirop de limons, 40 gr.

Dans le stade apyrétique, toutes les heures une cuiller à soupe.

Pr.   Liqueur de Fowler, 5 gr.
        Teinture d'opium simple, 2 gr.

Dans le stade apyrétique, 4 fois par jour 8 à 12 gouttes.

Pr. Écorcé de quinquina royal concassée, 10 gr.

Faire bouillir pendant une demi-heure dans :

Eau, q. s. pour faire colature 120 gr.

Ajoutez :

Liqueur de Fowler, 1 gr. 50.
Sirop de limons, 20 gr.

Une cuiller à soupe trois fois par jour.

Pr. Teinture d'eucalyptus, 30 gr.

3 fois par jour une demi à une cuiller à thé.

Syphilis.

Iodure de potassium, frictions et préparations hydrargyriques, ou en injections sous-cutanées ou à l'intérieur.

Sublimé, 1 gr., chlorure de sodium, 6 gr., eau dist., 100 gr. Dissoudre en broyant dans un mortier de grès et filtrer ; une demi à une seringue de Pravaz par injection.

Pr. Solution de sublimé, 20 gr.

Pour injections sous-cutanées.

Pr. Solution de peptones mercuriques, 20 gr.

Pour injections : 1 à 2 seringues de Pravaz par jour.

MALADIES DU SYSTÈME NERVEUX

DISPENSAIRE POLYCLINIQUE

DU

Professeur Dr Benedikt.

Hypérémie cérébrale.

En cas d'état congestif de la tête, pédiluves chauds avec farine de moutarde, et calotte de glace sur la tête. Purgatifs. Eaux minérales : Kreuzbrunnen de Marienbad, Eau amère de Ofen.

Céphalalgie.

Tenir compte de l'étiologie. En cas de soupçon de syphilis ou de tumeur cérébrale :

> *Pr.* Iodure de sodium, 8 gr.
> Eau, 220 gr.
> Sirop simple, 30 gr.

3 fois par jour une cuiller à soupe.
Ou bien :

> *Pr.* Iodure de sodium, 6 gr.
> Chlorhydrate de morphine, dix à
> quinze centigr.
> Extrait et poudre de réglisse, q. s.

Pour faire 60 pilules. A conserver dans la poudre d'iris. 4 pilules le matin et 6 le soir.

> *Pr.* Eau, 10 gr.
> Sublimé corrosif, dix centigr.
> Chlorure de sodium, soixante centigr.

Pour injections sous-cutanées.

N. B. — A employer en cas d'accidents spécifiques imminents ou comme cure d'essai en cas de syphilis probable. Si l'effet a été obtenu, en continuera par des frictions hydrargyriques, car les injections agissent rapidement, mais peu de temps. Les lieux d'élection pour les injections sont les fesses et la nuque.

Hémicranie.

Au début de l'accès :

> *Pr.*   Sulfate de quinine, cinquante centigr.
>   Citrate de caféine, cinquante centigr.

Faire III poudres semblables. Prendre une poudre en cas d'accès.

Ou bien :

> *Pr.*   Salicylate de soude, 12 gr.

Divisez en XII poudres : 3 par jour.

Ou encore :

> *Pr.*   Nitrite d'amyle, 5 gr.
>   Huile volatile de fenouil, 10 gr.

Dans un flacon bouché à l'émeri : on en versera cinq gouttes sur le mouchoir et on respirera prudemment l'odeur jusqu'à effet congestif sur la face ; la même préparation sera employée en cas de vertiges (petit mal épileptique), ou en cas d'asthme.

> *Pr.*   Croton-chloral, 3 à 12 gr.
>   Eau dist., 50 gr.

A prendre par cuillers à potage.

N. B. — Le professeur Benedikt évite autant que faire se peut les narcotiques, et ne les emploie que si les névralgies sont aiguës et passagères.

> *Pr.*   Bromure de sodium, 20 gr.

Divisez en XX poudres : une poudre matin et soir. Ce médicament sera pris pendant longtemps dans l'intervalle des accès. En cas d'insuccès faradisation prolongée du crâne : au

Pr.   Sulfate d'atropine, cinq centigr.
  Hyoscyamine, deux centigr.
  Poudre et extrait de réglisse, q. s.

Pour faire 60 pilules, à conserver dans de la poudre d'acore. Une pilule matin et soir.

A employer surtout dans les cas d'accès accumulés. Le médecin doit surveiller l'emploi des pilules. En cas de symptomes d'intoxication par l'atropine, tels que irritations de la gorge, mydriase, vue troublée, il faut supprimer les médicaments.

Pr.   Sulfate de cuivre, deux centigr.
  Nitrate d'argent, soixante centigr.
  Valérianate de zinc, trente centigr.
  Extrait de belladone, quinze centigr.
  Extrait de poudre de réglisse, q. s.

Pour faire XXX pilules. 3 pilules par jour, après les repas : à employer surtout dans les formes hystéroïdes : les formes graves d'hystéro-épilepsie doivent, suivant Benedikt, être considérées comme des cas d'épilepsie vraie et être traitées en conséquence.

Pr.   Curare, dix centigr.
  Eau dist., 10 gr.

Filtrer jusqu'à ce que le liquide passe jaune-paille. Pour injections sous-cutanées.

N. B. — Les injections seront faites à la nuque ; 3 fois par semaine on injectera un quart à une demi-seringue. En cas de frissons, il faudra diminuer la dose. En cas d'épilepsie symptomatique, suite de syphilis ou tumeurs cérébrales, l'iodure de potassium, le sublimé ou des frictions à l'aide de pommade hydrargyrique seront indiqués. En même temps il faut surveiller l'aura prémonitoire. On appliquera, par exemple, des tubes de Chapman sur la colonne vertébrale, en cas de sensations de froid ou de chaud dans les extrémités : si le froid envahit les membres inférieurs, on placera des tubes à eau chaude dans la partie inférieure du rachis, et des tubes froids en cas de sensation de chaleur. On agira de même pour les membres supérieurs.

Si l'accès part de la périphérie (cicatrices sensibles, phénomènes vaso-moteurs dans le territoire du grand sympathique), la galvanisation sera appliquée avec succès.

Hystérie.

Pr. Chloroforme, 15 gr.
Huile d'olive, 15 gr.
(*Us. ext.*)

En cas d'irritation médullaire, mettre du liniment sur une compresse et appliquer la compresse sur les reins, surtout pendant la nuit. On emploiera aussi des pulvérisations d'éther sulfurique avec l'appareil de Richardson, le long du dos. L'influence d'aimants métalliques est extraordinaire, si on les place près des vertèbres sensibles. Dans les cas graves, on se servira de pointes de feu.

Pr. Opium, quinze centigr.
Extrait et poudre de réglisse, 2 gr.

Mêlez et divisez en 12 pilules, 1 à 2 par jour en cas de coliques menstruelles.

Pr. Sulfate de fer, 5 gr.
Extrait et poudre de réglisse, 4 gr.

Mêlez et divisez en 60 pilules. 3 par jour en cas de menstruation profuse.

Pr. Liqueur de Fowler, 2 à 3 gr.
Eau dist., 200 gr.
Sirop d'écorces d'oranges, 30 gr.

Pour combattre l'anémie, quand le fer n'est pas supporté, l'eau de Roncegno, contenant du fer et de l'arsenic, constitue un excellent moyen de traitement. Il suffit d'en prendre de 3 cuillers à café à 3 cuillers à soupe par jour, après les repas, et l'on pourra, avec de petits repos, continuer l'emploi de cette eau pendant longtemps. Les traitements internes ferrugineux sont en général fort bien secondés par des bains métalliques. On prescrira à cet effet l'emploi du sel ferrugineux extrait des boues de Franzensbad (1 1/2 à 2 kilog. par bain) ou de l'eau de Levico (2 litres par bain). Le bain durera de 6 à 15 minutes à 82° cent. environ.

Pr. Carbonate de lithine, 5 gr.

Divisez en X poudres : à prendre dans la journée la quantité prescrite, variant suivant le cas, dans de l'eau de Salvator : utile dans les cas d'urines très chargées d'urates en excès, ou dans les cas d'anurie hystérique.

Pr. Sulfate de strychnine, cinq centigr.
Extrait et poudre de réglisse, 2 gr. de chaque.

Mêlez et divisez en 25 pilules : 3 pilules, 2 fois par jour; sera employé dans diverses formes de chorée, lorsque le larynx est aussi atteint et qu'il y a des spasmes respiratoires ou phonétiques. En cas de vaginisme, irrigations vaginales à l'éther sulfurique, emploi de réfrigérants. Application du psychrophore, faradisation de la vulve, badigeonnages de cocaïne, etc.; pour la chorée du larynx, l'aimant placé sur le larynx donnera les meilleurs résultats.

Pr. Teinture de Bestucheff, 10 gr.
Teinture de valériane, 10 gr.
Teinture de castoréum, 2 gr.

Prendre 15 à 20 gouttes par jour dans diverses manifestasions de la névrose.

Tabes. Myélites.

Dans les cas aigus, repos au lit, enveloppements glacés, ou tubes de Chapman sur le dos.

Pr. Ergotine, 3 gr.
Sucre blanc, 5 gr.

Mêlez et divisez en XV poudres : trois poudres par jour. Cette médication donne de bons résultats au début, mais doit toujours être supprimée pendant un certain temps.

Pr. Nitrate d'argent cristallisé, soixante centigr.
Poudre et extrait de réglisse, q. s.

Pour faire 60 pilules. 4 à 10 pilules par jour, en augmentant peu à peu les doses.

Pr.   Extrait de fève de Calabar, 2 gr.

Poudre et extrait de réglisse, q. s.

Pour faire 90 pilules. Une pilule 3 fois par jour.

A prendre, dans les cas subaigus, pendant 1 à 2 mois. Cette médication trouve aussi son emploi dans la paralysie agitante et d'autres tremblements ayant pour cause une maladie du système nerveux central.

Contre les douleurs lancinantes des ataxiques on emploiera le salicylate de soude, les bains tièdes ou enfin les pointes de feu.

Si les phénomènes aigus ont disparu, on pourra utiliser avec prudence l'hydrothérapie (demi-bains de 30° à 25° c.), ou passer à la médication galvanique. On appliquera le courant constant le long de la colonne vertébrale et le long du trajet des nerfs périphériques. La faradisation du rachis avec le pinceau est aussi à recommander. Les paralysies sphinctériennes seront utilement modifiées par la faradisation locale.

Chorée.

Pr.   Liqueur de Fowler, 2 à 3 gr.

Eau, 220 gr.

Sirop simple, 30 gr.

Une cuiller à soupe 3 fois par jour.

S'il y a en même temps des arthralgies, on donnera pendant quelques jours le salicylate de soude.

Les narcotiques, surtout l'hydrate de chloral, sont à éviter. Il faudra en outre essayer du courant constant le long de la colonne vertébrale.

Inflammations rhumatoïdes.

Pr.   Acide phénique, 2 gr.

Eau, 100 gr.

Pour injections sous-cutanées.

Dans les cas d'arthrite rhumatismale aiguë ces injections

donnent des résultats analogues au salicylate de soude. Leur emploi est surtout à recommander dans les cas d'inflammations mono-articulaires. Leur influence calmante et antiphlogistique est rapide. Le même résultat sera obtenu par ce moyen dans les cas de contusions et de distorsions. Quelques injections faites au début épargneront au malade des douleurs interminables et un massage souvent fort long. En outre :

> *Pr.* Salicylate de soude, 15 gr.
> Iodure de sodium, 8 gr.
> Eau, 200 gr.
> Suc de réglisse, 50 gr.

3 cuillers à soupe par jour.

CLINIQUE CHIRURGICALE

DU

Professeur et conseiller aulique Dr Théodore Billroth.

Hémorragies en général.

A. Les *hémorragies faibles* seront arrêtées par l'application de compresses d'eau glacée ou d'eau vinaigrée à parties égales. Les hémorragies plus fortes céderont à l'emploi de solutions d'alun, à la compression ou aux cautérisations avec le Paquelin.

> *Pr*. Alun, 5 gr.
> Eau dist., 50 gr.

A placer sur la plaie au moyen d'ouate de Bruns.

Si l'hémorragie n'est ni capillaire ni parenchymateuse, mais provient d'un gros vaisseau, le meilleur procédé est de saisir le vaisseau avec une pince à artères, et de le lier ensuite.

B. Les *hémorragies fortes* provenant de cavités naturelles ou artificielles seront enrayées par le tamponnement (nez, rectum, vagin, etc.). On fera des tampons avec un peu d'ouate de Bruns enveloppée de calicot dégraissé, et on les introduira dans la cavité. On peut aussi prendre un long ruban de gaze iodoformée, l'introduire à la pince dans la cavité, et remplir peu à peu toute la cavité. Lorsque la gaze iodoformée reste difficilement attachée aux parois cavitaires, comme dans la bouche, par exemple, on emploiera la gaze agglutinante ou la gaze au tanin et à l'iodoforme. Les tampons ne doivent pas rester plus de 24 heures, à moins qu'ils ne soient imprégnés de substances antiseptiques, comme de l'iodoforme, par exemple.

La sonde de Bellocq servira à enrayer les épistaxis rebelles aux autres moyens. Dans les petites plaies cavitaires on pourra assurer l'hémostase avec le Pengawar Jamby (provenant de certaines fougères de Java) : on l'emploiera tel quel et on en bourrera la cavité. Pour les cavités plus grandes on emploiera des tampons de cette substance, au lieu et place de l'ouate de Bruns. Si tout cela est insuffisant, on pourra recourir au perchlorure de fer.

> *Pr.* Perchlorure de fer, 10 gr.
> (*Us. ext.*)

Une petite boulette d'ouate de Bruns sera trempée dans le médicament et appliquée pendant 2 à 5 minutes sur la partie saignante bien débarrassée des caillots qui la recouvraient : on pourra recommencer 2 à 3 fois de suite. Ce moyen est héroïque, mais sera autant que possible évité, car il donne parfois lieu à des embolies mortelles : en outre, la plaie ainsi traitée se cicatrisera plus lentement à cause de l'escarre qui la couvre. L'hémorragie arrêtée, on. applique un pansement antiseptique.

> *Pr.* Glycérine, 50 gr.
> Eau, 50 gr.
> (*Us. ext.*)

> *Pr.* Huile d'amandes douces, 50 gr.
> (*Us. ext.*)

Comme ci-dessus.

Blessures par instruments tranchants.

Ces blessures doivent être avant tout nettoyées : on y parviendra avec une irrigation d'acide phénique de 2 1/2 à 5 %.

> *Pr.* Acide phénique cristallisé, 10 gr.
> Eau dist., 400 gr.
> (*Us. ext.*)

Pr.   Acide phénique cristallisé, 20 gr.
Glycérine, 4 gr.
Eau dist., 400 gr.

Si la plaie est fort grande, on se trouvera bien de quelques points de suture : si la plaie est plus petite, on pourra réunir les bords avec des bandes de sparadrap, non sans avoir au préalable placé sur la plaie même un petit ruban de gaze iodoformée.

Si la plaie est sale, il faut la désinfecter à fond.

Pr.   Chlorure de chaux, 5 gr.
Eau dist., 400 gr.
(*Us. ext.*)

Pr.   Eau blanche, 400 gr.
(*Us. ext.*)

En cas de granulations torpides :

Pr.   Chlore liquide,
Eau, en parties égales.

2 à 3 fois par jour en applications.
Si les sécrétions sont fétides :

Pr.   Permanganate de potasse cristallisé,
quarante à quatre-vingts centigr.
Eau dist., 400 gr.
(*Us. ext.*)

Pour nettoyer la plaie.

Un excellent désinfectant des plaies de mauvaise nature est constitué par l'acétate d'alumine ; les plaies gangréneuses, phlegmoneuses et autres seront irriguées avec la solution et pansées avec des compresses trempées dans le liquide ; les compresses seront changées 2 fois par jour.

Pr.   Alun, 5 gr.
Acétate de plomb basique liquide, 25 gr.
Eau dist., 1.000 gr.
(*Us. ext.*)

 Pr. Alun, 10 gr.
   Acétate de plomb liquide, 50 gr.
   Eau dist., 1,000 gr.
    (*Us. ext.*)

Si il y a des granulations atoniques, cautérisation au crayon de nitrate, ou bien :

 Pr. Nitrate d'argent cristallisé, quinze
   à cinquante centigr.
  Eau dist., 60 gr.
    (*Us. ext.*)

Quand la plaie présente des granulations avec peu de sécrétion, on pourra se servir de pansements onctueux :

 Pr. Onguent basilicum, 50 gr.
    (*Us. ext.*)

Pour étendre sur un morceau de toile : la couche aura l'épaisseur d'un dos de couteau.

 Pr. Nitrate d'argent crist., cinquante centigr.
   Baume du Pérou, 2 gr.
   Onguent simple, 50 gr.
    (*Us. ext.*)

Voir ci-dessus.

 Pr. Acide borique, 8 gr.
   Cire blanche, 10 à 20 gr.
   Huile d'olives, 50 gr.
    (*Us. ext.*)

Voir ci-dessus.

 Pr. Oxyde de zinc, 1 gr. 50 à 3 gr.
   Onguent rosat, 50 gr.
    (*Us. ext.*)

Voir ci-dessus.

Traitement des plaies par l'iodoforme et la méthode de Lister.

Le but du *traitement de Lister* est d'obtenir une première intention complète ou au moins partielle, et une guérison sans septicémie, réalisée par une désinfection minutieuse de tous les objets devant se trouver en contact avec la plaie : cette dernière sera traitée avec la même sollicitude.

On ne fait plus actuellement à la clinique de Billroth le pansement classique de Lister, car on se sert dans presque tous les cas de l'iodoforme ; mais les principes qui président à la désinfection des plaies sont ceux de Lister. On essaie donc, autant que possible, d'empêcher la pullulation des micro-organismes sur les plaies, et on cherche à y arriver avec le pansement iodoformé. La préparation de la gaze iodoformée se fait mécaniquement : on saupoudre d'iodoforme du calicot dégraissé et on manipule la gaze saupoudrée, jusqu'à ce que la répartition de la poudre soit uniforme. Dans d'autres cas, on dissout l'iodoforme dans de l'éther, et on en imprègne la gaze : l'éther s'évapore et l'iodoforme se dépose dans les mailles du tissu.

(Dans ce qui va suivre on trouvera les deux méthodes parallèlement décrites : les modifications introduites dans l'ancien procédé seront données *en italique*.)

1º Les *instruments* seront chaque fois placés dans une solution phéniquée à 5 % avant qu'on s'en serve : *actuellement, on se sert d'une solution à* 2 1/2 %.

2º Les *éponges* sont continuellement plongées dans une solution phéniquée à 5 %, après avoir été au préalable soigneusement nettoyées et lavées ; pendant l'opération, les éponges ensanglantées sont d'abord lavées à grande eau, puis trempées dans une solution phéniquée à 2 1/2 %.

3º *Préparatifs pour l'opération :* lavage minutieux du champ opératoire et des parties environnantes avec de l'eau et du savon, au besoin même friction à la brosse. Les parties poilues seront rasées : puis on les lavera avec une éponge trempée dans une solution phéniquée à 2 1/2 %. Les mains de l'opérateur devront être aussi désinfectées avec soin.

4º *Spray.* Depuis le moment où se prépare l'opération, jusqu'à celui où l'on finit de placer le pansement, le vaporisateur à lampe ou à main envoie sur le champ opératoire des vapeurs d'acide phénique à 1 % : cette pratique a pour but de faire se disposer les micro-organismes suspendus dans l'atmosphère. *Cette pratique n'est plus adoptée aujourd'hui, si ce n'est avant les laparotomies : dans ce cas, la salle d'opérations sera désinfectée pendant quelques heures au spray phéniqué : pendant l'opération, on ne pulvérise pas.*

5° *Ligatures et sutures.* Pour faire des ligatures profondes, on n'emploie que le catgut, de grosseur variable (le catgut est conservé dans du phénol) : au bout de peu de temps, les fils sont résorbés complètement et ne produisent pas d'irritation mécanique. Parfois, on se servira de fils de soie ou de chanvre résistant, désinfectés au préalable dans une solution phéniquée à 5 % : on traitera de même les fils de soie destinés aux sutures. *Les fils de catgut ne sont plus employés qu'accidentellement, car on ne se sert plus, pour les ligatures et les sutures, que de soie phéniquée d'épaisseur variable.*

6° *Drainage.* L'opération terminée, chaque plaie sera autant que possible fermée complètement par des sutures. Pour permettre l'écoulement des sécrétions, on place des drains de caoutchouc, de calibre variable. Les drains seront plongés, jusqu'au moment de leur emploi, dans de l'acide phénique à 5 %.

7° *Pansement.* Sur la plaie même on applique un morceau de silk protective vert, de 2 à 3 centimètres plus large et un peu plus long que la plaie ; on pourra le remplacer plus tard, surtout si la plaie suppure, par un morceau de papier à la gutta-percha. Puis viennent huit couches de gaze ordinaire, de 3 à 4 pouces plus larges et 1 1/2 à 2 fois plus longues que la plaie, saturées d'acide phénique en solution à 5 % et bien exprimées. Par-dessus, un pansement identique mais 3 ou 4 fois plus grand. Ce dernier sera recouvert d'un morceau de papier glacé de même grandeur : par-dessus on place de la jute en plus ou moins grande quantité ; enfin, on applique par-dessus des bandes saturées de solution phéniquée à 3 %, qui servent à la compression. *Le pansement actuel est bien plus simple : d'abord, une couche de gaze iodoformée sur la plaie, puis 3 à 4 couches de gaze phéniquée dégraissée, puis un morceau d'étoffe imperméable (batiste de Billroth), puis enfin fixation avec des bandes de calicot.*

Traitement consécutif. Le pansement se fera toujours de même ; les drains seront enlevés chaque fois ; on chasse à travers les drains une solution phéniquée de 1 à 2 1/2 %, avec la seringue, et on les introduit ensuite à nouveau dans la plaie. Plus tard on les raccourcit et on les supprime enfin tout à fait. Le pansement sera changé dans les premiers temps toutes les 12 à 24 heures, plus tard on le laisse en place 2 à 3 jours et même plus longtemps. *Dans le traitement à l'iodoforme, le pansement peut rester en place 2 à 8 jours selon les cas.*

Si la plaie fraîche est souillée, il faut la nettoyer avec la solution phéniquée à 5 % ; si la sécrétion est fétide, la plaie sera lavée avec la solution de chlorure de chaux à 5 % ; le reste du traitement n'est pas modifié.

Si le pansement iodoformé ne supprime pas la mauvaise odeur du pus, on changera le pansement souvent, et la plaie sera chaque fois nettoyée à fond avec la solution phéniquée à 2 1/2 %.

Si la plaie se trouve souvent en contact avec des solutions phéniquées, il faudra prendre garde à une intoxication toujours possible ; elle se reconnaît facilement à l'apparition d'urines foncées, presque noires. — Il arrive aussi parfois que l'abus de l'iodoforme donne lieu à des intoxications : des phénomènes cérébraux mettront le chirurgien en éveil. Dans ce cas, on supprimera de suite l'iodoforme et on pansera la plaie à la gaze phéniquée.

> *Pr.*   Acide phénique cristallisé, 10 gr.
> Eau dist., 1.000 gr.
> (*Us. ext.*)

> *Pr.*   Acide phénique cristallisé, 30 gr.
> Eau dist., 1.000 gr.
> (*Us. ext.*)

> *Pr.*   Acide phénique cristallisé, 50 gr.
> Eau dist., 1.000 gr.
> (*Us. ext.*)

> *Pr.*   Chlorure de zinc, 5 gr.
> Eau dist., 100 gr.
> Caustique.   (*Us. ext.*)

Pr.   Huile d'olives, 200 gr.
        Acide phénique cristallisé, 2 gr.
        (*Us. ext.*)

Liquide servant à conserver les fils de catgut.

Blessures par écrasement.

Même traitement que ci-dessus. On cherche simplement à obtenir une plaie de bon aspect, qu'on panse à la gaze iodoformée une fois qu'elle est débarrassée des souillures qui la recouvrent, à moins qu'on n'espère une première intention. — Dans certains cas spéciaux :

1° *Bains froids continus*, de 10° à 30°, au gré du malade, pour empêcher l'action nocive de l'air.

2° Linges mouillés froids, changés toutes les cinq minutes, ou vessie de glace.

3° *On enveloppe le membre malade* avec une épaisse couche de toile ou on le recouvre entièrement de glace. Si la sensation du froid devient désagréable, il faudra cesser le traitement.

4° *Irrigation.*

Repos absolu, le membre étant soulevé. S'il y a suppuration profuse, faire en cas de besoin des contre-ouvertures et placer des drains. — Sur la plaie, gaze iodoformée, ouate phéniquée, ouate de Bruns ; la plaie pourra être mise en contact, en dehors des solutions ci-dessus indiquées, avec les substances suivantes :

Pr.   Alun, 20 gr.
        Acétate de plomb, 40 gr.
        Eau dist., 400 gr.
        (*Us. ext.*)

Pr.   Acide phénique, 5 gr.
        Alcool rectifié, 5 gr.
        Eau, 200 gr.
        (*Us. ext.*)

Pr.   Chlorure de chaux, 10 gr.
        Eau dist., 400 gr.
        (*Us. ext.*)

> *Pr.*   Acide phénique, 5 gr.
> Eau dist., 80 gr.
> (*Us. ext.*)

Selon avis.

> *Pr.*   Acide phénique, 40 gr.
> Huile d'olives, 400 gr.
> (*Us. ext.*)

Selon avis.

> *Pr.*   Acide pyroligneux, 150 gr.
> Eau dist., 150 gr.
> (*Us. ext.*)

> *Pr.*   Chlorate de potasse, 5 gr.
> Eau, 400 gr.

En cas de fièvre violente, boissons acidulées mélangées à un siphon d'eau de Seltz, limonade, etc., et, dans l'après-midi, prendre, jusqu'à effet antithermique :

> *Pr.*   Sulfate de quinine, 2 gr.
> Sucre blanc, 1 gr.

Divisez en VI poudres : une poudre toutes les trois heures.

> *Pr.*   Sulfate de quinine, 2 gr.
> Bicarbonate de soude, 2 gr.

Divisez en VI poudres : une poudre toutes les trois heures.

> *Pr.*   Acide phosphorique, 4 gr.
> Sirop de framboises, 40 gr.

Pour ajouter aux boissons.

> *Pr.*   Chlorhydrate de morphine, dix centigr.
> Bicarbonate de soude, 5 gr.

Divisez en VI poudres.
Une poudre avant de se coucher.

> *Pr.*   Opium brut, cinquante centigr.
> Bicarbonate de soude, 3 gr.

Divisez en VI poudres : à prendre une poudre le soir.

Écrasement des parties molles, sans plaie.

> *Pr.*   Eau de Goulard, 400 gr.
> (*Us. ext.*)

> *Pr.*   Teinture d'arnica, 50 gr.
> (*Us. ext.*)

A mélanger à l'eau pour imbiber des compresses dont on entourera la partie malade.

La principale indication est le repos et la compression, obtenue si c'est possible au moyen de bandes humides ; par-dessus, on mettra des compresses d'eau froide, une vessie de glace : si au bout de 8 à 10 jours les ecchymoses ne se sont pas modifiées, on badigeonnera la partie écrasée avec :

> *Pr.*   Teinture d'iode, 20 gr.
> Eau dist., 20 gr.
> (*Us. ext.*)

Par-dessus, employer encore la compression : le massage sera ensuite appliqué.

S'il y a suppuration abondante et crainte de décomposition du pus, on donne issue à ce dernier par une incision, ou draine la cavité et on place un pansement antiseptique.

Blessures des articulations.

S'il y a gonflement douloureux : sangsues, compression modérée avec une bande humide, vessie de glace ; l'immobilisation sera obtenue par l'apposition d'une attelle ou d'un appareil plâtré ou silicaté.

L'organdi réussit surtout bien dans ce cas, à cause de sa légèreté : on agira de même en cas de distorsions. Au bout d'une semaine, on enlèvera les appareils rigides, pour contrôler leur effet : puis, s'il y a lieu, on fera un second pansement. Plus tard, massage.

Si l'articulation est ouverte : repos, attelles : s'il y a lieu, application d'un appareil plâtré fenêtré. La plaie, soigneusement désinfectée, sera couverte de gaze iodoformée. L'appareil plâtré reste en place entre 2 et 5 semaines.

Pr. Sulfate de magnésie, 20 gr.
Acide sulfurique dilué, 4 gr.
Eau dist., 150 gr.

A prendre en 3 fois.

Pr. Silicate de potasse basique soluble
concentré, 400 gr.
(*Us. ext.*)

Pour appareil silicaté.

En cas de fort gonflement, de mobilité exagérée de l'article, de rubéfaction, on place le membre dans une bonne position et on met un appareil plâtré, fenêtré s'il y a lieu : par-dessus, une vessie de glace : plus tard, dans certains cas, badigeonnages de teinture d'iode pure.

Arthrites suppurées.

Position appropriée et fixation des articulations. Appareil plâtré, par-dessus des vessies de glace : avant que l'appareil ne soit placé, frictions d'onguent gris ou badigeonnages de teinture d'iode. A l'intérieur, des acides, et de la morphine pour calmer les douleurs.

Si la suppuration est forte, et qu'il y ait gonflement douloureux, incisions profondes, et, si l'état général du malade le permet, résection de l'articulation. A l'intérieur, quinine, vin rouge, nourriture appropriée, lait, etc., pour augmenter les forces.

Lymphangite, thrombose, phlébite.

Repos absolu, frictions sur toute l'extrémité avec de l'onguent napolitain, puis glace ou eau blanche : dans certains cas, enveloppement d'ouate ; si la suppuration est à craindre, cataplasmes ; s'il y a suppuration évidente, incision avec pansement consécutif à la gaze iodoformée.

Phlegmon.

Pr. Onguent hydrargyrique, 40 gr.
(*Us. ext.*)

L'onguent gris est surtout utile au début ; on placera par-dessus des linges mouillés ou une vessie de glace. Compression prudente avec des bandes de sparadrap. S'il n'y a pas d'amélioration, cataplasmes et évacuation précoce du pus : drainage.

Synovite aiguë et inflammation aiguë des bourses séreuses.

L'extrémité est placée sur une attelle, et la partie enflammée soumise à l'action, suivant le cas, d'une vessie de glace, de l'onguent hydrargyrique, d'un vésicatoire ou de la teinture d'iode en badigeonnages.

Compression modérée avec des bandes humides et évacuation du pus en cas de suppuration.

En cas de synovite crépitante, massage journalier.

Plaies septiques.

En cas de piqûres d'insectes, morsures de serpents, de chiens enragés, etc., application de réfrigérants ou de compresses à l'eau blanche, et cautérisation du point piqué avec de l'ammoniaque caustique. On sucera la plaie, et on fera l'incision de la partie mordue avec un bistouri, ou on cautérisera au Paquelin. — En cas de fièvre, quinine à l'intérieur.

En cas de piqûre anatomique on laissera saigner la plaie, on désinfectera avec une solution phéniquée à 5 % et on placera par-dessus un pansement de gaze iodoformée, ou encore on cautérisera à l'acide nitrique.

Si au-dessous de l'escarre se forme du pus, on enlève la croûte et on cautérise à nouveau.

Ulcères.

En général, traitement à l'iodoforme. En cas d'irritation, onguent ou eau de Saturne.

> *Pr.* Cire blanche, 20 gr.
> Huile d'olives, 60 gr.
> (*Us. ext.*)

Mêlez.

Pr.   Oxyde de zinc, 4 gr.
         Axonge, 40 gr.
         (*Us. ext.*)

Pr.   Alun, 20 gr.
         Acétate de plomb, 40 gr.
         Eau dist., 200 gr.
         (*Us. ext.*)

Si malgré cela les granulations restent atoniques, douloureuses, on cautérisera au nitrate d'argent. — Compression obtenue avec des bandes de sparadrap, cataplasmes, bains continus.

En cas d'ulcères fongueux ou calleux, de lupus : avulsion à la curette tranchante et cautérisation consécutive à la potasse caustique, quand la plaie ne saigne plus. L'escarre noire reste telle quelle, et ce n'est que lorsqu'elle sera tombée d'elle-même, qu'on fera un pansement avec un onguent approprié.

Souvent, on emploiera le fer rouge ou la compression au sparadrap, pour faire se résorber des bords calleux d'un ulcère ou pour exciter à la suppuration. On emploie aussi le vésicatoire ou l'onguent stibié.

Une fois cicatrisée, la partie malade sera recouverte d'ouate.

Les ulcères phagédéniques sont traités à la potasse caustique ou avec :

Pr.   Chlorure de zinc, 20 gr.
         Farine de seigle, 20 gr.
         Eau dist., q. s.
         (*Us. ext.*)

Pour faire une pâte très molle.

Les cautérisations doivent atteindre les parties saines.

Pr.   Précipité rouge, 10 gr.
         (*Us. ext.*)

En cas de lupus érythémateux, huile de foie de morue à l'intérieur. — Cautérisation locale à la teinture d'iode ou :

Pr.   Iodure de potassium, 5 gr.
         Iode métalloïde, dix centigr.
         Glycérine, 50 gr.
         (*Us. ext.*)

A placer sur la partie atteinte. Dans tous les cas d'ulcères atoniques, soigner l'état général ; bonne nourriture, vin, air pur, bains.

Panaris.

Cataplasmes, plusieurs bains locaux par jour. Enlever aussitôt que possible la peau avec les ciseaux, pour permettre au pus de s'écouler, ou encore incision profonde, dans le même but : plus tard enlèvement des tendons ou des morceaux de phalange nécrosés, s'il y a lieu : acétate d'alumine ou pansement à la gaze iodoformée : si les granulations sont franches, compression légère avec du sparadrap.

Inflammation chronique des parties molles.

Le repos et la compression avec des bandes humides sont les meilleures méthodes de traitement. Appareil plâtré : application de compresses humides à changer toutes les 2 ou 3 heures. Onguents résolutifs et enveloppements humides.

On emploie surtout l'emplâtre et l'onguent hydrargyriques, la teinture d'iode, l'onguent stibié, l'emplâtre de cantharides permanent (1), soit en appliquant un grand morceau une seule fois, ou tous les jours un morceau plus petit. Vésicatoires volants, puis emplâtre de cantharides (dont on mettra un morceau gros comme une pièce de cinq francs sur la peau ; on le laissera pendant 24 heures. La vésicule qui s'est formée sera piquée, et on placera par-dessus une couche d'ouate, qui tombera d'elle-même au bout de 2 à 4 jours). L'emplâtre permanent pourra être laissé plusieurs jours de suite.

Tous ces moyens ne seront utiles qu'en cas d'inflammations subaiguës et légères, car ils ne donnent aucun résultat dans les formes torpides chroniques. Dans ce cas, le traitement consistera en raclage à la curette tranchante et cautérisation

(1)   *Pr.* Térébenthine et mastic pulvérisé, 20 gr. de chaque.
Chauffer légèrement pour faire fondre et ajoutez :
          Poudre de cantharides, 10 gr.
          Euphorbe, 5 gr.

consécutive avec la potasse caustique ou le perchlorure de fer.

Ostéite, périostite.

Au début, badigeonnages de teinture d'iode, jusqu'à effet vésicant, laisser sécher et recommencer ensuite. Friction d'onguent napolitain, réfrigérants : si la suppuration s'établit, cataplasmes. Évacuation du pus s'il s'en est collecté, même par trépanation de l'os, s'il y a lieu. En cas de douleurs ou de fièvre, vessie de glace ou encore quinine à l'intérieur.

Ostéite chronique.

Badigeonnage de teinture d'iode, pommade iodurée ou au nitrate d'argent. Enveloppements avec des compresses mouillées ou pansement légèrement compressif.

En cas de fistules, crayon de nitrate, introduction de bâtonnets iodoformés, bains de sel iodé.

> *Pr.* Iodoforme, 20 gr.
> Gomme arabique, 2 gr.
> Glycérine, 2 gr.
> Amidon, 2 gr.

Mêlez et faites des bâtonnets de taille variée.

Arthrite.

Compresses trempées dans l'eau blanche, sangsues. Badigeonnages avec une solution légère de nitrate d'argent, applications de graisses neutres, réfrigération, massage. — Séjour à Carlsbad, Kissingen, Hombourg, Vichy, en outre Baden près Vienne, Teplitz, Gastein, Wiesbade. En cas de douleurs :

> *Pr.* Huile d'olives, 40 gr.
> Huile de jusquiame, 40 gr.
> Chloroforme, 10 gr.
> (*Us. ext.*)

Pour frictions.

Synovite séreuse chronique, hydarthrose.

> *Pr.* Emplâtre de jusquiame, 50 gr.
> (*Us. ext.*)

A étendre sur un linge.

> *Pr.* Iode métalloïde, dix centigr.
> Iodure de potassium, 5 gr.
> Onguent simple, 50 gr.
> (*Us. ext.*)

Faire 3 fois par jour une friction avec gros comme une noisette de cet onguent.

a) Ponction simple (ne jamais évacuer tout le liquide).

b) Frictions d'onguent ioduré et enveloppement consécutif avec des bandes humides.

c) Ponction, puis injection.

> *Pr.* Iode métalloïde, 15 à 30 gr.
> Eau dist., 15 à 30 gr.

A injecter en une ou 2 fois.

> *Pr.* Iode métalloïde, 40 gr.
> Eau dist., 80 gr.
> (*Us. ext.*)

Pour injection.

30 à 50 grammes de ce liquide seront injectés, et laissés 3 à 5 minutes dans la cavité.

Hydarthrose aiguë du genou.

Repos, teinture d'iode ou vésicatoire, compression avec des bandes humides : attelle de Volkmann, plus tard massage.

Tumeur blanche.

Si l'invasion est brusque :

> *Pr.* Nitrate d'argent cristallisé, 5 gr.
> Onguent rosat, 50 gr.
> (*Us. ext.*)

Teinture d'iode, enveloppements de compresses mouillées, compression légère, repos absolu, à la fin appareil à l'organdi ou plâtré, si tout le reste ne donne aucun résultat. Appareil à extension d'après Volkmann.

Rhumatisme articulaire aigu.

Badigeonnage de teinture d'iode, enveloppements d'étoupe de chanvre, d'ouate, repos et réfrigération. — Bade près Vienne. — A l'intérieur, diurétiques ou diaphorétiques.

> *Pr.*   Acétate de potasse, 5 gr.
> Nitrate de potasse, 5 gr.
> Eau dist., 200 gr.
> Sirop de framboises, 20 gr.

3 fois par jour une cuillerée à soupe.

> *Pr.*   Salicylate de soude, 5 gr.

Divisez en X poudres : 4 par jour.

> *Pr.*   Salicylate de soude, 5 gr.
> Eau dist., 150 gr.
> Sirop d'écorces d'oranges, 15 gr.

Une cuiller à bouche toutes les deux heures.

Érythème solaire.

> *Pr.*   Coldcream, 50 gr.
> (*Us. ext.*)

A placer sur la partie rubéfiée.

> *Pr.*   Glycérine, 50 gr.
> (*Us. ext.*)

Pour badigeonner.

Si la partie brûlée par les rayons du soleil est fort douloureuse, réfrigération.

Coup de soleil.

Eau froide, vessie de glace sur la tête, purgatifs, sangsues, sinapismes sur la nuque, purgatifs salins à l'intérieur, ou bien :

> *Pr.* Huile de croton tiglium, VI gouttes.
> Extrait et poudre de réglisse, q. s.

Pour faire XII pilules. Selon avis.

Brûlures.

Les petites vésicules seront piquées avec précaution au moyen d'une aiguille.

En cas de brûlures des extrémités, bain continu : compresses à l'huile de lin ou à l'huile d'olives.

> *Pr.* Huile de lin, 50 gr.
> Eau de chaux, 50 gr.
> (*Us. ext.*)

> *Pr.* Nitrate d'argent cristallisé, quatre-vingts centigr.
> Eau dist., 40 gr.
> (*Us. ext.*)

Selon avis.

La partie brûlée sera couverte de liniment, et par-dessus on mettra une compresse qu'on humectera continuellement avec la solution ci-dessus.

En cas de formation d'escarre, on pourra, pour détacher les parties nécrosées, employer l'eau tiède et au besoin les cataplasmes.

En cas de grandes plaies par brûlure, en train de granuler, compression avec des bandes de sparadrap, pommade boriquée. — Relèvement de l'état général au moyen de vin de boissons chaudes, etc.

> *Pr.* Teinture de cannelle, 20 gr.

A prendre par cuillers à café.

> *Pr.* Gouttes d'Hoffmann, 20 gr.

A prendre par gouttes.

Pr. Ammoniaque anisée, 10 gr.

5 à 10 gouttes pour une cuiller de vin.

Pr. Ammoniaque caustique, 1 gr.
Eau dist., 10 gr.

Voir ci-dessus.

Pr. Musc, cinquante centigr.
Sucre blanc, 5 gr.

Divisez en III poudres, à prendre en 24 heures.

Congélation.

Si le malade est raidi par le froid, il ne faut l'exposer que peu à peu à une température plus élevée. — Friction, électricité, clystères d'eau fraîche, esprit de sel ammoniac à respirer. — Plus tard on place le malade dans une chambre plus chaude et on ordonne des boissons tièdes. Si les douleurs du dégel se montrent, on fera des enveloppements froids, et enfin on donnera des excitants comme en cas de brûlures.

Engelures.

Bains d'alun, de tan, massage (très utile).

Pr. Collodion, 40 gr.
Iode métalloïde, 1 gr.

Badigeonner une fois par jour.

Pr. Précipité blanc, 4 gr.
Pommade rosat, 40 gr.

A étaler sur un linge fin.

Pr. Suc de citron frais, 5 gr.

A placer sur les engelures.

Pr. Eau de cannelle, 50 gr.
Eau dist., 150 gr.
(*Us. ext.*)

A mettre sur des compresses.

Pr.   Nitrate d'argent cristallisé, quatre-vingts centigr.
Eau dist., 150 gr.
(*Us. ext.*)

Voir ci-dessus.

Pr.   Teinture de cantharides, 10 gr.
(*Us. ext.*)

Pr.   Infusion de semences de moutarde, q. s.

Pour un pédiluve.

Pr.   Oxyde de zinc, 2 gr.
Pommade rosat, 20 gr.
(*Us. ext.*)

Pr.   Nitrate d'argent cristallisé, vingt centigr.
Pommade rosat, 10 gr.
(*Us. ext.*)

Furonculose.

Préparations ferrugineuses, quinquina, acides minéraux, bains chauds, bains de sel marin, nourriture fortifiante, vin.

Pustule maligne.

Grandes incisions cruciales : on place dans la plaie de la gaze iodoformée, et par-dessus des enveloppements chauds : les parties nécrosées seront enlevées. — A l'intérieur, quinine et vin rouge.

Diathèse scrofuleuse.

La principale indication est le relèvement de l'état général et de la nutrition : viande, œufs, lait, quelquefois bains de sel marin ou de feuilles de noyer, ou encore bains de malt, de sel iodé de Darkau ou de Hall, air pur, mercure à petites doses, comme purgatif, lorsqu'il s'agit d'enfants gras et scrofuleux. Café de glands doux. Si les enfants sont maigres, teinture amère, huile de foie de morue.

Teinture de malate de fer, sirop d'iodure de fer, surtout si les enfants sont gras et pâles, et présentent des arthrites fongueuses. En outre ferrugineux faciles à digérer, bains aromatiques, bains de mer. — Séjour à Baden près Vienne, Rehme, Kreuznach, Coblence, Tötz, Hall, Ischl, Rheinfelden, Helgoland, Ostende, Scheveningen, Cuxhaven.

> *Pr.*	Calomel, dix centigr.
> Sucre blanc, 5 gr.

Mêlez et divisez en VI poudres : 2 par jour.

> *Pr.*	Infusion de feuilles de noyer, 20 gr. sur 300 gr.
> Sirop de framboises, 20 gr.

A prendre dans la journée.

En cas d'ozène scrofuleux :

> *Pr.*	Créosote, 2 gr.
> Onguent glycériné, 40 gr.

Pour frictionner une fois par jour.

> *Pr.*	Précipité rouge, cinquante centigr. à 1 gr. 50.
> Onguent simple, 50 gr.

A mettre sur de la charpie.

Rachitisme.

Bonne alimentation, laitage, viandes, air pur, habitation sèche. — Plus tard, appareils à attelles. Si les os sont sclérosés, il faudra les rompre avec ou sans ostéotomie sous-cutanée. L'appareil plâtré consécutif sera changé au bout de 15 jours.

Si le rachitisme est récent :

> *Pr.*	Sucre de lait, 10 gr.
> Lait de chaux, 10 gr.
> Phosphate de chaux, 10 gr.
> Lactate de fer, 5 gr.

Matin et soir une pointe de couteau.

Pr. Saccharure de carbonate de fer, 5 gr.
Lactate de fer, 5 gr.
Phosphate de chaux, 5 gr.
Sucre de lait, 5 gr.

2 pointes de couteau par jour.

Pr. Phosphore, un centigr.
Huile de foie de morue, 150 gr.

1 à 2 cuillers à soupe par jour.

Pr. Phosphore, un centigr.
Faire dissoudre dans :
Huile d'amandes douces, 10 gr.
Gomme arabique, 5 gr.
Sirop simple, 5 gr.
Eau dist., 80 gr.

1 à 4 cuillers à café par jour.

Pr. Huile d'amandes douces, 70 gr.
Phosphore, un centigr.
Sucre blanc, 30 gr.
Essence de fraises, XX gouttes.

1 à 2 cuillers à café par jour.

Tétanos chirurgical.

Pr. Hydrate de chloral, 5 gr.
Eau dist., 100 gr.
Sirop d'écorces d'oranges, 20 gr.

Une cuiller à soupe tous les quarts d'heure. A donner autant de fois qu'il sera nécessaire pour plonger le malade dans une somnolence continuelle.

Pr. Opium, cinquante centigr.
Sucre blanc, 5 gr.

Divisez en XII poudres : une poudre toutes les 2 à 3 heures.

Pr. Chloroforme, 100 gr.
Éther sulfurique, 50 gr.
Alcool absolu, 50 gr.

A employer par le médecin seul.

Delirium tremens.

Pr.   Hydrate de chloral, 2 à 4 gr.
      Eau dist., 100 gr.
      Sirop d'écorce d'oranges, 20 gr.

A employer en 12 à 24 heures.

Pr.   Opium pur, quarante centigr.
      Sucre blanc, 4 gr.

Divisez en VI poudres : une poudre toutes les 2 heures.

Chez les malades âgés :

Pr.   Arak, 50 gr.
      Sucre blanc, 50 gr.
      Jaunes d'œufs, nº II.
      Eau dist., 150 gr.

A prendre par cuillers à café.

Érésipèle.

Isolement des malades : badigeonnage à l'huile d'olives et par-dessus compresses d'eau blanche. On doit ouvrir les abcès qui pourraient se former. En cas de constipation, un laxatif. En cas de faiblesse continue et d'épuisement : quinine, vin, etc.

Pr.   Camphre en poudre, vingt centigr.
      Sucre blanc, 5 gr.

Divisez en V poudres : une poudre toutes les 4 heures.

Septicémie. Pyémie.

Boissons rafraîchissantes, diète absolue, vin.

Pr.   Sulfate de quinine, 2 gr.
      Sucre blanc, 3 gr.

Divisez en VI poudres : une poudre toutes les 3 heures.

Pr.   Chlorhydrate de morphine, dix centigr.
      Bicarbonate de soude, 5 gr.

Divisez en V poudres : une poudre le soir.

Gangrène nosocomiale.

Isolement absolu du malade. A l'intérieur, fortifiants et excitants. Les liquides employés pour les pansements sont : l'acétate d'alumine, l'alcool camphré, l'essence de térébenthine. — Teinture d'iode pure pour badigeonner les parties gangréneuses.

Si tout cela ne sert de rien, on raclera toutes les parties atteintes avec la curette, et on cautérisera profondément, avec de l'acide azotique fumant, pour atteindre dans la profondeur les tissus sains.

> *Pr.* Acide nitrique fumant, 40 gr.
> (*Us. ext.*)

Caustique.

> *Pr.* Potasse caustique en bâtonnets, 20 gr.
> (*Us. ext.*)

Caustique.

Stomatite mercurielle.

Supprimer le traitement hydrargyrique.

> *Pr.* Chlorate de potasse, 8 gr.
> Eau, 500 gr.
> (*Us. ext.*)

Gargarisme.

> *Pr.* Chlorate de potasse, 4 gr.
> Eau dist., 400 gr.
> (*Us. ext.*)

Gargarisme.

> *Pr.* Chlorate de potasse, 20 gr.
> Eau dist., 400 gr.
> (*Us. ext.*)

Pour laver la bouche.

Décubitus gangreneux.

Aussitôt que l'érythème se montre, il faut le badigeonner

avec du vinaigre ou du suc frais de citron. Les excoriations seront badigeonnées avec une solution de nitrate d'argent, ou bien on prescrira de l'onguent de céruse ou du cérat, qu'on étalera sur du cuir mou. On emploie de la même façon l'emplâtre de savon. — La partie gangreneuse sera couverte de compresses trempées dans de l'eau chlorurée ou dans un des liquides désinfectants mentionnés plus haut. — On pourra se servir d'eau créosotée, d'alcool camphré, d'essence de térébenthine, de charbon de tilleul, de matelas à eau ou à air. — Si le décubitus est peu considérable, on placera un rond d'ouate.

> *Pr.*   Emplâtre de savon, 50 gr.

A étaler sur de la toile ou du cuir mou.

> *Pr.*   Goudron de hêtre, 100 gr.
> Sulfate de chaux, 100 gr.
> (*Us. ext.*)

A remplacer plusieurs fois par jour.

> *Pr.*   Permanganate de potasse, quarante à
> quatre-vingts centigr.
> Eau dist., 400 gr.
> (*Us. ext.*)

> *Pr.*   Acide phénique, 10 gr.
> Huile d'olive, 400 gr.
> (*Us. ext.*)

A appliquer sur de l'ouate de Bruns. Par crainte d'une intoxication possible, on emploiera l'huile phéniquée avec prudence. A l'intérieur, fortifiants, vin, liquides acides, quinine, musc, camphre.

> *Pr.*   Rhum, 100 gr.

A prendre par cuillers à café.

> *Pr.*   Camphre en poudre, vingt centigr.
> Poudre de gomme arabique,
> quatre-vingts centigr.

Pour une poudre. Faire poudres semblables n° III. Une poudre par jour.

> *Pr.*   Acide citrique, 5 gr.
> Eau dist., 400 gr.
> Sucre blanc, 50 gr.

Boisson rafraîchissante.

Abcès froids.

Ponction, évacuation du pus, puis injection d'une quantité à peu près égale au pus évacué, d'émulsion iodoformée.

> *Pr.*   Iodoforme, 10 gr.
> Glycérine, 100 gr.
> (*Us. ext.*)

Au bout de 3 à 4 semaines, nouvelle ponction et injection.

Onyxis.

Saupoudrer tous les jours avec la valeur d'une pointe de couteau d'azotate de plomb pulvérisé. Excision de l'ongle entier ou de la moitié de l'ongle avec anesthésie locale.

Retard dans la formation du col dans les fractures, pseudarthroses.

Avant tout, tenir compte des causes occasionnelles, donner une alimentation fortifiante, des préparations à base de chaux ou de fer; on frottera en outre les extrémités des deux fragments, au point de fracture, l'une contre l'autre; on avivera ces deux extrémités ou on les rattachera l'une à l'autre par un fil d'argent ou par l'introduction de coins en ivoire.

> *Pr.*   Eau de chaux, 400 gr.

A prendre par cuillers à soupe.

> *Pr.*   Extrait de viande de Liebig, 50 gr.

Une cuiller à café dans le potage.

> *Pr.*   Teinture amère, 20 gr.
> Teinture de malate de fer, 20 gr.

3 fois par jour 15 à 20 gouttes.

Pr.   Teinture d'iode, 20 gr.
(*Us. ext.*)

Pour badigeonnages.

Hydrocèle.

Badigeonnages de teinture d'iode, ponction et injection de teinture d'iode. On injectera environ la moitié du volume du liquide extrait de la poche : au bout de cinq minutes, on évacue la teinture d'iode et on exerce une compression modérée avec des bandes de sparadrap.

Goître.

Badigeonnages de teinture d'iode ou onguent ioduré. Injection d'acide osmique.

Pr.   Iqde métalloïde, trente centigr.
Iodure de potassium, 3 gr.
Glycérine, 30 gr.
(*Us. ext.*)

Onguent.

Pr.   Acide osmique, dix centigr.
Eau dist., 10 gr.

Le médecin injectera lui-même une demi à une seringue de Pravaz, avec précaution.

Angiome plexiforme et caverneux.

1º Cautérisation superficielle avec de l'acide nitrique. On trempe un bâtonnet de bois (pas de verre, car l'acide est très fluide), dans l'acide, et on en touche la surface de la tumeur, jusqu'à ce qu'il se forme une escarre vert-jaunâtre. — Il faut garantir le pourtour avec de l'onguent.

2º Les tumeurs caverneuses plus profondes seront traitées par la pose d'un fil de coton en séton. Ce fil aura été trempé au préalable dans du perchlorure de fer au 30º et séché. —

Les fils restent en place jusqu'à ce qu'il semble nécessaire de recommencer une nouvelle opération.

3° Les angiomes très étendus et profonds seront traités au galvanocautère ou au thermocautère de Paquelin, ou bien on excisera toute la tumeur après l'avoir bien isolée par transfixion.

Lymphomes.

Traitement arsenical, local et à l'intérieur à la fois. — Tous les jours, on injectera 2 à 3 gouttes de solution arsénicale pure dans le parenchyme du lymphome, au moyen de la seringue de Pravaz. S'il se forme des abcès, on supprime les injections et on donne par voie stomacale 3 gouttes matin et soir pour commencer, en augmentant tous les jours d'une goutte; on montera ainsi à 30 gouttes pour redescendre ensuite à 3.

Si le résultat est insuffisant, on reprend le même traitement. — S'il se présente des symptômes d'intoxication, on supprime de suite l'arsenic. — Eaux de Roncegno, eau iodée de Hall.

> *Pr.*   Liqueur de Fowler, 5 gr.

Pour injections sous-cutanées.

> *Pr.*   Liqueur de Fowler, 5 gr.
> Teinture de malate de fer, 5 gr.

10 à 15 gouttes avant chaque repas.

Carcinomes.

Ablation du néoplasme, aussi prompte que possible, au bistouri ou avec divers caustiques.

> *Pr.*   Chlorure de zinc, 40 gr.
> Poudre d'amidon, q. s.

Pour faire une pâte molle.
A mettre sur de la toile en couche mince.
On laisse la pâte sur la plaie pendant 24 à 28 heures, puis

on prescrit un bain et on refait une nouvelle application. — Cautérisation à la potasse caustique. — Les épithéliomes superficiels seront raclés avec la curette tranchante et la plaie cautérisée de suite à la potasse caustique.

> *Pr.* Chlorure de zinc, 20 gr.
> Amidon, 20 gr.
> Mucilage de gomme arabique, q. s.
> (*Us. ext.*)

Pour faire huit bâtonnets.

> *Pr.* Acide borique, 20 gr.
> (*Us. ext.*)

On saupoudre avec ce topique, et par dessus on applique des compresses de :

> *Pr.* Acide chlorhydrique, 4 gr.
> Eau dist., 400 gr.
> (*Us. ext.*)

Contre les douleurs occasionnées par le cancer du rectum :

> *Pr.* Chlorhydrate de morphine, quinze centigr.
> Beurre de cacao, q. s.
> (*Us. ext.*)

Pour faire cinq suppositoires.

Formules générales.

> *Pr.* Chloroforme, 200 gr.
> Alcool, 60 gr.
> Éther sulfurique, 60 gr.

Pour la narcose.

Pour désinfecter et nettoyer les plaies on se sert des solutions de 2 1/2 à 5 % d'acide phénique, de permanganate de potasse, et de :

> *Pr.* Chlorure de zinc, 1 gr.
> Eau dist., 1.000 gr.

Pour remplir les seringues en cas de lavage des plaies.

> *Pr.* Acide salicylique, 1 gr.
> Eau dist., 1.000 gr.

Voir ci-dessus.

> *Pr.* Acide chlorhydrique dilué, 2 gr.
> Eau dist., 1.000 gr.

Voir ci-dessus.

Cette dernière injection sert surtout pour le catarrhe vésical.

Diarrhée : régime approprié, vin rouge.

> *Pr.* Poudre de Dower, quatre-vingts centigr.
> Tanin pur, soixante centigr.
> Extrait de Colombo, quarante centigr.
> Sucre blanc, 3 gr.

Mêlez et divisez en VI poudres. Une poudre tous les quarts d'heure.

> *Pr.* Acétate de plomb, vingt centigr.
> Opium, vingt centigr.
> Poudre de gomme arabique, 2 gr.

Mêlez et divisez en VI poudres : une poudre toutes les 5 heures.

> *Pr.* Nitrate d'argent, quatre-vingts centigr.
> Eau dist., 200 gr.
> Mucilage de gomme arabique, 40 gr.
>   (*Us. ext.*)

Clystère.

> *Pr.* Nitrate d'argent cristallisé, quarante centigr.
> Décoction de guimauve, 80 gr.
> Sirop simple, 20 gr.

Une cuiller à bouche toutes les heures.

> *Pr.* Tanin pur, 2 gr.
> Opium, quinze centigr.

Mêlez et divisez en II poudres. Une matin et soir.

Pr. Décoction de racine de ratanhia.
20 gr. sur 150 gr.
Teinture d'opium, 1 à 2 gr.
Sirop simple, 15 gr.

A prendre par cuillers à soupe.

Pr. Teinture de ratanhia, 10 gr.
Teinture de cannelle, 10 gr.
Teinture amère, 10 gr.

3 fois par jour 15 à 20 gouttes.

En cas de constipation :

Pr. Infusion de follicules de séné.
10 gr. sur 150 gr.
Sirop simple, 50 gr.

A prendre dans la journée.

Pr. Extrait d'aloès socotrin, 4 gr.
Extrait de jalap, 4 gr.
Savon médicinal, 4 gr.
Poudre et extrait de réglisse, q. s.

Pour faire des pilules de vingt centigrammes chaque. 4 pilules à jeun.

Pr. Huile de croton tiglium, VI gouttes.
Poudre et extrait de réglisse, q. s.

Pour faire 12 pilules. A prendre 2 à 3 pilules.

En cas de collapsus, excitants :

Pr. Teinture de cannelle, 20 gr.

A prendre par cuillers à café.

En cas d'hystéralgie, employer l'eau carminative royale (1), ou encore :

Pr. Teinture éthérée de valériane, 10 gr.

A donner par gouttes.

(1) Camomille, écorces d'oranges, de citron, feuilles de menthe, carvi, coriandre, fenouil, 30 gr. de chaque, pilés au mortier : on ajoute ensuite 4 litres d'eau et on distille après une macération de 24 heures

On donnera s'il est nécessaire les expectorants ci-dessous :

> *Pr.*   Infusion de polygala, 10 gr. sur 150 gr.
> Ammoniaque anisée, 1 gr.
> Sirop simple, 20 gr.

A prendre par cuillers à soupe.

> *Pr.*   Infusion de racine d'ipéca, 1 gr. sur 150 gr.
> Sirop d'écorces d'oranges, 30 gr.

Une à 2 cuillers à bouche par heure.

> *Pr.*   Chlorhydrate d'apomorphine, cinq centigr.
> Acide chlorhydrique dilué,
>   cinquante centigr.
> Eau dist., 150 gr.

Une cuiller à soupe toutes les 2 heures.

En cas d'alcalinité des urines :

> *Pr.*   Acide benzoïque, 5 gr.
> Eau dist., 200 gr.
> Sirop de framboises, 20 gr.

A employer en 24 heures.

En cas de douleurs et de perte de sommeil.

> *Pr.*   Chlorhydrate de morphine, trente centigr.
> Eau dist., 10 gr.

1/2 à 1 seringue de Pravaz en injection.

En cas de syphilis :

> *Pr.*   Iodure de potassium, 5 gr.
> Eau dist., 200 gr.
> Sirop simple, 20 gr.

3 cuillers à soupe par jour.

En cas d'eczéma suintant :

> *Pr.* Oxyde de zinc, 15 gr.
> Amidon, 15 gr.
> (*Us. ext.*)

Pour saupoudrer.

> *Pr.* Acide salicylique, 20 gr.
> Talc de Venise, 200 gr.
> (*Us. ext.*)

Pour saupoudrer.

PREMIÈRE CLINIQUE GYNÉCOLOGIQUE

ET OBSTÉTRICALE

DE L'UNIVERSITÉ IMPÉRIALE ET ROYALE.

Formules du Ch^r C. Braun de Fernwald,

Conseiller aulique et professeur
à l'Université impériale et royale d'Autriche.

PARTIE GYNÉCOLOGIQUE.

Hygiène de la grossesse.

Les deux principes essentiels sont : une existence bien or-donnée et des préceptes prophylactiques en vue des dangers spéciaux que court la femme gravide.

Le premier desideratum consiste :

1° *En un régime*, qui doit toujours tenir compte de la cons-titution du sujet.

En général, une alimentation mixte est indiquée, mais il faudra insister sur une nourriture plutôt végétale pour les femmes robustes et sanguines, et sur une nourriture plutôt animale chez les femmes faibles et cachectiques.

Le nombre usuel des repas ne sera pas modifié, car ce n'est que de cette façon qu'on régularise la digestion et que l'appétit reste normal.

Les femmes sanguines et robustes éviteront le vin et la bière, les femmes faibles au contraire pourront en prendre, mais en quantité modérée seulement, si elles n'ont pas été de tout temps habituées à ces boissons.

La femme enceinte doit éviter toute alimentation indigeste, produisant du météorisme, constipante ou trop épicée ; elle s'abstiendra surtout de surcharger son estomac, notamment le soir.

Il faudra aussi éviter soigneusement les excès alcooliques et l'absorption de liqueurs fortes ou échauffantes, comme le punch, le thé fort, le rhum, le cognac, le vin chaud, etc.

Il ne faut satisfaire aux envies si fréquentes des femmes gravides, que dans les cas où elles ne peuvent en éprouver quelque dommage.

Il faut en conséquence défendre aux femmes enceintes de mâcher et surtout d'avaler du café torréfié, de la chaux, de la craie, du papier, etc.

Il faut en outre empêcher la constipation, qui est la règle chez la femme gravide, par les moyens ci-dessous indiqués.

2° *Défécation régulière.* — Il ne faudrait pas, pour atteindre ce but, donner pendant tout le temps de la grossesse des purgatifs ou des drastiques. On obtiendra tous les résultats nécessaires avec une nourriture appropriée et l'exercice en plein air. La constipation sera combattue par l'ingestion de fruits, d'eau sucrée, de limonade tartrique, de poudres effervescentes ou de Sedlitz : en cas d'insuccès, clystères simples avec un peu d'huile d'olives. En thèse générale, ne jamais employer que des laxatifs légers, en évitant les drastiques. Il ne faudrait pas pourtant, vers la fin de la grossesse, si la constipation est continue et insupportable, craindre les laxatifs. La magnésie calcinée (qui combat en même temps le pyrosis), pourra être prise pendant des mois de temps en temps.

Un laxatif des plus recommandables consiste en :

> *Pr.*   Extrait d'aloès, 3 gr.
> Savon médicinal, 3 gr.

Mêlez et faites 50 pilules. Matin et soir 1 à 2 pilules.

On pourra donner aussi une solution :

> *Pr.*   Infusion de séné, 60 à 100 gr. par dose.

Ou encore :

> *Pr.* Infusion de racine de rhubarbe,
> 10 gr. sur 100 gr.
> Carbonate de magnésie, 10 gr.
> Sirop de manne, 25 gr.

Agiter avant de s'en servir, prendre toutes les heures une cuiller à soupe, ou encore prendre un ou deux verres d'Huniady Janos, ou d'eau amère de Victoria.

En cas de constipation, provenant d'hyperacidité du suc gastrique, on donnera :

> *Pr.* Magnésie calcinée, 15 gr.
> Eau dist., 250 gr.
> Sirop de manne, 30 gr.

Toutes les heures une cuiller à soupe jusqu'à effet purgatif.

Un laxatif agréable, mais cher, est constitué par :

> *Pr.* Phosphate de soude, 30 gr.
> Eau de fleurs d'oranger, 150 gr.
> Sirop de framboises, 25 gr.

Toutes les demi-heures ou toutes les heures une cuiller à soupe.

Une prescription aussi importante au moins que l'alimentation et la régularité des selles est celle de la conservation de :

3º *Un sommeil régulier.* — Toute femme enceinte sera couchée avant minuit et dormira six à huit heures.

4º *Régularisation des troubles digestifs, s'il y a lieu,* mais avec la plus grande prudence. En cas de pyrosis, magnésie calcinée ou bicarbonate de soude par pointes de couteau.

Comme dans chaque grossesse la composition du sang est modifiée par l'augmentation du nombre des globules blancs, et que par conséquent chaque grossesse rappelle la chlorose, il est rationnel de prescrire du fer. La préparation choisie devra être facile à digérer, prise à dose réfractée et associée à un stomachique ; elle sera donnée pendant tout le temps de la grossesse.

Pr. Saccharure de carbonate de fer, 2 gr.
       Bicarbonate de soude, 1 gr.
       Oléosaccharure d'écorces d'oranges, 4 gr.

Mêlez et divisez en XII poudres : une poudre matin et soir.

Ou encore :

Pr. Oxyde de fer dialysé, 2 gr.
       Eau dist., 150 gr.
       Sirop de framboises, 25 gr.

Matin et soir une cuiller à soupe.

Si la grossesse s'accompagne d'anémie et d'anorexie, on prescrira :

Pr. Pepsine sucrée, 1 gr.
       Acide chlorhydrique dilué, huit centigr.
       Glycérine pure, 18 gr.
       Eau dist., 30 gr.

A prendre une à deux cuillers à café au commencement de chaque repas.

Ou encore :

Pr. Pepsine sucrée, 5 gr.
       Acide chlorhydrique dilué, 2 gr.
       Glycérine pure, 20 gr.
       Vin blanc, 200 gr.

Prendre un verre à Bordeaux au repas.

Pr. Pepsine amylacée, 2 gr.
       Acide citrique, 1 gr.
       Sucre de lait, 3 gr.

Mêlez et divisez en VI poudres : à prendre une poudre, dans du pain azyme, au commencement du repas.

Une préparation stomachique très recommandable est :

Pr. Teinture aqueuse de rhubarbe (1), 50 gr.
       Sirop d'écorces d'oranges, 30 gr.

Le matin, à midi et le soir une cuiller à café.

______

(1)   Rhubarbe, 10 gr.
           Carbonate de soude cristallisé, 3 gr.
           Eau dist. bouillante, 150 gr.
Infusez pendant un quart d'heure, exprimez et filtrez.

Un stomachique utile consiste en :

Pr. Infusion de feuilles de ménianthe,
        1 gr. 50 sur 150 gr.
     Bicarbonate de soude, 5 gr.
     Teinture aqueuse de rhubarbe, 10 gr.
     Sirop d'écorces d'oranges, 25 gr.

Toutes les deux à trois heures une cuiller à soupe.

Si la femme gravide présente de la dyspepsie, on la nourrira avec du poulet, du veau ou du bœuf rôtis en préparations culinaires variées, sans que jamais la viande ne soit trop dure ou trop grasse. Un riz de veau cuit à point est nourrissant et agréable, et peut être passé et mangé dans un potage.

5° *Les vêtements* dépendront de la température : il faut tenir au chaud les pieds et le bas-ventre ; aussi les femmes gravides devront porter des pantalons dans la mauvaise saison, car les robes ne sont pas suffisamment appliquées sur le corps et laissent passer l'air froid, ce qui est une cause de refroidissements. Il faut surtout veiller à ce que les corsages ne serrent pas trop les seins, pour que le développement normal de ces derniers ne soit pas entravé, et pour que les mamelons ne soient pas comprimés. La taille ne sera pas non plus serrée, pour ne pas porter préjudice au développement de la cavité abdominale.

Les corsets, les vêtements serrés, les bandes rigides qui soutiennent les robes, les jarretières seront proscrits : de cette façon la circulation ne sera pas entravée. En outre, les jarretières trop serrées prédisposent aux varices et aux œdèmes des membres inférieurs : ces accidents se montrent du reste communément dans la grossesse en dehors des causes ci-dessus. Les pantalons ne seront pas trop étroits, et pendant le jour les robes seront portées relevées : les multipares, dont les parois abdominales sont flasques, porteront une ceinture hypogastrique appropriée.

6° *Un soin tout particulier* doit présider à l'examen et au traitement des seins et des mamelons en vue de l'allaitement ultérieur. On raffermit les mamelons trop sensibles en les lavant à l'eau froide dans le cours de la grossesse, on peut aussi se servir de solutions d'alun, de tanin ou enfin d'alcoolats variés. La peau du mamelon, si sensible et si ténue, se déchirera facilement dans les jours qui suivent l'accouchement. On remédiera à cet inconvénient en faisant laver, dans les derniers mois de la grossesse, à l'eau de savon tiède les mamelons, qui sont souvent recouverts d'une mince couche grasse provenant de lait desséché : on peut les soumettre, une fois bien nettoyés, à l'action de solutions d'alun, ou encore à l'action de l'alcool ou de l'eau-de-vie.

Si les mamelons sont très courts ou creusés à leur centre au lieu de proéminer, on pourra provoquer leur croissance par l'application de petites ventouses, qu'il faudra bien se garder d'employer trop souvent ou trop longtemps, pour éviter un afflux sanguin délétère ou un accouchement prématuré. Il faudra donc cesser l'emploi des ventouses aussitôt qu'elles provoqueront des douleurs mammaires, lombaires ou utérines.

Les autres moyens de protection usités n'ont pas de valeur, car ils ne restent pas en place et ne coiffent pas exactement le mamelon.

7° *La propreté,* aussi bien pendant la grossesse que dans le cours de l'existence en général, est une grande cause de bonne santé.

Pendant la grossesse, les muqueuses génitales secrètent beaucoup plus de liquide que d'ordinaire : il faudra en conséquence laver tous les jours à l'eau tiède les parties génitales et leur voisinage.

Il est préférable de ne pas donner de bains dans les quatre premiers mois de la grossesse ; il faudra tenir compte des habitudes. Si la femme gravide a coutume de prendre des bains froids en été, on pourra les permettre pendant la grossesse. Si la femme ne prend qu'irrégulièrement des bains, on permettra des bains entre 31° et 34° cent., tous les huit ou quinze jours, et d'un quart d'heure de durée. Ce n'est que dans les dernières semaines qu'on permettra un, et au maximum deux bains par semaine.

Si une femme gravide présente des gonflements œdémateux ou variqueux des extrémités inférieures, si elle ne peut entrer et sortir facilement du bain ou si, une fois dans le bain, elle éprouve des suffocations, on supprimera les bains généraux. Les bains de siège, de pieds, les injections vaginales, de quelque espèce qu'ils soient, doivent être défendus, car ils peuvent entraver la grossesse.

8° *Le séjour* en plein air et un peu de mouvement sont à recommander, mais il faut défendre surtout les promenades trop fatigantes et les soins du ménage. Des anomalies dans la composition du sang, des troubles digestifs et l'insomnie sont facilement la suite d'habitudes trop sédentaires. Les travaux trop pénibles, tels que le fait de porter, de soulever ou de pousser devant soi de lourdes charges, des promenades fatigantes et tous les mouvements qui provoquent un ébranlement violent du bas-ventre : la danse, le saut, la voiture, l'équitation sur de mauvaises routes, bref toutes les fatigues inusitées et excessives sont à éviter. Une femme enceinte ne doit pas non plus fréquenter des endroits où se rassemblent de grandes agglomérations humaines, car les femmes gravides présentent une tendance manifeste aux syncopes ; cette tendance est bien plus manifeste encore au milieu des foules.

Le séjour en plein air, un mouvement régulier, des promenades seront très indiqués pendant toute la durée de la grossesse. On n'interdira pas absolument les travaux domestiques.

9° *Le coït* ne doit pas être absolument défendu, mais pratiqué avec prudence et rarement. Dans la seconde moitié de la grossesse, il sera complètement supprimé si possible ; une répétition fréquente de cet acte peut, dans les premiers mois de la grossesse, amener un avortement, surtout chez les femmes ayant déjà avorté une fois.

10° *Conservation de la bonne humeur*. La conservation de la gaieté est d'aussi grande importance que la propreté.

Avant tout, éviter toute espèce de crise violente, telle que : colère, frayeur, trop grande joie, etc., car ces émotions donnent lieu à des crises nerveuses, à des hémorragies et à des avortements.

En cas de tendance à la tristesse et à la mélancolie, on essaiera d'y remédier par une occupation variée, la promenade

en plein air et des lectures agréables. Il faut surtout pros-
crire les livres obcènes, qui produiraient des irritations dans
les organes génitaux. La crainte des « regards » (superstition
encore aujourd'hui fort vivace) et d'une grossesse difficile
sera combattue par des conseils et des encouragements appropriés.

Souvent le médecin sera interrogé déjà pendant la grossesse
sur le choix de la chambre où se fera l'accouchement. Si on a
le choix, il faudra toujours prendre une chambre spacieuse et
aérée, si possible loin du bruit de la rue et près de la cuisine. On tâchera de choisir une pièce exposée à l'est, et donnant sur un jardin. Il faut éviter une chambre donnant
sur une cour étroite. Les petites chambres sombres et
surtout les alcôves sont très malsaines pour les femmes
gravides. Les inconvénients tenaces et variés de la grossesse,
les nausées, le pyrosis, les vomissements, les odontalgies, etc.,
subiront un traitement symptomatique, mais le résultat est
souvent, malheureusement, à peu près nul.

Contre le pyrosis plus spécialement, on prescrira :

Pr. Bicarbonate de soude, 20 gr.

A prendre par pointes de couteau.

La substance neutralisante la plus active est la magnésie
calcinée, qui combat en même temps la constipation, puis finit
à la longue par troubler la digestion ; on peut en dire autant
de la poudre d'yeux d'écrevisses et des coquilles d'huîtres, etc.
En thèse générale, on n'emploiera pas pendant longtemps les
alcalins à base de chaux, et le remède le plus recommandable
est le bicarbonate de soude, l'alcalin le plus facile à digérer.
Il est surtout bon de le donner entre deux et quatre heures
après le repas, quand le pyrosis a atteint son maximum d'intensité. Peu à peu on monte à 1 ou même 5 grammes par
dose, et cette dose sera donnée, s'il est nécessaire, plusieurs
fois, 2 à 3 fois par exemple, en 24 heures. Cependant, il
faut éviter un usage prolongé du médicament, la patiente,
en effet, en obtient facilement une amélioration passagère,
mais à la longue l'acidité augmente et la malade s'en ressent.

Enfin, une alcalinisation prolongée influence défavorablement la nutrition en général.

En dehors du bicarbonate de soude on pourra aussi employer en cas de pyroxis :

> *Pr.*   Eau de laurier-cerise, 10 gr.

(S'il y a des douleurs stomacales, on y ajoutera cinq centigrammes de chlorhydrate de morphine.)

Le matin, à midi et le soir, dix à vingt gouttes. Le traitement du vomissement présente souvent de grandes difficultés, car cette complication résiste parfois à toute médication, et l'on peut se trouver obligé de provoquer un accouchement prématuré, pour sauver la vie de la mère.

Contre le vomissement on prescrira :

Des pilules de glace, des boissons glacées, des glaces aux fruits, des eaux gazeuses. En outre, si le vomissement ne s'arrête pas, on donnera à l'intérieur :

> *Pr.*   Chlorhydrate de morphine, cinq centigr.
> Eau de laurier-cerise, 15 gr.

4 à 5 fois par jour, 15 à 20 gouttes, ou en poudres :

> *Pr.*   Chlorhydrate de morphine, dix centigr.
> Sucre blanc, 2 gr.
> Bicarbonate de soude, 2 gr.

Mêlez et divisez en X poudres. Le matin à midi et le soir une poudre.

L'alimentation sera sévèrement réglée et se composera surtout de lait, de bouillon, de compotes ou de viandes blanches rôties. Souvent le repos au lit permanent donne un bon résultat.

En outre on emploiera avec succès :

> *Pr.*   Oxalate de cérium oxydulé pulvérisé, 2 gr.
> Sucre blanc, 4 gr.

Mêlez et divisez en X poudres ; une poudre le matin, à midi et le soir.

Ou encore mieux :

> *Pr.*   Chlorhydrate de cocaïne, vingt centigr.
> Alcool rectifié, q. s.

Pour faire dissoudre.

> Eau dist., 100 gr.
> Sirop simple, 20 gr.

Toutes les deux heures une cuiller à café.

On fera bien en outre, si tous ces moyens n'atteignent pas le but, d'employer de petites doses de morphine ou de très petites quantités de belladone à titre de sédatifs. De même on utilisera la noix vomique, le sous-nitrate de bismuth (deux à dix centigr. par dose) et un peu de morphine (cinq milligr. à un centigramme par dose), en injections sous-cutanées. Le nitrate d'argent enfin, en petites doses, n'est pas à dédaigner :

> *Pr.*   Nitrate d'argent, trente centigr.
> Extrait de belladone, trente centigr.
> Eau dist., 30 gr.

À donner dans un flacon opaque : 3 fois par jour, quinze à vingt gouttes dans de l'eau sucrée.

Dans des cas rebelles on obtient des résultats avec :

> *Pr.*   Iodure de potassium, 4 gr.
> Teinture amère, 35 gr.

Toutes les trois heures quinze à vingt gouttes ; excellente préparation !

Si les pilules sont mieux supportées et prises plus facilement, on donnera 2 à 3 fois par jour une à deux pilules de :

> *Pr.*   Nitrate d'argent, cinquante centigr.
> Extrait de réglisse, q. s.

Pour faire 30 pilules.

Quand le lait glacé n'est pas supporté, le lait tiède donne quelquefois de bons résultats.

Accouchement.

Lorsqu'un médecin est appelé à faire un accouchement, il doit prendre avec lui les instruments suivants : 2 sondes, une pour cathétériser la parturiante, en métal, et une sonde mince, en gomme, pour lutter contre une asphyxie possible de l'enfant; en outre un speculum, une seringue de Pravaz, un forceps et une trousse chirurgicale.

Si les distances sont très grandes, il emportera tous les instruments les plus nécessaires dont chaque accoucheur peut avoir à se servir :

1° Un forceps moyen de Simpson, et aussi un forceps de Breus, ou le forceps de Simpson modifié par C. Braun ou par Felsenreich, pour l'extraction de la tête au détroit supérieur, ce qui n'est guère possible sans contusions notables avec le forceps ordinaire, car la tête est écrasée contre la paroi antérieure du bassin.

2° Un trépan.

3° Un crochet de Braun ou de Smellie.

4° Une trousse chirurgicale : bistouri, porte-aiguilles, ciseaux de Cooper, une longue pince à mors mousses, des aiguilles, de la soie et des petites pinces.

5° Quelques tampons, et de l'ouate iodoformée.

6° Un colpeurynter (pessaire à air de Braun).

7° Un cranioclaste (C. Braun).

8° Une pince de Boër.

9° Une paire de ciseaux à branches longues et à pointes émoussées.

10° Un pelvimètre.

11° Quelques mètres de cordonnet fin.

Un tablier en caoutchouc allant jusqu'à terre est aussi fort utile.

Pour le commencement de l'accouchement (à partir des premières douleurs jusqu'à la fin de la période de dilatation du col), la position la meilleure pour la parturiante est la position couchée avec le dos bien soutenu (la région lombaire

reposant sur un coussin), les genoux un peu relevés et les
épaules remontées. Cette position peut être conservée jusqu'à la fin de l'accouchement, mais le fœtus sera mieux expulsé si la parturiante prend au moment de l'expulsion la position suivante : elle se placera sur le côté, s'appuyant un
peu sur les genoux et se tenant avec les mains à la boiserie de
la tête du lit, en cambrant les reins. S'il y a prolapsus de
l'abdomen, ce dernier devra être soutenu pendant l'accouche-
chement par une aide ou une ceinture appropriée, et compri-
mée contre la colonne vertébrale.

Voici les questions à poser : 1º primipare ou multipare,
2º quand sont venues les dernières époques, 3º quand les
douleurs ont commencé, etc. On calcule l'époque de l'accouchement, en comptant trois mois en arrière de la dernière apparition des règles et en ajoutant sept jours.

On peut aussi calculer d'après les mouvements du fœtus, et
cela en ajoutant quatre mois solaires au jour où la mère a
senti pour la première fois les mouvements fœtaux.

Il faut toujours commencer par l'examen externe. L'explo-
ration se fera sur le ventre découvert, les parties génitales
restant couvertes : elle se divise en inspection, palpation et
auscultation.

A l'*inspection* on peut déjà faire un diagnostic, car si la partie engagée est la tête ou le siège, l'utérus a une forme al-
longée ovalaire, tandis que dans les présentations transverses
il a une forme élargie.

Pour la *palpation*, on tourne le dos au visage de la parturiante, on place la paume des mains sur l'abdomen et on
cherche : 1º la tête, dans la région inguinale ou pubienne ;
2ª le dos de chaque côté de la ligne médiane de l'utérus ;
3º les extrémités inférieures, près du fond de l'utérus, à gauche ou à droite.

L'*auscultation* donne toujours un maximum des bruits du
cœur à l'endroit où est le dos du fœtus : on entend 124 à 148
pulsations par minute ; la mère en a normalement 72 à 84.
S'il y a moins de 100 pulsations fœtales et plus de 180, l'enfant
est toujours en danger.

Avant toute *inspection vaginale* les mains seront soigneuse-

ment brossées et savonnées, puis lavées à l'acide phénique à
5 %, à l'acide salicylique à 4 %, ou encore au permanganate de
potasse 3 %, au sublimé 1 00/00, ou au thymol, etc. Avant d'introduire la main dans le vagin, on l'enduira d'huile phéniquée
à 5 % ou de vaseline phéniquée à 10 %.

En entrant dans le vagin, tous les doigts, sauf l'indicateur,
seront repliés et on pèsera sur le raphé avec l'index seul.

L'examen fait, l'entourage interroge en général le médecin sur la durée de l'accouchement et le pronostic. S'il n'y
a rien de pathologique, on peut donner l'assurance que tout
a l'air de bien vouloir se passer. La durée de l'accouchement
étant très variable, on sera prudent dans ses affirmations : on
dira que tout dépend de l'énergie des contractions : si elles
sont fortes, l'accouchement durera peu : on peut aussi parler
de l'influence qu'exerce le plus ou moins de durée de la période de dilatation du col, etc. Si la parturiante se plaint
de douleurs intolérables, on lui annoncera que cela prouve
uniquement que l'accouchement est arrivé à sa fin.

Le lit doit être accessible des deux côtés : il contiendra un
matelas avec une toile en caoutchouc par-dessus.

Une parturiante saine, surtout une primipare, avec une
présentation normale du fœtus, peut, pendant que les douleurs sont faibles et que l'orifice utérin n'est que peu dilaté
encore, rester levée et se promener dans la chambre, et, si elle
en éprouve le besoin, manger un peu et boire un peu de bière.
On donnera un lavement pour bien vider le rectum.

Si la femme est multipare, il est préférable (comme ici la
durée est plus courte), de la faire coucher dès que les douleurs
se montrent. On opère de même si la femme est faible, si la
partie fœtale se présente mal, si la présentation est anormale,
si les parois utérines sont flasques, si des hémorragies intercurrentes se déclarent, etc. ; dans tous ces cas, la femme ne
doit pas quitter le lit.

Si l'agitation est grande et la sensibilité excessive, il est
permis de faire une injection de morphine (un centigr. à
un centigr. et demi). La femme ne doit en aucun cas
pousser dans cette période de dilatation (à partir des premières douleurs jusqu'à l'effacement du col et à la rupture de

la poche des eaux ; cette période dure de douze à vingt heures).
Un effort trop considérable à ce moment épuise la femme
sans grande utilité.

Si les douleurs sont si intenses que l'orifice est déjà largement accessible et que la poche des eaux est prête à se
rompre, on fera coucher la femme. Une primipare doit être
avertie de la rupture de la poche. Si cette dernière est déjà
rompue et le col effacé (commencement de la période d'expulsion, se terminant avec la naissance de l'enfant et durant dè trois
à six heures), la parturiante peut pousser pendant les douleurs.
S'il y a à ce moment envie d'aller à la selle, on présentera un
vase dans le lit, en défendant à la femme d'aller sur la chaise.

Si la tête se présente à la vulve, il faut surtout tâcher
d'éviter des ruptures du périnée.

Si la tête est assez basse, pour que pendant une contraction
le périnée et les organes génitaux externes soient bombés en
avant, il faudra *soutenir le périnée*.

On y procède toujours de la même façon, que la femme
soit couchée sur le dos ou sur le côté. Si la femme est couchée
sur le dos ou sur le côté droit, l'accoucheur se placera sur le
bord gauche du lit et appliquera la main droite, en passant
par-dessus le fémur, le pouce écarté, sur le crâne du fœtus en
train de paraître à la vulve : la main gauche s'appuiera contre le périnée, le petit doigt vers l'anus : l'angle que forment
entre eux le pouce et l'index sera placé à un centimètre en
avant de la fourchette.

La main gauche, appuyant fortement sur le périnée, repousse
un peu la tête en arrière et vers le haut contre la symphyse,
et la main droite retient le crâne pour l'empêcher de sortir
trop brusquement.

Si la femme est placée sur le côté gauche, l'accoucheur est
placé au bord droit du lit et agira de même, sauf que la main
gauche remplacera alors la droite, *et vice versa*.

Si la femme est couchée sur le dos, la main qui doit appuyer
sur le périnée passera sous la cuisse fléchie et soutiendra
le périnée tout entier. L'éminence thénar appuiera sur la
commissure postérieure des grandes lèvres, et les autres doigts
en extension seront placés sur le périnée jusque près de l'anus,

Pour soutenir le périnée et régulariser la sortie de la tête on fera bien de recourir au procédé de *Ritgen*, qui consiste dans la manœuvre suivante : quand l'occiput tend à sortir entre les petites lèvres, au moment d'une contraction, on introduit l'index d'une des mains dans le rectum pour fixer le maxillaire supérieur du fœtus.

Le pouce, pendant ce temps, se trouve sur le périnée et se dirige vers le haut. On pourra ainsi accélérer par voie rectale la sortie de la tête, ou la ralentir au besoin. Avec le pouce, on appuie la tête contre l'arc du pubis, et la main placée en haut repousse en même temps la tête un peu en arrière, ce qui préserve le périnée.

La tête une fois sortie, il faut voir si le cordon n'est pas enroulé autour du cou. Dans ce cas, il faudra détacher un peu le cordon et faire passer l'épaule par la boucle.

Le périnée sera aussi soutenu pendant le passage des épaules, placées sous la symphyse ; une rupture possible sera ainsi évitée.

Après la naissance l'enfant sera placé de telle sorte, qu'il puisse avoir le visage tourné vers le haut, ce qui lui permettra de respirer facilement.

On ne fera la ligature qu'après cessation des battements du cordon ; on vide ce dernier entre les doigts en allant de l'enfant vers la mère. On fait une première ligature à quatre travers de doigts de l'ombilic de l'enfant, puis on place à deux travers de doigts plus loin de l'enfant une seconde ligature, et on fait la section entre deux.

Après la naissance, on distingue une troisième ou dernière période, durant de dix à vingt minutes, et se terminant avec l'expulsion du placenta. Après un repos de cinq à dix minutes, les douleurs recommencent et chassent le placenta jusqu'à l'orifice utérin, souvent même jusque dans le vagin.

Traitement des accidents dystociques.

Beaucoup de maladies, surtout les *affections fébriles aiguës*, interrompent le cours normal de la grossesse : d'autres s'accompagnent d'une dyspnée qui met les jours de la mère en danger et force l'homme de l'art à recourir à une délivrance artificielle.

Dans les cas pathologiques de ce genre il faut éviter tous les moyens utilisés pour activer les contractions utérines. La parturiante prendra la position qui lui sera la plus commode ; elle sera presque assise en cas de *dyspnée*, suite d'affections cardio-pulmonaires, d'asthme, d'ascite, etc. La femme ne poussera pas pendant les contractions, car la dyspnée s'y opposerait souvent complètement et une terminaison fatale pourrait en résulter.

En cas de dyspnée et pour arriver à faciliter l'expectoration, on donnera :

> *Pr.*   Teinture de lobélie, cinquante centigr.
> Teinture d'ipéca, cinquante centigr.
> Sirop de scille, 50 gr.

Une cuiller à café toutes les deux heures.

En cas de dyspnée, suite d'affections organiques :

> *Pr.*   Teinture de digitale, 4 gr.
> Teinture de lobélie, 4 gr.
> Eau de laurier-cerise, 20 gr.

10 à 20 gouttes toutes les heures.

Pendant les accès d'asthme :

> *Pr.*   Teinture de lobélie, 5 gr.
> Esprit d'éther nitrique, 15 gr.

Toutes les demi-heures, 20 à 25 gouttes.

Pour combattre les envies violentes de tousser :

> *Pr.*   Looch huileux, 200 gr.
> Extrait de chanvre indien, quatre centigr.
> Eau de laurier-cerise, 3 gr.
> Sirop simple, 25 gr.

Toutes les heures ou toutes les deux heures, une cuiller à soupe.

Ou bien :

Pr.   Chlorhydrate de morphine, cinq centigr.

Faire dissoudre dans :

Sirop émulsif, 60 gr.

2 à 4 cuillers à café par jour.

Si l'*affection cardiaque est avancée*, le pronostic est toujours grave, car la femme peut fort bien ne pas résister aux fatigues de l'accouchement.

Si la *cyanose* se développe, le danger est imminent, et il faut par conséquent procéder de suite à l'accouchement artificiel.

Les *affections pulmonaires* sont peu dangereuses pendant l'accouchement, car la femme tuberculeuse se trouve relativement mieux quelques jours et même quelques semaines après l'accouchement ; mais plus tard elle n'en succombera que plus rapidement.

Si, faute de soins donnés à temps, l'état général de la femme a empiré, il faudra procéder prudemment à l'accouchement par le forceps, la version ou l'extraction. L'état adynamique de la femme, conséquence de sa maladie passée ou actuelle, de secousses morales, de pertes de longue durée, ou encore de mauvaise alimentation, etc., demande des soins tous spéciaux. La femme sera couchée de suite dans la position horizontale ; elle ne devra plus se lever. Pour la fortifier, on administrera de temps en temps quelques cuillers de bouillon, ou, à défaut de bouillon, de panade ; en outre, vin pur ou eau rougie. Comme médicaments, on donnera :

Pr.   Décoction d'écorce de quinquina royal,
          10 gr. sur 120 eau :

Ajoutez :

Vin de Malaga, 50 gr.
Sirop simple, 25 gr.

1 à 2 cuillers à soupe par heure.

Ou :

Pr.   Infusion de mélisse, 10 gr. sur 150 gr.

Ajoutez :

> Extrait mou de quinquina, 3 gr.
> Sirop d'écorces d'oranges, 25 gr.

Voir ci-dessus.

On ne devra aider que fort peu ou pas du tout à l'accouchement : si ce dernier dure trop longtemps, et que des incidents graves se produisent, on pourra cependant terminer la parturition artificiellement.

S'il y a plus tard menace de collapsus, la patiente prendra une position horizontale avec la tête plus basse que le corps, et l'on frottera le visage avec du vinaigre de vin ou de l'eau de Cologne.

On fera respirer des flacons d'odeurs, ou encore de l'esprit de corne de cerf, de l'éther acétique. A l'intérieur :

> *Pr.*   Éther sulfurique, 2 gr.
> Baume de vie d'Hoffmann, 2 gr.
> Teinture de cannelle, 6 gr.

Toutes les heures ou toutes les deux heures 20 gouttes dans une cuiller d'infusion de menthe ou mieux encore dans du vin, ou encore :

> *Pr.*   Gouttes d'Hoffmann, 30 gr.

A donner par gouttes sur du sucre, en cas de syncope, de grande faiblesse :

> *Pr.*   Baume de vie d'Hoffmann, 5 gr.
> Essence de menthe poivrée, X gouttes.
> Éther acétique, 2 gr.

Toutes les demi-heures, 10 à 20 gouttes dans une cuiller à soupe de vin ou d'eau de cannelle.

Une syncope de ce genre peut aussi atteindre dans le cours de l'accouchement une femme d'ailleurs robuste, si le travail est long, la douleur violente : on est alors en présence d'un état d'épuisement provoqué par excès de fatigue. Il faut avant tout donner à la femme un peu de repos si c'est possible ; la femme en conséquence cessera de pousser. Une fois remise un

peu, elle prendra de l'eau rougie ou de l'eau fraîche, à laquelle
on ajoutera, pour lui donner un goût agréablement acidulé :

> *Pr.* Liqueur acide de Haller, 2 gr.
> Sirop de framboises, 40 gr.

Ou encore :

> *Pr.* Acide phosphorique dilué, 5 gr.
> Sirop de framboises, 50 gr.

Pour atténuer les douleurs par trop violentes, on donne de
petites doses d'opium :

> *Pr.* Opium brut, six centigr.
> Sucre blanc, 3 gr.

Mêlez et divisez en VI poudres. Tous les quarts d'heure ou
toutes les demi-heures une poudre, jusqu'à diminution des
douleurs.

On peut associer la quinine, comme tonique, à l'opium :

> *Pr.* Sulfate de quinine, 1 gr. 50 centigr.
> Opium, six centigr.
> Poudre de gomme arabique, 2 gr.
> Sucre blanc, 2 gr.

Mêlez et divisez en VI poudres. Voir ci-dessus.

Si cette prescription ne donne pas de résultat, il faudra
terminer l'accouchement artificiellement.

Le *spasme utérin*, ou état permanent de contraction de
l'utérus, est caractérisé par : 1º Une grande sensibilité de
l'organe, qui donne la sensation d'une boule dure venant
buter contre les téguments abdominaux. 2º On constate
aussi que la poche des eaux une fois rompue, le fœtus se
trouve enserré peu à peu par les parois utérines : il semble
alors que le fœtus est placé directement sous la paroi abdominale et ne se trouve plus dans la matrice. L'utérus, pendant
ce temps, reste toujours également contracté, car l'accouchement ne peut continuer, et le fœtus périt par suite de
troubles circulatoires (les conséquences sont la métrite, la

péritonite, etc.). Le seul médicament vraiment efficace est le chloroforme, dont l'effet est immédiat :

> *Pr.*   Chloroforme (ou éther sulfurique), 30 gr.

Pour inhalations.

Ou encore :

> *Pr.*   Hydrate de chloral, 2 à 4 gr.
> Eau dist., 120 gr.
> Sirop d'écorces d'oranges, 30 gr.

A prendre en deux fois.

Ou encore un clystère avec :

> *Pr.*   Hydrate de chloral, 1 à 2 gr.
> Mixture gommeuse, 30 gr.

A renouveler s'il y a lieu.

Si par suite d'affection cardiaque ou pour toute autre raison la narcose est contre-indiquée,on donnera du chloral par la bouche ou par l'anus ou de la morphine par voie hypodermique.

> *Pr.*   Chlorhydrate de morphine, quarante centigr.
> Eau dist., 10 gr.

En injections sous-cutanées (une demi à une seringue de Pravaz.)

On peut aussi commencer par une injection et chloroformer ensuite, ou bien suivre la méthode de Frænkel (mélange d'un milligramme d'atropine et d'un milligramme et demi de morphine, puis chloroformisation).

Si l'on n'a sous la main aucun narcotique, on prescrira un grand bain chaud ou un enveloppement de Priessnitz, en attendant.

Quelquefois le spasme est localisé à une portion de l'utérus ; le plus souvent c'est l'orifice externe, et rarement l'orifice interne qui est atteint. L'orifice résiste, présente sur ses bords une rigidité absolue et ne se dilate pas pendant les contractions, mais se resserre au contraire encore davantage. De cette façon l'accouchement sera retardé et l'orifice deviendra si mince qu'il se déchirera.

Dans ces cas, il faut défendre absolument à la femme de pousser, et ne toucher que rarement et avec la plus grande douceur. Des bains chauds, complets ou locaux, seront ici d'un grand secours.

On peut arriver à ramollir l'orifice externe en injectant de l'eau tiède dans le vagin au moyen d'un irrigateur. Le jet ne sera pas fort, mince, et l'eau ne sera pas trop chaude, pour éviter d'aggraver le mal au lieu de l'atténuer. L'incision de l'orifice externe restera toujours le moyen le plus expéditif.

La constriction de l'orifice interne est rare dans la période de dilatation, mais fréquente dans la troisième période. On rencontre surtout ce spasme dans les présentations transverses négligées, dans les présentations du siège et quelquefois dans les présentations de la tête. On le diagnostiquera à la palpation, si les parois abdominales sont minces. Si la tête n'avance pas, bien qu'on ne constate pas d'obstacle visible, et que les grandes douleurs persistent, il faudra songer à une constriction de l'orifice interne.

Ici encore, la narcose chloroformique est le meilleur mode d'action. Un grand bain chaud et des narcotiques sont aussi d'un excellent effet.

> *Pr.*   Chlorhydrate de morphine, dix centigr.
> Sucre blanc, 2 gr.
> Bicarbonate de soude, 2 gr.

Mêlez et divisez en X poudres. 2 à 3 poudres à la fois, suivant les besoins.

Ou encore :

> *Pr.*   Chlorhydrate de morphine, trois centigr.
> Glycérine pure, 2 gr.
> Eau dist., 10 gr.

Pour injections sous-cutanées : une demi à une seringue de Pravaz à la fois.

Si les *contractions sont faibles* (si elles durent peu de temps et ne viennent qu'à de longs intervalles), on distinguera deux cas : 1° cet accident se produit dès les premières douleurs;

2° la faiblesse des contractions ne se montre que plus tard, dans le cours d'un accouchement jusque-là normal.

Au début de l'accouchement, il suffira souvent de laisser entrer l'air frais par une fenêtre ouverte à cet effet pour réveiller les contractions.

Si la femme est au lit, on la fera souvent changer de position. S'il n'y a pas d'empêchement, on fera lever la femme ; elle devra marcher dans la chambre. Si la femme est faible de tempérament, on donnera des potages, du café ou du vin.

Si le besoin de sommeil devient impérieux, on permettra à la femme de s'y livrer ; au réveil, il arrivera souvent que les bonnes contractions reviendront.

Avant tout, on donnera un bain de 31° cent. à 35°, d'une demi-heure à une heure de durée : si les contractions se montrent plus fortes dans le bain, il ne faudra pas laisser la femme plus longtemps dans l'eau, qui montera au moins jusqu'à l'ombilic.

Souvent, au bout d'une heure ou deux, il faudra donner un second bain. S'il y a menace de congestion céphalique, on placera autour de la tête un linge trempé dans l'eau froide.

Si la faiblesse des contractions persiste malgré les bains répétés, on cathétérisera l'utérus. On introduira une sonde élastique, auparavant soigneusement désinfectée, entre les membranes et la paroi utérine, ou, si la poche est déjà vidée, entre le fœtus et la paroi utérine, on remontera et on laissera l'instrument en place jusqu'à ce que de bonnes contractions se montrent. Ne pas oublier d'enlever préalablement le conducteur de la sonde et de boucher les yeux de la sonde à la cire.

On emploiera aussi la douche utérine, surtout dans les cas où l'orifice résiste. En général, 2 à 3 injections de trois à quinze minutes de durée et à 37° cent. suffisent à produire de bonnes contractions.

Si ce moyen ne donne pas de résultat, on essaiera le tamponnement du vagin.

On introduira un colpeurynter de Braun jusqu'au col, on remplira l'instrument d'eau tiède, et on le laissera en place jusqu'à dilatation complète. Si l'orifice est déjà largement ouvert, et surtout s'il y a beaucoup de liquide amniotique, on rompt la poche des eaux, et d'actives contractions se développent dans la majorité des cas.

En cas de *faiblesse des contractions* dans la période d'expulsion, on emploiera quelques-uns des moyens indiqués ci-dessus.

Si auparavant les contractions étaient bonnes, on laissera un peu reposer la femme, on lui permettra de changer de position, on renouvellera l'air de la chambre et on donnera du vin par cuillerées. On peut aussi prescrire :

> *Pr.* Borax, 2 gr.
> Eau de laurier-cerise, 3 gr.
> Eau de mélisse, 100 gr.
> Sirop simple, 20 gr.

1 à 2 cuillers à soupe toutes les heures.

Ou bien :

> *Pr.* Teinture de cannelle, 20 gr.

Tous les quarts d'heure, toutes les demi-heures ou toutes les heures une cuiller à café.

> *Pr.* Éther sulfurique, 30 gr.
> (*Us. ext.*)

A verser goutte à goutte sur les parois abdominales, en frictionnant en même temps. De cette façon on provoquera des contractions légères, jamais bien efficaces.

Le *seigle ergoté* ne sera donné qu'à la fin de la période d'expulsion, quand la partie qui se présente est descendue si bas, qu'il suffirait de deux à trois contractions énergiques pour l'expulser.

> *Pr.* Poudre de seigle ergoté, 2 gr. 50 à 5 gr.

Ou bien :

> Sucre blanc, 4 gr.
> Oléosaccharure de cannelle, quatre-
> vingts centigr.

Mêlez et divisez en V poudres, une poudre tous les quarts d'heure, en tout 4 à 5.

Ou bien :

> *Pr.* Poudre de seigle ergoté, 5 gr.
> Oléosaccharure de cannelle, 5 gr.

Mêlez et divisez en V poudres : une tous les quarts d'heure ou toutes les demi-heures.

En pilules :

> *Pr.* Ergotine, 1 gr.
> Poudre et extrait de réglisse, q. s.

Pour faire 18 pilules. 2 pilules tous les quarts d'heure.

En infusion :

> *Pr.* Infusion de seigle ergoté, 5 gr. sur 150 gr.
> Sirop simple, 25 gr.

Une cuiller à bouche tous les quarts d'heure ou toutes les demi-heures.

Ou :

> *Pr.* Poudre de seigle ergoté, 3 gr.
> Eau de cannelle, 70 gr.
> Sirop simple, 25 gr.

Bien agiter avant de s'en servir : tous les quarts d'heure une cuiller à café.

Ou :

> *Pr.* Extrait hémostatique, 3 gr.
> Sirop de framboises, 50 gr.
> Sirop simple, 10 gr.

Toutes les quinze à trente minutes une cuiller à thé dans un verre d'eau sucrée.

Ou :

> *Pr.* Extrait de seigle ergoté (1), 3 à 4 gr.
> Huile volatile de cannelle, II gouttes.
> Sirop simple, 100 gr.

Toutes les quinze à trente minutes une cuiller à café.

(1) Mode de préparation presque identique à celui de l'ergotine Bonjean. (Note du traducteur.)

Ou :

> *Pr.* Extrait hémostatique, 3 à 4 gr.
> Teinture de cannelle, 30 gr.

Toutes les quinze à trente minutes, 30 à 40 gouttes.

Ou :

> *Pr.* Extrait hémostatique, 4 gr.
> Mucilage de gomme arabique, 15 gr.
> Sirop simple, 15 gr.
> Eau d'amandes amères, 150 gr.

Toutes les quinze à trente minutes, 2 cuillers à soupe.

Ou :

> *Pr.* Extrait de seigle ergoté, 4 gr.
> Eau dist., 120 gr.
> Sirop d'écorces d'oranges, 30 gr.

Voir ci-dessus.

Si le médicament n'est pas gardé et qu'ainsi l'administration par voie buccale ne soit pas possible, on donnera une injection sous-cutanée de :

> *Pr.* Ergotine, 1 à 2 gr.
> Alcool à 40°, 2 gr.
> Glycérine pure, 6 gr.

Toutes les demi-heures, injecter une seringue de Pravaz pleine.

Ou :

> *Pr.* Extrait aqueux de seigle ergoté, 3 gr.
> Glycérine pure, 7 gr. 50.
> Eau dist., 7 gr. 50.

Comme ci-dessus.

Si au lieu des contractions espérées se développe un spasme de l'utérus, avec rigidité du col, l'accouchement devra être provoqué : il faudra agir de même si les autres moyens en dehors de l'ergot échouent; il suffit en effet souvent de l'introduction d'une des branches du forceps, ou de la déflexion artificielle de la tête pour exciter les contractions, mais il faut surtout ne faire que des tractions lentes, entre-coupées de temps de repos.

Le moment à choisir pour provoquer l'accouchement est celui où la mère ou l'enfant semblent courir un danger qu'une intervention peut éloigner, mais dans le cas seulement où cette intervention n'est pas plus dangereuse que l'accident observé.

Les *indications* principales du *seigle ergoté* sont :

1º L'inertie utérine dans le cours d'un accouchement normal avec présentation de la tête, le bassin étant normal. et si l'orifice est effacé, ou aussi quand la tête est descendue. Il faut enfin qu'il n'y ait pas danger de mort pour la mère ni pour le fœtus, ou pour tous deux, ce qui forcerait à une intervention plus active.

2º Les meilleurs résultats seront obtenus avec le seigle dans la troisième période, après la sortie du nouveau-né hors de l'utérus. Si l'on craint qu'immédiatement avant l'expulsion du fœtus, les contractions ne s'arrêtent tout à fait après un certain ralentissement, on donnera de suite l'ergot, peu d'instants avant la période d'expulsion.

Les *contre-indications* pour *l'ergot* sont :

1º La dégénérescence ou l'atrophie de la paroi utérine.

2º Un obstacle mécanique dans les cas de rétrécissement du bassin, de position anormale du fœtus, de rigidité des parties molles ou de tumeurs.

3º La fièvre.

4º La faiblesse ou l'irrégularité des bruits du cœur fœtal.

5º Si, deux heures après l'administration d'une première dose de seigle, l'accouchement ne commence pas ou si la terminaison de l'accouchement n'est pas à espérer avant quelque temps.

En donnant le seigle ergoté, il faut recourir à un petit nombre de doses massives (un demi à un gramme toutes les dix ou quinze minutes), car si on donne l'ergot d'heure en heure, l'existence du fœtus sera compromise et l'on ne verra pas se produire de contractions, si elles ne se sont pas montrées tout de suite après les premières doses. Il faut se servir d'une préparation aussi fraîche que possible et c'est à l'extrait aqueux qu'il faudra donner la préférence (ce dernier est aussi connu comme hémostatique). Il faut toujours indiquer sur l'ordonnance que le pharmacien ne doit pas la répéter, pour éviter des abus : on gardera ce qui n'a pas été utilisé.

L'ergotine très pure sera aussi employée hypodermiquement :

> *Pr.* Ergotine, 1 gr.
> Eau dist., 10 ou 5 gr.
> Glycérine pure, 2 gr.

Une seringue de Pravaz pleine ou une demi-seringue.

Pour exciter les contractions de l'utérus en vue de l'expulsion du placenta, des frictions répétées, pratiquées sur l'utérus, sont fort utiles. On saisit le fond de l'utérus, à travers les parois abdominales flasques, avec une main, et on frictionne énergiquement ; on peut aussi utiliser l'éther versé goutte à goutte sur l'abdomen, car les contractions s'établiront alors par voie réflexe.

Si la faiblesse des contractions est une conséquence, dans la première ou la seconde période, d'une agitation nerveuse, on donnera le calmant suivant :

> *Pr.* Extrait de chanvre indien, soixante
> à quatre-vingts centigr.
> Sucre blanc, 3 gr.

Mêlez et divisez en VI poudres : prendre 2 à 3 poudres à de courts intervalles.

Quand il y a contracture continue, que l'utérus ne cesse de rester rigide, et qu'il se produit un affaiblissement des contractions, ou que l'utérus est très sensible et que les contractions sont inefficaces, on donnera des doses d'opium de cinq à dix centigrammes.

> *Pr.* Opium pur, cinquante centigr.
> Sucre blanc, 3 gr.

Mêlez et divisez en X poudres. A prendre 1 à 2 poudres.

Pr.   Hydrate de chloral, 2 gr.

Faire dissoudre dans :

> Eau dist., 50 gr.
> Mucilage de gomme arabique, 10 gr.
> Sirop de framboises, 10 gr.
> Teinture d'oranges, XX gouttes.

Tous les quarts d'heure une cuiller à soupe ; on pourra aussi faire une injection hypodermique de morphine ou chloroformer.

Si les *contractions sont très douloureuses*, on fait prendre à la femme une position convenable, de préférence sur le côté, pour empêcher l'action très énergique des muscles abdominaux : en outre, la femme ne devra pas pousser.

Dans les cas légers, on calmera la parturiante au moyen d'un bain chaud, ou d'un enveloppement de Priessnitz autour de l'abdomen, ou d'une injection sous-cutanée de morphine ou au moyen du chloral : les cas graves seront modifiés par une chloroformisation profonde.

Soins à donner à l'accouchée.

La chambre sera, si possible, spacieuse, élevée et bien aérée. Il n'y a pas lieu de l'assombrir beaucoup, et souvent cette pratique est fatigante pour la femme. En été, on laissera une fenêtre ouverte, et en hiver on renouvellera souvent l'air.

Le lit sera composé d'un sac de paille et d'un matelas : ce dernier sera recouvert de toile cirée ; par-dessus, un drap.

L'accouchée aura une position horizontale autant que possible, mais il faut cependant se guider d'après les commodités de la femme.

Les premières heures après l'accouchement, il faut une tranquillité absolue.

Si les douleurs ont été longues, violentes et qu'on ait dû faire des opérations, on pourra donner une dose de cinq centigrammes d'opium, aussitôt que la ceinture aura été placée autour de l'abdomen, et que les linges souillés auront été enlevés.

L'accouchée se livrera au sommeil sous la garde de la sage-femme ou d'une matrone intelligente.

Toute agitation sera défendue, et on cherchera à obtenir une tranquillité absolue.

En outre il faut soigneusement tenir compte des symptômes suivants :

1° *Rétention d'urine.*

Avant de partir, le médecin n'oubliera pas de recommander à la sage-femme de prier l'accouchée d'uriner, au bout de quelques heures.

La rétention d'urine provient de deux causes :

1° Une sorte de paralysie de la vessie par hyper-extension ; 2° une occlusion de l'urèthre par gonflement œdémateux.

Dans le premier cas, caractérisé par un grand volume de la vessie, etc., on donnera :

Pr. Extrait de seigle ergoté liquide, 10 gr.

A prendre toutes les 10 à 15 minutes, vingt gouttes pendant une à deux heures.

Dans le second cas, le seul traitement est le cathétérisme.

2° *Les tranchées.*

Elles peuvent être plus violentes que les contractions et elles sont en général la conséquence de la présence de caillots dans la cavité utérine : ces caillots, en dilatant les parois de l'organe, provoquent des contractions spasmodiques.

On peut éviter les tranchées en comprimant fortement et d'une façon continue le fond de l'utérus pendant l'expulsion du tronc du fœtus. Cette compression sera exercée pendant toute la durée de l'expulsion du placenta : on arrivera ainsi à obtenir dans l'utérus une contraction permanente, qui fera se resserrer les parois des vaisseaux utéro-placentaires avec une assez grande énergie pour s'opposer à toute hémorragie intra-utérine.

Si les tranchées se manifestent quelques heures après l'accident, on les supprimera souvent facilement, en pressant à nouveau sur le fond de l'utérus. De cette façon, les caillots seront expulsés. Cette pression ne sera essayée que pendant quelques heures après l'accouchement, car on pourrait sans cela assister au développement d'une inflammation consécutive. On prescrira :

> *Pr.* Opium pur, deux centigr. par dose.

Ou :

> *Pr.* Poudre de Dower, 1 gr.
> Sucre blanc, 2 gr.

Mêlez et divisez en V poudres : prendre 1 à 2 poudres.

> *Pr.* Teinture d'opium benzoïque.

Prendre de temps en temps vingt à quarante gouttes.

3º *Les lochies.*

Ce sont les écoulements commençant pendant l'accouchement et continuant jusqu'à la fin des couches ; les lochies sont d'abord sanguinolentes pendant quelques jours, puis verdâtres, épaisses et huileuses, pour ainsi dire, et à la fin claires et séreuses : elles durent en tout quelques jours, mais dans certains cas quatre à cinq semaines.

Dans les premières vingt-quatre heures, la femme en couches salira 10 à 12 serviettes.

Le second jour l'écoulement a déjà beaucoup diminué, et l'on usera de beaucoup moins de serviettes.

En même temps, on fera des lavages, deux fois par jour, dans le vagin, avec :

> *Pr.* Acide phénique pur, 30 gr.
> Glycérine pure, 20 gr.
> Eau commune, 200 gr.
> (*Us. ext.*)

Le premier jour, chaque injection contiendra une à deux grandes cuillers pour 400 gr. d'eau tiède, plus tard le même nombre de cuillers pour 300 gr. d'eau seulement.

Si l'involution utérine est retardée, et que l'utérus dépasse la symphyse même quelques jours après l'accouchement, sans qu'il y ait de maladies intercurrentes, on donnera :

> *Pr.* Ergotine, 15 gr.
> Ergot de seigle, 15 gr.
> Teinture de noix vomique, 15 gr.
> Teinture d'acétate de fer, 15 gr.
> Teinture de cannelle, 15 gr.

4 fois par jour une cuiller à café dans un verre d'eau sucrée.

Si la femme est délicate, anémique, que l'écoulement lochial soit abondant et clair, bien que l'utérus soit revenu à l'état normal, on donnera le tonique suivant :

> *Pr.* Sulfate de quinine, 1 gr., 20.
> Sulfate de fer cristallisé,
>   quatre-vingts centigr.
> Extrait de noix vomique,
>   trente centigr.
> Poudre de capsicum, trente centigr.

Mêlez et divisez en XII poudres. Une poudre à la fin du repas.

Cet état est souvent accompagné d'une sécrétion lactée abondante, mais temporaire ; la malade deviendra, à la suite de cette double soustraction des liquides, disposée au nervosisme, à la céphalalgie et à l'insomnie. On donnera alors un peu d'opium, environ six centigrammes en vingt-quatre heures.

IV. *Métrorragies post partum.*

Elles proviennent d'une atonie utérine et se présentent le plus souvent dans les vingt-quatre heures qui suivent l'accouchement.

Si l'hémorragie se présente dans les soixante-douze heures qui suivent l'accouchement, on enlèvera de suite le bandage abdominal et l'on examinera bien la tumeur formée par l'utérus : si la tumeur est affaissée et qu'un prudent et minutieux examen de l'utérus et du vagin démontre la présence de caillots, on expulsera ces derniers par une pression énergique sur l'utérus et on les extraira du vagin avec le doigt.

Si l'hémorragie persiste, on continue à presser sur l'utérus et l'on introduit des morceaux de glace dans le vagin.

S'il n'y a pas de symptômes graves à la suite de l'hémorragie, on donnera une dose entière (1/2 à 1 gr.) de seigle ergoté avec vingt gouttes de teinture de noix vomique. Toutes les demi-heures, on renouvellera la dose jusqu'à ce que l'utérus ait repris sa contractilité. En général 2 à 3 doses suffisent. Autre prescription :

> *Pr.*   Infusion de seigle ergoté, 8 gr. sur 200 gr.
> Élixir acide de Haller, 1 gr. 50 à 2 gr.
> Sirop de framboises, 20 gr.

Toutes les 5 à 10 minutes une cuiller à soupe, jusqu'à ce que des contractions utérines manifestes se développent.

> *Pr.*   Extrait de seigle ergoté, 5 gr.
> Mucilage de gomme arabique, 15 gr.
> Sirop de framboises, 15 gr.
> Eau d'amandes amères diluée (1), 60 gr.

Toutes les heures ou toutes les deux heures une cuiller à soupe.

> *Pr.*   Liqueur acide de Haller, 6 gr.
> Laudanum de Sydenham, 2 gr.
> Teinture de cannelle, 12 gr.

Toutes les heures vingt gouttes dans de la crème d'orge.

> *Pr.*   Infusion de seigle ergoté, 5 gr. sur 150 gr.
> Gomme arabique, 5 gr.
> Extrait de chanvre indien, dix centigr.
> Sirop simple, 25 gr.

Une cuiller à soupe toutes les demi-heures.

(1) Eau d'amandes amères (pharm. française), 1 ; eau distillée, 30. (Note du traducteur.)

Pr. Laudanum de Sydenham, 5 gr.
Teinture de seigle ergoté, 5 gr.
Teinture de cannelle, 10 gr.

Toutes les heures 10 à 20 gouttes.

Pr. Oléosaccharure de cannelle (ou poudre
d'écorce de cannelle), 6 gr.

Divisez en 12 poudres : toutes les cinq à quinze minutes
une poudre.

Pr. Poudre de seigle ergoté, 5 gr.
Poudre de racine d'ipéca, quarante
à soixante centigr.

Mêlez et divisez en XII poudres : toutes les heures ou
toutes les deux heures une poudre.

Pr. Teinture de cannelle, 50 gr.

Une cuiller à café toutes les demi-heures. S'il y a collapsus :

Pr. Teinture de fer acétique éthérée. 10 gr.
Éther acétique pur, 5 gr.

Toutes les demi-heures vingt gouttes.

En outre, si les pertes sont intenses, linges trempés d'eau
froide sur le ventre, injections vaginales froides ou glacées;
on injectera aussi de l'eau dans l'utérus, quelquefois additionnée de 2 gr. d'alun, ou de cinquante centigr. de tanin,
ou de trente centigr. de sulfate de zinc ou enfin de perchlorure de fer (II à III gouttes par dose). Comme tonique, du
rhum ou bien :

Pr. Eau de mélisse, 100 gr.

Ou :

Eau de menthe poivrée, 100 gr.
Esprit de nitre dulcifié, 2 gr.

A donner par cuillers à café.

Les femmes en couches suivront les prescriptions ci-dessous :

Rester les sept premiers jours continuellement au lit, dans

une position horizontale si possible. Au bout d'une semaine la femme pourra se lever pendant une heure, elle restera assise dans un fauteuil. Au bout de quelques jours elle s'habituera à être levée toute la journée, mais elle ne quittera pas la chambre, même pendant la saison chaude, avant la fin de la seconde semaine.

La température de la chambre sera constante (environ 19° cent.); pour éviter tout refroidissement, on chauffera les linges avant l'emploi. La chambre sera chaque jour aérée.

Régime de la femme en couches.

La femme ne sera pas soumise à un régime débilitant. L'alimentation sera bonne, nourrissante, facile à digérer, et de quantité suffisante.

La femme, épuisée par le travail, a avant tout besoin de repos. Si elle demande des aliments, on donnera ce qui lui fera plaisir, par exemple une tasse de bouillon de bœuf ou de poulet, ou une tasse de café, de thé ou de gruau. Peu importe le fortifiant choisi, pourvu que la femme en prenne suffisamment. Dès que l'appétit se montre (ce phénomène est subordonné à l'état général de la femme et n'est pas dépendant d'une question de jours), on donne une nourriture progressivement plus substantielle, de la volaille, du filet de bœuf ou du veau. En résumé, alimentation simple et nutritive en quantité suffisante : avec ce régime, la femme se trouvera mieux, dormira mieux et ses fonctions seront moins troublées que si on restreint son alimentation. De cette façon, on aura bien moins souvent à lutter contre les symptômes nerveux si pénibles qui se présentent si souvent après les couches. La montée du lait se fera sans aucune perturbation, ce qui jadis ne se voyait guère : beaucoup d'affections puerpérales ne sont en effet causées que par l'épuisement et l'inanition.

Les deux ou trois premiers jours, on ne donnera que des bouillons tièdes, des crèmes de riz ou d'orge ; le quatrième jour, si l'appétit commence à se montrer, un potage avec un peu de petit pain ; on pourra même permettre de la viande rôtie

dégraissée tendie, coupée en petits morceaux, ou des œufs.
Peu à peu, on en vient à l'alimentation ordinaire, et si la
femme ne doit pas nourrir, elle pourra prendre de la bière le
quatrième ou cinquième jour. Le cinquième jour, on donnera un peu de compote ou un plat de farineux, le sixième
ou septième jour, un peu de café léger comme premier
déjeuner. La boisson la plus recommandable est le lait
coupé. Il serait sans doute plus rationnel d'alimenter
énergiquement la femme en couches dès l'abord, en raison
de toutes les pertes sanguines qu'elle a subies, car la montée
du lait se fera alors dans de meilleures conditions, mais il
n'est guère possible d'introduire ces coutumes dans la pratique, car toute espèce d'affection puerpérale serait alors,
quoique à tort, considérée par l'entourage comme la conséquence de la méthode nouvelle.

C'est pourquoi il est préférable de ne laisser reprendre à
la femme en couches son alimentation ordinaire que vers le
quatorzième jour, en évitant soigneusement de surcharger l'estomac, ou de donner des aliments produisant du ballonnement
ou encore des mets aigres ou fortement épicés, si la femme
nourrit elle-même.

Le vin, le thé russe et toutes les boissons excitantes seront supprimés pendant la période de lactation tout entière,
et non pas seulement pendant la période puerpérale.

Allaitement.

La mère, s'il n'y a aucune contre-indication, nourrira elle-
même son enfant ; la vanité et les commodités personnelles
ne sont pas une excuse suffisante pour négliger ce devoir.

Contre-indications à l'allaitement.

1° Faiblesse constitutionnelle de la mère, ou naturelle ou
acquise par des maladies : dans ces cas, la sécrétion lactée
sera insuffisante et la mère souffrira de ce surcroît de travail.

2° Des mamelons mal développés ou excoriés, que l'enfant

ne peut saisir avec ses lèvres, car ils ne dépassent pas suffisamment le plan de l'aréole.

3° Toutes les maladies inflammatoires aiguës ou les affections constitutionnelles (rachitisme, scrofule, tuberculose, syphilis, cancer, etc.).

4° Affections morbides ayant modifié les mamelles elles-mêmes. Par exemple : cicatrices nombreuses, provenant d'abcès antérieurs, augmentation de consistance de la glande, faisant soupçonner un carcinome latent, eczéma, érésipèle, etc. Il en est de même si les aréoles sont atteintes, et si les mamelles sont si peu développées qu'on ne doit pas s'attendre à une sécrétion lactée suffisante.

5° La galactorrée, qui modifie la qualité du lait et le rend impropre à la lactation.

6° Prédispositions héréditaires : une femme de famille tuberculeuse ne nourrira pas elle-même.

Une ancienne syphilis ne s'oppose pas à l'allaitement, mais une syphilis toute récente est une contre-indication, car l'enfant viendra dans ce cas au monde en bonne santé.

Les affections chroniques, l'épilepsie et les troubles nerveux graves, ainsi que les dermatoses chroniques et l'anémie maternelle, s'opposent à l'allaitement par la mère.

Durée de l'allaitement.

Règle générale, pour la durée moyenne de l'allaitement : si la sécrétion lactée est suffisante, que la mère reste bien portante, on continuera l'allaitement jusqu'à ce que l'enfant ait ses premières dents, entre le sixième et le dixième mois.

Cas où l'on doit sevrer l'enfant avant cette époque.

1° Si la sécrétion lactée devient insuffisante, ou disparaît trop tôt, par suite de maladie, du retour de la menstruation, de grossesse, etc.

2° S'il existe des excoriations et fissures de grandes dimensions sur les mamelons, car l'allaitement sera alors fort douloureux.

3° Si une mastite ou une inflammation viscérale surviennent.

4° Si une maladie constitutionnelle se développe chez la mère.

5° Si la mère s'affaiblit et maigrit beaucoup : dans ce cas, l'allaitement serait gravement compromis.

6° Si l'enfant ne prospère plus.

Le traitement des *fissures du mamelon* sera le suivant : on cherchera, entre les repas de l'enfant, à recouvrir les fissures de petites compresses trempées dans l'eau froide. Si cela ne suffit pas, on emploiera l'eau de Goulard, ou bien on cautérisera légèrement une fois par jour au nitrate d'argent.

Après chaque repas, le mamelon sera soigneusement nettoyé avec un linge fin et on appliquera largement une solution d'acétate de plomb.

Avant la tettée, il faut procéder à un nettoyage soigneux et renouveler le pansement après chaque repas ; si les crevasses ont peu d'étendue, on essuiera après chaque repas avec soin et on badigeonnera le mamelon 3 ou 4 fois avec de la teinture de benjoin. Il se produit ainsi une sorte d'épiderme artificiel qu'il faut reconstituer après chaque repas : on peut aussi employer les bouts de sein. La première application de la teinture provoque en général un sentiment de cuisson, mais les badigeonnages ultérieurs sont indolores.

S'il y a *suppuration au début*, on supprime l'allaitement : plus on agira vite, et plus vite on en obtiendra la guérison : il suffit souvent de cesser l'allaitement pendant vingt-quatre à trente-six heures. — On videra les mamelles par de légères frictions, en usant de beaucoup de tact et de persévérance. Puis on badigeonne deux fois par jour la surface suppurante avec une solution de nitrate d'argent de soixante centigr. sur 30 gr. d'eau distillée.

Les *crevasses* ou *fissures* de la base du mamelon donnent

lieu à des douleurs intenses ; il faudra ici toucher le fond de la fissure avec un crayon de nitrate et la recouvrir de collodion en badigeonnages.

L'inflammation du mamelon se reconnaît à la forme conique, à la couleur rouge, au gonflement et à l'hyperesthésie de l'organe atteint : on recouvrira ce dernier de cataplasmes de mie de pain mélangée à du lait, pendant quelques heures, puis on le protégera avec une compresse fine, trempée dans une solution composée de parties égales d'acétate basique de plomb et d'eau distillée, ou imbibée du liquide suivant :

> *Pr.*   Eau de roses, 100 gr.
> Solution d'acétate de plomb, 15 gr.
> Extrait aqueux d'opium, 3 gr. 50.
> (*Us. ext.*)

Si l'inflammation est calmée et que l'allaitement ne cause plus de douleurs, il faudra bien nettoyer le mamelon. Après le repas, on emploie le topique suivant :

> *Pr.*   Eau de roses, 50 gr.
> Glycérine, 50 gr.
> Tanin, 6 gr.
> (*Us. ext.*)

L'eczéma du mamelon est une affection très rare mais très désagréable. On trouvera grand avantage à employer la pommade suivante :

> *Pr.*   Onguent rosat, 30 gr.
> Carbonate de magnésie, 2 gr. 50
> Calomel, 3 gr.
> (*Us. ext.*)

Les principes prophylactiques suivants préviendront cette complication :

1º Grande propreté : ne pas négliger d'enlever les plus petites parcelles de lait sur les mamelles, après chaque repas de l'enfant. Si l'auréole est sensible et le mamelon excorié.

2º Un peu d'eau de Saturne.

Pr. Eau de Saturne, 5 gr.
Carbonate de zinc, 5 gr.
Glycérine, 3 gr. 50.
Axonge, q. s. pour faire 30 gr.
de pommade. (*Us. ext.*)

3° Frictionner matin et soir avec un peu de glycérine contenant du tanin ; on enlèvera les moindres traces de ce topique avant le repas de l'enfant.

S'il survient de la *galactorrhée* (dans ces cas l'état général est toujours compromis), on tâchera de provoquer rapidement des selles copieuses, ce qu'on peut facilement obtenir avec un peu de sulfate de magnésie. En outre, on surveillera l'alimentation.

Si la *galactorrhée* est encore plus *accentuée,* que le lait s'écoule constamment, même lorsque l'enfant a cessé de teter (ce qui arrive en général aux deux seins), on tâchera d'enrayer cette hypersécrétion par un bandage compressif.

Si l'on restreint l'alimentation et qu'on défende la bière, car cette boisson augmente la sécrétion lactée, on arrive souvent à faire disparaître ces phénomènes inquiétants. Si l'on n'a rien obtenu, on donnera une dose de sels purgatifs, pour faire une dérivation sur l'intestin. Si ce dernier moyen est inefficace, on donnera surtout de l'iodure de potassium.

Pr. Iodure de potassium, 2 gr.
Eau dist., 100 gr.
Sirop de framboises, 20 gr.

Une cuiller à soupe le matin, à midi et le soir.

En outre, on placera des bouts de sein, et on fera des frictions avec des substances grasses (graisses, suif, vaseline, etc.).

En cas de *mastodynie,* bandage, surtout si les seins sont lourds ; on donnera aussi des vêtements chauds. En outre on prescrira les pommades suivantes :

Pr. Extrait de belladone, 15 gr.
Emplâtre de savon, 20 gr.
(*Us. ext.*)

Frictions matin et soir.

> *Pr.* Chloroforme, 20 gr.
> Huile de jusquiame, 40 gr.
> (*Us. ext.*)

A employer le matin et le soir.

> *Pr.* Teinture de belladone, 10 gr.
> Eau d'amandes amères concentrée (1), 20 gr.
> Élixir acide de Haller, 8 gr.
> (*Us. ext.*)

Frictions matin et soir avec une cuiller à café pleine du liniment.

Pour activer les *contractions de la matrice* dans les premiers jours après l'accouchement et pour éviter ainsi des métrorragies et d'autres conséquences néfastes, on pourra donner du seigle dans les premiers jours après l'accouchement.

> *Pr.* Infusion de seigle ergoté, 8 gr. sur 200 gr.
> Élixir acide de Haller, XV gouttes.
> Sirop de framboises, 25 gr.

Toutes les deux heures 2 cuillers à soupe.

> *Pr.* Extrait de seigle ergoté, 1 gr., 50.
> Élixir acide de Haller, 1 gr.
> Eau dist. de framboises ou
> eau dist. de menthe poivrée, 120 gr.
> Sirop de framboises, 20 gr.

Toutes les deux heures 1 à 2 cuillers à soupe.

Fièvre puerpérale.

Symptômes principaux : 1° fièvre de 40 à 41°, avec pouls de 100 à 150 et davantage, 2° douleurs abdominales, sensibilité extrême de l'utérus, à la palpation ; 3° modification de lochies qui prennent une mauvaise odeur, etc.

Il n'y a pas de maladie qui exige plus de discernement dans le choix des remèdes, plus de sang-froid et plus de soins que la *fièvre puerpérale*.

---

(1) A 0,60 d'acide cyanhydrique pour 1000 d'eau distillée, donc un peu plus faible que la préparation française. (Note du traducteur.)

Le traitement sera avant tout *prophylactique.*

I. Le premier devoir du médecin est d'abréger le temps du travail, et de terminer toujours l'accouchement avant qu'un écoulement putride ne se développe. Le danger d'infection réside moins dans la difficulté de l'accouchement, que dans la *durée trop longue* de ce dernier.

Il faut ensuite éviter de transporter sur les plaies de l'accouchée des germes infectieux. Le médecin nettoyera à fond les instruments, les ustensiles ainsi que ses mains, et surtout aussi celles de la sage-femme au moyen d'une solution désinfectante concentrée (acide phénique 5 %, sublimé au millième, acide salicylique, permanganate de potasse, préparations chlorées). Tous les objets entrant en contact avec l'accouchée et surtout avec les parties génitales de cette dernière, seront neufs ou au moins désinfectés à fond. Après usage, on enlève ces objets et on les désinfecte à nouveau.

Pour éviter toute espèce d'autoinfection, on nettoie chaque jour le vagin avec une solution phéniquée de 2 à 3 %; les plaies, les abcès des organes génitaux externes seront désinfectés avec une solution plus concentrée (5-10 %). En cas d'abcès, on fera une incision aussitôt que possible, pour évacuer le pus.

Pour ce qui est du *traitement de la fièvre puerpérale,* nous n'avons aucun *remède spécifique* pour enrayer la pyémie ou la neutraliser, le traitement sera donc purement symptomatique.

En présence de l'hyperactivité cardiaque (les pulsations montent parfois au chiffre effrayant de 120 à 160 par minute), il faut avant tout recourir à l'eau froide employée méthodiquement.

L'*hydrothérapie* est tout indiquée en cas de fièvre (40°, 41° et davantage), à caractère continu ou faiblement rémittent, et si des troubles psychiques (céphalées, délires, etc.), entrent en scène, enfin si l'organisme a besoin de toute son énergie pour lutter contre l'hyperthermie.

La méthode la plus commode est le bain froid, la baignoire n'étant remplie qu'à moitié. Voici comment on procède :

Avant que la malade ne soit placée dans la baignoire

(l'eau aura environ 23° et sera ramenée par additions suc-cessives à 12-10°), on fera, pour empêcher la congestion possible, des enveloppements de linges mouillés autour de la tête, on mouillera la poitrine, les yeux, le visage : puis la malade, si elle n'a pas la force d'entrer seule dans la baignoire, sera installée dans son bain. Aussitôt une aide verse sur elle l'eau prise dans la baignoire, pour mouiller rapidement le corps entier. Pendant qu'on pratique ces affusions, on frictionnera continuellement la nuque et le dos. Cette pratique sera continuée aussi longtemps (6 à 10 minutes en moyenne) qu'un abaissement marqué de température n'aura pas été observé.

Si le demi-bain est moins froid et plus prolongé, la réaction se montre plus lentement, mais l'abaissement de température dure plus longtemps qu'avec le demi-bain plus froid, qui agit plus vite et moins longtemps.

Les demi-bains sont *contre-indiqués* :

1° En cas de *collapsus*, quand la fièvre n'est pas assez élevée pour exiger impérieusement leur emploi.

2° Quand l'*adynamie est considérable*, car celle-ci augmente avec la soustraction de la chaleur.

3° Chaque fois que le transport du lit à la baignoire est devenu dangereux, par exemple en cas d'*hémorragie*, qu'elle provienne de l'utérus, de l'intestin ou du poumon.

4° Dans le *stade de frisson de la fièvre*.

Les enveloppements de *draps mouillés froids* ont aussi une grande efficacité. Pour les appliquer, on agira de la façon suivante : on place deux lits l'un à côté de l'autre. Dans chaque lit, des draps mouillés, dans lesquels on emmaillotte la patiente alternativement ; la malade doit être changée de lit toutes les 5 à 10 minutes. Cette pratique sera suivie entre 12 et 24 fois de suite; on se guidera sur les forces de la malade et l'intensité du processus puerpéral.

En cas de fièvre légère, on se contentera d'appliquer le froid sur le tronc. A cet effet, on emploiera quelques grands draps trempés d'eau froide, qu'on appliquera sur la partie antérieure du tronc et qu'on changera souvent : le résultat est en général excellent.

Parmi les médicaments internes, la quinine est à préférer.

Pour obtenir une action antipyrétique sérieuse, il faudra donner 1 à 2 grammes en une seule dose.

Il faut employer la solution comme mode d'administration : en donnant du sulfate de quinine, ajouter un peu d'acide sulfurique :

> *Pr.*   Sulfate de quinine, 3 gr.
> Acide sulfurique dilué, q. s.

Pour faire dissoudre (VIII à XII gouttes).

> Eau dist., 140 gr.
> Sirop de framboises, 25 gr.

A prendre en une fois le tiers ou la moitié de la bouteille.

Le chlorhydrate de quinine est cependant préférable, car il est plus soluble et contient un peu plus de substance active. Les doses sont les mêmes.

> *Pr.*   Chlorhydrate de quinine, 2 gr.
> Sucre blanc, 3 gr.

Mêlez et divisez en quatre poudres, tous les quarts d'heure une poudre.

Si la solution est désagréable à prendre, si elle donne des nausées, on donnera la quinine en cachets, de façon à faire rendre un demi-gramme toutes les 10 minutes.

Pour obtenir un effet antipyrétique certain, il faut de toute nécessité que la dose de 1 à 2 grammes soit absorbée en une demi-heure ou en une à deux heures au plus. Si on fractionne cette dose, l'effet ne se produira pas.

Il ne faut pas cependant recommencer de suite à donner ces grandes doses, mais attendre vingt-quatre heures.

Le meilleur moment pour prendre la quinine est de trois à sept heures du soir, car l'abaissement de température tombera sur le moment où la courbe thermique est descendante, c'est-à-dire 8 à 12 heures après l'ingestion.

Au lieu de quinine, on pourra, pour éviter des nausées et des vomissements, donner le salicylate de soude; ce dernier est cependant contre-indiqué dans les cas de faiblesse du cœur. Le salicylate, en effet, présente, outre son action antithermique, un effet d'accélération du rythme cardiaque, par conséquent un abaissement dans la tonicité du cœur. Il ne faut donc jamais recourir au salicylate si la fréquence du pouls est excessive (144 pulsations à la minute et davantage). Si au contraire le pouls n'est pas trop fréquent et le cœur en bon état, on peut donner ce médicament sans crainte dans toute espèce d'affection fébrile. En général l'effet se produit plus rapidement qu'avec la quinine (une à deux heures après l'injection) : le maximum d'effet antifébrile s'observe entre la quatrième et la sixième heure après l'injection. Il faut donc prendre les doses entre huit et dix heures du soir : il sera utile de donner la dose de 4 à 6 gr. non pas en une fois, à cause de la résorption rapide du médicament, mais en fractionnant pendant une heure à une heure et demie.

De cette façon, les accidents ordinaires (vomissements, etc.) se montreront moins souvent.

> *Pr.* Salicylate de soude, 4 gr.
> Eau dist., 150 gr.
> Sirop de framboises, 25 gr.

Prendre entre huit et dix heures du soir, tous les quarts d'heure ou toutes les demi-heures, le quart de la potion.

Le médicament qui abaisse plus sûrement le pouls, est l'*ellébore vert*. On commence à donner toutes les heures cinq gouttes de teinture de *veratrum viride*. Si au bout de deux à trois heures le pouls ne semble pas influencé, on donnera six gouttes par heure jusqu'à ce que le pouls descende de 120 ou 140, à 90 ou 80 à la minute. L'ellébore sera donné pendant 2 ou 3 jours après que les troubles constitutionnels ont disparu; une fois le pouls ralenti, il suffira de 2 à 4 gouttes toutes les deux heures pour le maintenir en cet état. En cas de vomissement, on attend que le pouls monte à nouveau, et on recommence avec la dose minimum sans discontinuer. L'ellébore doit être considéré non comme un spécifique de l'excitabilité vasculaire, mais comme un précieux moyen de régularisation de cette excitabilité.

En dehors de la fièvre et de la rapidité plus grande des pulsations cardiaques, il faut en outre songer, en présence d'une fièvre puerpérale :

II. A diminuer les douleurs, l'état nerveux, et à *provoquer le sommeil*.

Pour obtenir ce résultat, les narcotiques en doses suffisantes sont indiqués.

> *Pr.* · Opium pur, quinze à vingt-cinq centigr.
> Sulfate de quinine, 2 gr.
> Sucre blanc, 3 gr.

Mêlez et divisez en X poudres : toutes les deux heures une poudre, ce qui diminue les douleurs et supprime le hoquet, si commun dans la péritonite.

On emploiera aussi l'injection hypodermique de morphine.

Il faut en outre, dans les affections puerpérales, tenir compte de :

III. *L'alimentation.* Même dans les cas où il y a anorexie il y a lieu de donner à la malade autant de substances nutritives liquides qu'elle en peut assimiler, et cela à intervalles rapprochés pour éviter autant que possible les vomissements et les indigestions. Il faudra varier les aliments, crainte d'inappétence : on donnera donc des potages, des œufs, du lait toutes les trois à quatre heures pendant le jour, et même 2 ou 4 fois la nuit, si c'est possible.

Aussitôt qu'on observe de la faiblesse, de l'accélération du pouls, des transpirations visqueuses ou froides, ou que les extrémités se refroidissent, il faudra recourir aux alcooliques. Les préférences de la malade décideront du choix de la boisson à prescrire.

Il y a aussi, dans le traitement des affections puerpérales, à diriger son attention sur :

IV. *Les affections locales secondaires, conséquences du processus puerpéral.*

Les *ulcérations puerpérales* seront simplement lavées et nettoyées.

Les cautérisations au crayon de nitrate d'argent sont fort douloureuses, et ne deviennent utiles que si l'ulcère présente une tendance envahissante.

En cas d'*endométrite* septique, on constate les symptômes suivants : utérus douloureux, abdomen rétracté (en cas de météorisme il faut craindre une péritonite consécutive), et comme signe pathognomonique une température constamment élevée (38°,5 à 39°). Il faudra aussi être sur ses gardes, si chaque soir la température monte de quelques dixièmes de degré. On fera des injections vaginales détersives et désinfectantes. En outre, on appliquera un enveloppement de Priessnitz (chaleur humide).

Si la couleur des lochies est suspecte, on lavera le vagin, plusieurs fois par jour, avec :

> *Pr.* Infusion d'espèces aromatiques, 800 gr.
> Chlore liquide, 8 gr.
> (*Us. ext.*)

Pour injections vaginales.

> *Pr.* Chlorure de chaux sec, 5 gr.
> Eau dist., 400 gr.
> (*Us. ext.*)

Pour injections.

> *Pr.* Acide salicylique, 5 gr.
> Eau dist., 400 gr.
> (*Us. ext.*)

Pour injections.

> *Pr.* Permanganate de potasse, 8 à 12 gr.
> Eau dist., 160 gr.

Une cuiller à thé pour un demi-litre d'eau tiède en injections.

> *Pr.* Acide phénique, 4 gr.
> Eau dist., 300 gr.
> (*Us. ext.*)

Pour injection.

Dans la *paramétrite et la périmétrite*, il n'est pas nécessaire d'instituer une médication énergique, car ces affections guérissent en général d'elle-mêmes. Symptômes : frisson, fièvre, douleurs dans l'abdomen, et à l'examen bi-manuel, tumeur élastique molle, quelquefois dure, autour de l'utérus ou dans son voisinage immédiat.

Un enveloppement de Priessnitz aura une influence calmante sur l'affection locale et amendera certainement les douleurs.

Les exsudats, souvent considérables, disparaîtront en général avec un repos prolongé au lit : si la malade se lève, avoir pour elle de grands ménagements. La résorption sera activée par des bains de siège simples ou salés, et une médication interne appropriée :

> *Pr.* Iodure de potassium, 8 gr.
> Eau dist., 40 gr.
> Eau de menthe poivrée, 40 gr.
> Sirop simple, 20 gr.

30 gouttes matin et soir.

Si l'exsudat s'est solidifié et ne disparaît pas :

> *Pr.* Onguent napolitain, 20 gr.
> (*Us. ext.*)

Frictions avec gros comme une noisette de la pommade.

En outre, cataplasmes, bains de siège tièdes.

> *Pr.* Iode métalloïde, cinquante centigr. à 1 gr.
> Iodure de potassium, 1 gr.
> Vaseline ou glycérine pure, 40 gr.
> (*Us. ext.*)

Frictionner avec gros comme une noisette de la pommade.

Pour éviter que le péritoine ne soit intéressé par l'inflammation, on donnera de bonne heure des laxatifs : aussitôt que les douleurs se montrent, on administre quelques grandes cuillers d'huile de ricin coup sur coup pour obtenir des selles demi-liquides. Si l'huile n'a pas d'effet, donner des purgatifs salins ou du séné.

Pr.   Calomel, cinquante centigr., à 1 gr.
   Sucre blanc, 4 gr.

Mêlez et divisez en VI poudres : toutes les deux heures une poudre, jusqu'à effet.

Pr.   Décoction de pulpe de tamarin,
      20 gr. sur 120 gr.
      Citrate de magnésie, 25 gr.
      Sirop de mauve, 25 gr.

Une cuiller à soupe toutes les deux heures.

Pr.   Eau laxative de Vienne, 80 gr.
   Sirop de mauve, 20 gr.

A prendre la moitié à la fois, et la seconde moitié une demi-heure plus tard.

Quelquefois le séné n'aura pas d'effet ; on associera dans ce cas le calomel au jalap ou à l'huile de croton.

Pr.   Calomel, 1 gr. 50.
   Poudre de racine de jalap 4 gr.
   Sucre blanc, 4 gr.

Mêlez et divisez en X poudres. Prendre une poudre.

Pr.   Huile de croton tiglium, II gouttes.
   Sucre blanc, 4 gr.

Mêlez et divisez en VI poudres. Prendre une seule poudre.

Si les selles restent diarrhéiques, on s'en tient à une seule administration des remèdes : sinon on donnera une nouvelle dose.

Péritonite.

Quand l'inflammation est généralisée, la fièvre est élevée, l'hyperesthésie considérable au moindre attouchement dans toute l'étendue des parois abdominales, il y a vomissement, etc.; on posera alors 20 à 30 sangsues sur le ventre, aux endroits les plus douloureux. On n'en placera que 12, 15 ou 20, en cas de péritonite partielle ; dans ce cas les symptômes sont moins accusés et l'hyperesthésie limitée à une partie de l'abdomen. On laissera bien saigner les piqûres, puis on mettra sur les points piqués de la glace (vessie de glace, tubes de Leiter, compresses trempées d'eau glacée, etc.). Presque toujours les douleurs jusque-là intolérables s'amendent rapidement et, dans la règle, le danger sera ainsi conjuré. Si les douleurs recommencent, on pourra recourir encore à la glace et aux sangsues.

En cas de péritonite généralisée le péril est grand : s'il n'y a pas de diarrhée, on donnera un laxatif (calomel, etc.), et on continuera les applications locales de compresses glacées : on tâchera d'arrêter les vomissements par des pilules de glace ou du champagne. Si les douleurs sont intenses, injection de morphine. A l'intérieur on donnera :

> *Pr.* Décoction de guimauve, 200 gr.
> Eau de laurier-cerise, 2 à 4 gr.
> Sirop simple, 25 gr.

Une cuiller à soupe toutes les deux heures. Contre les douleurs :

> *Pr.* Chlorhydrate de morphine,
> quatorze centigr.
> Sucre blanc, 4 gr.

Mêlez et divisez en VII poudres.
Toutes les heures ou toutes les deux heures une poudre.
S'il y a diarrhée profuse :

> *Pr.* Tanin, 1 gr.
> Opium pur, dix à vingt centigr.
> Gomme en poudre, 4 gr.

Mêlez et divisez en X poudres : une poudre toutes les deux heures.

> *Pr.* Alun pulvérisé, 1 gr. 60.
> Opium pur, huit à douze centigr.
> Sucre blanc, 2 gr.
> Gomme en poudre, 2 gr.

Mêlez et divisez en VIII poudres. Une poudre toutes les deux heures.

Pr.   Looch blanc, 200 gr.
        Eau de laurier-cerise, 5 gr.
        Chlorhydrate de morphine, dix centigr.

Toutes les heures une grande cuiller.

On donnera cette potion quand l'application des sangsues n'aura pas donné de soulagement, ou en cas de vomissements violents : dans ce dernier cas, on prescrira en même temps des pilules de glace.

En cas de diarrhées violentes avec crampes :

Pr.   Infusion de camomille, 200 gr.
        Laudanum de Sydenham, 1 à 2 gr.
          (*Us. ext.*)

Pour un lavement.

Septicémie puerpérale.

Presque toujours compliquée de fièvre puerpérale, de phlébite, de métrite, de péritonite et d'autres affections puerpérales locales, dont les symptômes se confondent avec ceux de la septicémie ou la masquent. Les symptómes seront donc souvent à peu près les mêmes que dans la fièvre puerpérale proprement dite. On donnera ici des purgatifs, l'eau laxative de Vienne, etc.

En cas de signes typhoïdes :

Pr.   Acide phosphorique dilué
        (ou tartrique ou citrique), 4 gr.
        Eau dist., 200 gr.
        Sirop de framboises, 40 gr.

Toutes les heures une cuiller à soupe.

En cas de frissons, avec la symptomatologie classique, de la quinine :

Pr.   Décoction d'écorce de quinquina royal,
        20 gr. sur 200.
        Teinture éthérée de valériane, 4 gr.
        Sirop d'écorces d'oranges, 20 gr.

Toutes les deux heures 1 à 2 cuillers à soupe.

En cas de délire et de collapsus, du vin ou :

> *Pr.* Camphre en poudre, 1 gr.
> Éther sulfurique, 10 gr.

Pour injections sous-cutanées.

Éclampsie.

Symptômes : convulsions toniques et cloniques, syncopes, issue de salive par les lèvres, respiration stertoreuse ; l'accès peut durer quelques minutes, mais aussi beaucoup plus longtemps et on peut en observer trente de suite et davantage ; en outre, l'apparition d'albumine dans les urines, souvent en grande quantité, décidera du diagnostic, qui pourrait hésiter entre : 1º l'attaque épileptique, qui a beaucoup d'analogie, bien que cependant on n'observe pas alors le long état soporeux consécutif (l'anamnèse permettra en outre d'éclairer le diagnostic) ; 2º les crises hystériques : l'anamnèse, l'absence de la syncope et du coma consécutif seront caractéristiques ; 3º l'attaque d'apoplexie : ici encore l'anamnèse sera nécessaire, et on observera en outre après l'attaque des parésies ou des paralysies.

Traitement. — I. La prophylaxie consiste à combattre l'hypérémie rénale, qu'on reconnaît à l'albuminurie, etc. .

1º Purgatifs salins, comme dérivation :

> *Pr.* Tartrate de potasse et de soude, 25 gr.
> Eau commune, 100 gr.
> Sirop de framboises, 20 gr.

A prendre la moitié en une fois.

> *Pr.* Résine de jalap, 1 gr.
> Calomel, cinquante centigr. à un gr.
> Sucre blanc, 5 gr.

Mêlez et divisez en X poudres : une poudre toutes les deux heures.

> *Pr.*   Citrate de magnésie, 20 à 30 gr.
> Eau, 40 gr.
> Eau de menthe poivrée, 40 gr.
> Sirop simple, 20 gr.

A prendre en 2 ou 3 fois.

> *Pr.*   Résine de jalap, 2 gr.
> Extrait d'aloès, 2 gr.
> Savon médicinal, 2 gr.
> Gomme arabique en poudre, q. s.

Pour faire XXX pilules : 2 à 4 matin et soir, en cas de constipation habituelle.

L'hypérémie rénale devra être combattue par de petites doses de digitale, mais il ne faudra pas longtemps en continuer l'emploi.

> *Pr.*   Acétate de potasse liquide, 25 gr.
> Eau de persil, 160 gr.
> Sirop simple, 20 gr.

Toutes les heures ou toutes les deux heures, 1 à 2 cuillers à soupe.

> *Pr.*   Teinture de colchique, 6 gr.
> Teinture de digitale, 10 gr.
> Esprit d'éther nitrique, 5 gr.

Toutes les trois heures, 20 à 30 gouttes.

> *Pr.*   Poudre de feuilles de digitale,
> cinquante centigr.
> Tartrate acide de potasse purifié, 4 gr.
> Oléosaccharure de citron, 4 gr.

Mêlez et divisez en X doses : une poudre toutes les trois à quatre heures.

> *Pr.*   Acétate de potasse liquide, 20 gr.
> Rob de genièvre, 20 gr.

Ajoutez :

> Esprit d'éther sulfurique composé, 5 gr.
> Eau de fenouil, 120 gr.

Toutes les heures une cuiller à soupe.

Pr. Décoction de racine de bugrane, 200 gr.
Teinture de digitale, 1 gr.

Ajoutez :

Sirop d'écorces d'oranges, 25 gr.

Toutes les deux heures une cuiller à soupe.

L'eau de Vichy et l'eau gazeuse sont agréables à boire et utiles comme diurétiques.

II. Pour éviter l'anémie on donnera des ferrugineux :

Pr. Teinture de perchlorure de fer, 15 gr.
Teinture de Bestuchef, 5 gr.

Le matin, à midi et le soir, 15 à 25 gouttes.

Pr. Éthérolé de perchlorure de fer, 10 gr.
Teinture de malate de fer, 10 gr.
Eau dist. de cannelle, 20 gr.

Le matin, à midi et le soir une cuiller à café dans un verre à liqueur de vin de Malaga.

Le traitement prophylactique de l'éclampsie exige en outre diverses précautions :

III. Éviter les troubles nerveux qui produisent des convulsions et des paralysies. Il faudra donc défendre toute espèce de chagrins, de fatigues, et surveiller la digestion et la régularité des selles. Exiger une bonne ventilation de la chambre de la malade.

Si, malgré tout, les complications nerveuses ne cèdent pas et que la vie de la mère ou de l'enfant en semble compromise, on recourra en désespoir de cause à :

IV. L'accouchement provoqué.

Pendant l'accouchement, on donnera du chloroforme et on accélérera le travail. Après l'accouchement, on surveillera l'excrétion rénale et on évitera toute réplétion de la vessie. En cas d'irritabilité on donnera un narcotique. Quant au traitement de l'éclampsie en elle-même, il se divise en : 1º traitement médical, 2º traitement obstétrical.

1° Le traitement médical devra enrayer les convulsions générales et en empêcher le retour : le premier résultat sera obtenu par la narcose profonde, le second est fort difficile à atteindre.

La narcose sera rapide au moyen du chloroforme : si on est obligé de la prolonger pendant huit, dix, douze heures et plus, il sera utile, une fois la chloroformisation en train, de l'accompagner d'injections de morphine.

On peut aussi employer le chloral en injections.

> *Pr.* Hydrate de chloral, 5 gr.
> Faire dissoudre dans eau, q. s.

Pour faire dix centimètres cubes. Un à quatre centimètres cubes à injecter au moyen de la seringue de Pravaz.

> *Pr.* Hydrate de chloral, 2 gr. 50.

Faire dissoudre dans :

> Eau dist., 12 gr.
> Mucilage de gomme arabique, 15 gr.

A prendre en une ou deux fois.
A l'intérieur :

> *Pr.* Hydrate de chloral, 3 à 5 gr.

Faire dissoudre dans :

> Sirop de gomme, 40 gr.

A prendre en une ou deux fois.
En clystère :

> *Pr.* Hydrate de chloral, 4 à 5 gr.
> Décoction de guimauve, 100 à 140 gr.

2 à 3 cuillers à soupe pour un lavement jusqu'à effet.
Les inhalations de nitrite d'amyle sont aussi très utiles.

> *Pr.* Nitrite d'amyle, 5 gr.

Aspirer une à deux gouttes versées sur un mouchoir.

> *Pr.* Nitrite d'amyle, 3 gr.
> Essence de fenouil, 6 gr.

2 à 4 gouttes sur un mouchoir, pour aspirer.

Pr. Opium, vingt à trente centigr.
Sucre blanc, 2 gr.
Gomme arabique en poudre, 2 gr.

Mêlez et divisez en X poudres : une poudre toutes les demi-heures.

Les enveloppements de Priessnitz autour du corps ont un excellent effet, car ils provoquent des transpirations abondantes, ce qui fait diminuer l'hydrémie.

On peut aussi donner :

Pr. Décoction de guimauve, 200 gr.

Ajoutez :

Tartre stibié, huit centigr.
Sirop simple, 25 gr.

Une cuiller à soupe toutes les demi-heures.
S'il y a en outre maladie de Bright :

Pr. Infusion de feuilles de digitale, cinquante
centigr. à un gr.
Sur 150 à 200 gr. d'eau dist.

Ajoutez :

Crème de tartre,
ou (acétate de potasse liquide), 4 gr.
Sirop de framboises, 30 gr.

Une cuiller à bouche toutes les deux heures.

En outre : lavages vinaigrés, sinapismes, bains tièdes avec affusions froides.

En cas de phénomènes de stase, placez des sangsues derrière les oreilles sur l'apophyse mastoïde (8 à 15 à la fois). Enveloppements d'eau glacée.

2° Le traitement obstétrical de l'éclampsie sera expectant, car l'expérience a montré que chaque irritation externe provoque ou augmente les convulsions : en général, l'activité propre de l'utérus n'en sera pas compromise. Ce n'est que dans les cas où l'accouchement est en train, qu'on pourra en hâ-

ter le dénouement par une intervention opératoire opportune.
En dehors de cette éventualité, éviter toute opération.

En cas d'hémorragies dans les jours qui suivent l'accouchement :

> *Pr.*   Infusion de seigle ergoté, 8 à 10 gr. sur 180
>   à 200 d'eau :

Ajoutez :

> Élixir acide de Haller, 2 à 3 gr.
> Sirop de framboises, 25 gr.

Toutes les cinq à vingt minutes une cuiller à soupe.

> *Pr.*   Seigle ergoté en poudre, 3 à 5 gr.
>   Eau de cannelle simple, 80 gr.
>   Sirop simple, 25 gr.

Bien agiter avant de s'en servir : une cuiller à café tous les
quarts d'heure.

> *Pr.*   Seigle ergoté en poudre, 5 gr.
>   Oléosaccharure de cannelle, 5 gr.

Mêlez et divisez en V poudres : une poudre toutes les demi-
heures ou toutes les heures.

> *Pr.*   Oléosaccharure de cannelle .
>   (ou poudre d'écorce de cannelle), 5 gr.

Divisez en X poudres; toutes les cinq à quinze minutes
une poudre :

> *Pr.*   Teinture de cannelle, 50 gr.

A prendre par cuillers à café.

> *Pr.*   Poudre de seigle ergoté, 5 gr.
>   Poudre de racine d'ipéca, trente
>   à cinquante centigr.

Mêlez et divisez en X poudres : une poudre toutes les deux
heures.

> *Pr.*   Teinture de Bestuchef, 20 gr.
>   Éther acétique purifié, 8 gr.

Toutes les demi-heures quinze à vingt-cinq gouttes.

Puis enveloppements mouillés, froids, autour du ventre. Injections vaginales d'eau froide ou d'eau glacée, ou à l'intérieur de l'utérus, avec ou sans :

> *Pr.* Alun en poudre, 2 gr.
> Tanin pur, cinquante centigr.
> Sulfate de zinc, trente-cinq centigr.

ou :

> Perchlorure de fer, 2 à 4 gouttes.

Tous ces médicaments serviront à une seule injection (1/2 à 1 litre d'eau).

Comme analeptique, si l'on craint un collapsus, du rhum pur, ou encore :

> *Pr.* Eau de mélisse, 120 gr.
> Eau de menthe poivrée, 120 gr.
> Esprit de nitre dulcifié, 2 à 4 gr.

A prendre par cuillers à café.

> *Pr.* Carbonate d'ammoniaque, 3 gr.
> Eau dist., 140 gr.
> Sirop simple, 20 gr.

Une cuiller à soupe toutes les demi-heures ou toutes les heures.

I. Maladies du vagin.

Blennorrhée du vagin, vaginite.

Pour arrêter l'hypersécrétion de la muqueuse vaginale, il faut avant tout s'attaquer aux causes qui la produisent.

La leucorrhée, suite de chloro-anémie, sera souvent guérie sans traitement local par un traitement général approprié ; on donnera des martiaux, p. ex. :

> *Pr.* Sulfate de fer cristallisé, 5 gr.
> Carbonate de potasse, 5 gr.
> Extrait et poudre de gentiane, q. s.

Pour faire soixante pilules.

Le matin, à midi et le soir 2 pilules (6 par jour).

S'il y a en même temps écoulement sanguinolent, on donnera :

>   *Pr.*   Sulfate de fer cristallisé, 4 gr.
>   Carbonate de potasse, 4 gr.
>   Ergotine pure, 1 gr. 50.
>   Extrait et poudre de réglisse, q. s.

Pour faire cinquante pilules. Le matin, à midi et le soir 2 à 3 pilules.

(S'il y a de la constipation sans écoulement vaginal sanguinolent, on remplacera dans la formule précédente l'ergotine par l'extrait d'aloès, 2 gr.)

On donnera aussi la préparation facile à digérer ci-dessous :

>   *Pr.*   Oxyde de fer dialysé, 5 gr.
>   Eau, 150 gr.
>   Sirop de framboises, 25 gr.

Le matin, à midi et le soir une cuiller à soupe.

>   *Pr.*   Carbonate de fer saccharifié, 10 gr.
>   Poudre de racine de rhubarbe, 10 gr.
>   Phosphate de soude, 5 gr.

Matin et soir une pointe de couteau.

>   *Pr.*   Carbonate de fer saccharifié, 15 gr.
>   Sulfate de quinine, 3 gr.

Comme ci-dessus.

>   *Pr.*   Teinture de malate de fer, 10 gr.
>   Teinture stomachique, 10 gr.

Le matin, à midi et le soir, 15 à 20 gouttes sur un morceau de sucre.

>   *Pr.*   Carbonate de fer saccharifié, 12 gr.
>   Extrait de noix vomique, quatre centigr.

Deux pointes de couteau par jour.

>   *Pr.*   Lactate de fer, 5 gr.
>   Sucre blanc, 50 gr.

Matin et soir une pointe de couteau.

En dehors de la chloro-anémie; la leucorrhée peut être causée par un pessaire mal placé ou un prolapsus du vagin : dans ces deux cas, on placera un pessaire approprié.

II. Maladies de l'utérus.

Il est fort important de traiter les affections utérines concomitantes, entre autres le catarrhe cervical.

La propreté suffit quelquefois comme traitement local.

Dans les catarrhes anciens on se servira d'astringents, vinaigre de bois, tanin, alun, perchlorure de fer, nitrate d'argent, etc., en injections.

Dans les cas aigus, injections d'eau froide, enveloppements froids, en cas de symptômes fébriles, boissons acidulées, ou encore repos au lit. On fera aussi des injections avec :

> *Pr.* Sulfate de zinc (ou chlorate
> de potasse), 6 gr.
> Eau, 400 gr.
> (*Us. ext.*)

Pour injections.

> *Pr.* Permanganate de potasse, 2 gr.
> Eau, 400 gr.
> (*Us. ext.*)

Pour injections.

Une méthode très efficace, surtout si l'on emploie des solutions concentrées, consiste à introduire le spéculum tubaire, à injecter le médicament doucement, en retirant lentement le spéculum, et à mettre en contact la muqueuse vaginale tout entière avec le médicament.

Cette médication agira mieux que les badigeonnages. De petits tampons trempés dans la solution astringente, ou de petites éponges, pourront être employés :

> *Pr.* Tanin pur, 4 gr.
> Glycérine pure, 30 gr.
> (*Us. ext.*)

> *Pr.*   Alun pur, 5 gr.
> Vaseline pure, 30 gr.
> (*Us. ext.*)

On introduit dans le vagin un tampon recouvert de cette pommade.

Dans les formes chroniques, se guider avant tout sur l'étiologie, puis faire un traitement local.

> *Pr.*   Chlorure de chaux (acide phénique ou
> acide salicylique), 5 gr.
> Eau dist., 500 gr.
> (*Us. ext.*)

Pour injections.

> *Pr.*   Alun, 4 à 8 gr.
> Eau dist., 400 gr.
> (*Us. ext.*)

Pour injections.

> *Pr.*   Sulfate de zinc, 10 à 25 gr.
> Alun, 40 à 50 gr.

Une cuiller à café pour un demi-litre d'eau tiède, pour laver le vagin au moyen du spéculum tubaire ou de l'irrigateur. Varier les doses suivant l'intensité de l'écoulement.

> *Pr.*   Alun, 20 gr.

Divisez en X doses. Une poudre pour un demi-litre d'eau tiède, pour laver le vagin.

> *Pr.*   Sulfate de zinc, 10 gr.
> Alun, 20 gr.

Mêlez et divisez en X poudres : une poudre dans un demi-litre d'eau pour lavages du vagin.

> *Pr.*   Sulfate de cuivre, 10 gr.
> Eau dist., 100 gr.
> (*Us. ext.*)

A verser sur la portion vaginale de l'utérus.

Il sera aussi fort utile d'employer de petits suppositoires sphériques de tanin et beurre de cacao.

La chaleur du corps fait fondre peu à peu le beurre de cacao, et de cette façon le tanin s'étalera sur toute la surface malade.

> *Pr.*   Tanin pur, 2 gr. 50
> Beurre de cacao, 5 gr.

Pour faire V suppositoires globuleux. Un à deux par jour.

> *Pr.*   Alun pulvérisé, 20 gr.
> Poudre d'amidon, 20 gr.
> (*Us. ext.*)

Mêlez exactement.

On introduit cette poudre au moyen du spéculum tubaire, on en remplit le vagin et on place par-dessus un tampon d'ouate.

> *Pr.*   Alun en poudre, 20 gr.
> (*Us. ext.*)

On introduit des tampons d'ouate saupoudrés du médicament ci-dessus dans le vagin, jusqu'à ce que ce dernier soit rempli. Après six ou douze heures la malade tire sur les fils qui attachent les tampons et les extrait.

> *Pr.*   Alun, 6 gr.
> Onguent simple, 30 gr.
> (*Us. ext.*)

> *Pr.*   Tanin pur, 40 gr.
> Eau, 80 gr.
> (*Us. ext.*)

Pour injections.

> *Pr.*   Iodure de potassium, 1 gr.
> Iode métalloïde, dix centigr.
> Glycérine pure, 30 gr.
> (*Us. ext.*)

Pr.   Tanin pur, 1 gr.
Glycérine, 30 gr.
(*Us. ext.*)

En cas de vaginite blennorrhagique, on aura recours aux injections de solutions d'acide phénique concentrées (jusqu'à 5 %) avec le tube. Si la leucorrhée persiste, on fera des lavages au vinaigre de bois.

Vaginite diphtéritique.

Elle est souvent causée : 1º par des influences nocives spéciales, par exemple des sécrétions ichoreuses en cas de carcinome putréfié de l'utérus, etc., ou par des pessaires trop longtemps restés en place, par le prolapsus de l'utérus et du vagin, et dans ce dernier cas par le frottement et la pression continus.

2º Par des maladies infectieuses aiguës (variole, typhus, choléra, etc.)

Symptômes : d'abord semblable à un catarrhe aigu intense, la vaginite diphtéritique se caractérise bientôt par un écoulement purulent, sanguinolent, répandant une odeur infecte, le tout accompagné de douleurs intenses et de crampes intestinales avec sentiment de pression. On trouvera la membrane caractéristique.

Le traitement se guidera avant tout sur l'étiologie.

Il faut donc éloigner les polypes putréfiés, les particules cancéreuses, ou encore enlever, s'il y a lieu, le pessaire abandonné depuis longtemps dans le vagin.

Le traitement ultérieur consiste dans la propreté : lavages à l'acide phénique de 2 à 4 %, au sublimé à 1 00/00, au thymol, au permanganate de potasse.

Pour le reste, traitement symptomatique. En cas de grandes douleurs, suppositoires en boule à placer dans le vagin.

Pr.   Chlorhydrate de morphine, dix centigr.
Beurre de cacao, q. s.
(*Us. ext.*)

Pour faire V suppositoires sphériques.

On en introduira 1 à 3 par jour, suivant l'intensité des douleurs.

Vaginisme.

Définition : irritabilité augmentée et hypéresthésie de l'entrée du vagin. Symptômes : grande sensibilité, contractions spasmodiques douloureuses de la musculature vaginale ; de cette façon, tout rapport sexuel et tout examen médical, même au moyen du doigt seul, est rendu impossible.

Il faudra avant tout supprimer les rapports sexuels et traiter localement l'affection catarrhale de l'entrée du vagin.

Il faudra en conséquence placer et changer souvent des tampons d'ouate trempés dans les liquides médicamenteux qui suivent, ou badigeonner les parties douloureuses.

> *Pr.*   Sulfate de cuivre, 10 gr.
> Eau dist., 100.
> (*Us. ext.*)

> *Pr.*   Eau de Goulard, 50 gr.
> (*Us. ext.*)

> *Pr.*   Nitrate d'argent cristallisé, 1 gr.
> Eau dist., 40 gr.
> (*Us. ext.*)

En outre, le rebord de l'hymen, qui n'a pas été déchiré et qui n'est que dilaté, doit être sectionné.

Lorsque les phénomènes inflammatoires, la rougeur et le gonflement ont disparu, et que l'entrée du vagin est peu sensible à l'introduction du doigt, on placera des spéculums tubaires en caoutchouc durci, en augmentant successivement leur diamètre, et on les laissera en place pendant un temps qui variera entre une et trois heures. Lorsque la dilatation sera considérable et que la sensibilité sera nulle ou seulement très faible, on permettra le coït. Dans les cas négligés il sera absolument nécessaire de pratiquer l'excision de l'hymen, car une dilatation progressive sera alors impossible, par suite de la sensibilité trop grande des vestiges de la membrane hymen.

a. *Métrite aiguë.*

Symptômes objectifs : gonflement très grand, utérus très sensible, reconnaissable à un examen interne et externe combinés ; fièvre. Symptômes subjectifs : douleur sourde dans la profondeur du bassin, envies fréquentes d'uriner, ténesme avec douleurs atroces, envies de vomir, quelquefois vomissements. Presque toujours il y a en outre endo- et périmétrite ; cette dernière affection se reconnaît à la tuméfaction très douloureuse, élastique et molle, autour de l'utérus : l'endométrite se reconnaît à l'écoulement, etc.

Si la métrite est la suite d'infection blennorrhagique, il faudra avant tout cautériser la partie infectée, ou désinfecter, par un lavage au sublimé à 1 00/00, ou à l'acide phénique à 2 ou 4 %, la totalité de la muqueuse utérine, pour rendre inoffensifs les foyers d'infection accessibles.

Les mesures les plus importantes à prendre dans le traitement de la métrite par infection ou sans infection sont un repos au lit absolu, et la réfrigération externe de l'abdomen.

En outre il est important de vider l'intestin dès le début, au moyen d'un laxatif agissant sûrement. Pour atteindre ce but, on donnera une forte dose d'huile de ricin (30 à 60 gr.) ; si cette préparation n'est pas prise facilement, on donnera une infusion de séné.

> *Pr.*   Infusion de séné, 15 à 20 gr. sur 150 gr.
> Sirop simple, 30 gr.

Toutes les demi-heures ou toutes les heures 2 cuillers à soupe, jusqu'à ce qu'une selle demi-liquide soit provoquée.

> *Pr.*   Sulfate de magnésie, 20 à 30 gr.
> Eau dist., 180 gr.
> Acide sulfurique dilué, 1 gr.

Une cuiller à soupe toutes les heures.

> *Pr.*   Thé de Saint-Germain, 40 gr.

Le quart du paquet en infusion pour une tasse de liquide.

Pr. Teinture aqueuse de rhubarbe (1), 140 gr.

Toutes les heures une cuiller à soupe jusqu'à effet.

On peut aussi donner une eau minérale purgative (Hunyadi Janos, etc., un ou deux verres). Il ne faut cependant employer ces eaux que dans le cas où la malade s'en est déjà servie dans d'autres occasions et a pu reconnaître qu'elles provoquent chez elle une selle pâteuse et non pas seulement une selle liquide.

Dans la forme de métrite aiguë qui n'est pas provoquée par une infection, il faudra décongestionner la matrice par des scarifications du col.

Cette *scarification* se fera avec le scarificateur de C. Mayer, à longue tige, qu'on passe à travers un spéculum tubaire de caoutchouc durci, où vient s'engager le col. En outre, on fera des piqûres dans la muqueuse, plus ou moins profondes suivant le degré d'hypérémie observé.

Si les follicules sont visiblement turgides (ce sont de petites élevures de la grosseur d'une lentille environ, d'une couleur rouge-jaunâtre), il faut les piquer hardiment, car de cette façon on arrivera de deux façons à diminuer l'inflammation :

1° En vidant le follicule ;

2° En provoquant des hémorragies.

Il faut laisser saigner les piqûres dans le spéculum, puis on verse le sang et on enlève l'instrument sans toucher autrement au col. Il ne faut pas irriguer le col à l'eau froide, car à la suite de cette excitation la turgescence augmenterait, ce qui enlèverait à la scarification toute efficacité.

Si les douleurs sont très intenses et que le péritoine soit manifestement intéressé, on appliquera 12 sangsues au moins sur les parois abdominales au-dessus de la symphyse, puis, lorsque les plaies auront abondamment saigné, on placera une vessie de glace sur l'abdomen.

L'opération locale devra, dans la règle, être recommencée plusieurs fois.

(1) Voir Bamberger, note. (Note du traducteur.)

Au lieu de ponctions ou scarifications du col, on pourra aussi placer des sangsues sur le col.

On pose à la main ou à la pince 6 sangsues dans le spéculum, en ayant soin de bien saisir dans l'instrument la portion vaginale de l'utérus ; de cette façon, les sangsues ne piquent pas les parties voisines. Puis, on ferme le spéculum avec des bourrelets d'ouate de Bruns et on laisse sucer les sangsues jusqu'à ce qu'elles retombent d'elles-mêmes dans le spéculum. On retirera alors le spéculum avec les hirudinées qu'il contient, et on laissera saigner les piqûres plus ou moins longtemps. Si la sensibilité augmente, il faudra recourir de nouveau à ce mode de procéder.

La plupart des gynécologues préfèrent avec raison aujourd'hui la scarification aux sangsues, car la première règle à observer, est de recourir souvent à de petites émissions sanguines locales, ce qu'on ne peut guère obtenir avec les sangsues, mais facilement avec le scarificateur. En outre, il semblerait que l'irritation que la présence des hirudinées provoque dans l'organe augmente l'hypérémie : on ne saura donc jamais d'avance quelle quantité de sang les sangsues devraient soutirer pour qu'une décongestion s'ensuivît, car une seule sangsue peut donner lieu à des hémorragies consécutives considérables. En dernier lieu, il ne faut pas oublier que les sangsues sont souvent fort mal supportées, et les douleurs qu'elles occasionnent donnent souvent lieu à de violentes contractions utérines. Avec la scarification, ces inconvénients disparaissent, car l'énergie de l'intervention dépend de l'opérateur seul.

Les *injections sous-cutanées de morphine* et le chloral seront rendus inutiles par un repos absolu au lit, le tronc placé bas et le bassin soutenu par des coussins. Souvent les douleurs seront ainsi diminuées dans une grande mesure.

S'il y a une hyperesthésie de l'utérus résistant à l'application des sangsues, on versera sur le col, au moyen d'un spéculum :

Pr. Laudanum de Sydenham, 10 gr.

(*Us. ext.*)

On fera ensuite une pâte avec de la poudre d'amidon et le

laudanum : cette pâte sera laissée pendant quelques heures dans le vagin.

Si les phénomènes aigus ont disparu et que la rémission de la fièvre ait commencé, les enveloppements de Priessnitz tièdes donneront de bons résultats : appliqués sur l'abdomen, ils calmeront la douleur et faciliteront la résorption.

b. *Métrite chronique.*

Symptômes : agrandissement de l'utérus dans tous ses diamètres, sensibilité de l'organe, épaississement des parois et marche chronique, avec un orifice excorié et renflé. Un utérus gravide ayant la même taille se distingue d'un utérus atteint de métrite chronique par une consistance plus molle, et surtout par un col ramolli et à tissu lâche ; en outre, la palpation est indolore.

Dans le traitement de la métrite chronique, la *prophylaxie* joue un rôle considérable, car l'accoucheur devra en premier lieu surveiller la femme en couches et la soumettre à des règles rigoureuses. En outre, il faut éviter les stases sanguines du bassin et de l'utérus.

Il faut avant tout tenir à une régularisation des fonctions digestives, à un exercice suffisant en plein air. Il faudra défendre l'emploi trop fréquent ou trop prolongé de la machine à coudre.

Le repos des organes lésés et la défense de se livrer au coït, ainsi que quelques scarifications locales, voilà les prescriptions auxquelles le praticien aura recours en premier lieu.

Dans la métrite chronique confirmée, il faudra recourir au traitement dérivatif. Il faut en premier lieu défendre tout effort nécessitant une contraction active des muscles abdominaux, tels que les travaux trop fatigants, le saut, la toux, le vomissement. — Il est nuisible de prescrire un repos absolu au lit, tandis que des promenades modérées et, en thèse générale, le séjour à l'air libre hâteront la guérison.

Au premier soupçon de métrite chronique, il faudra de suite commencer par un traitement énergique. Ici la meilleure méthode consiste en cautérisations de la muqueuse utérine, que l'on fera à intervalles réguliers.

S'il y a, outre la métrite, des flexions utérines, l'irritation mécanique produite par le cathétérisme, ou l'introduction dans la matrice de corps étrangers, pessaires ou dilatateurs, constitueront des pratiques fort recommandables.

Ces manipulations excitent directement l'utérus, éveillent les contractions et produisent en même temps une congestion intense de l'organe : de cette façon l'hypérémie veineuse sera activement combattue.

Pour les cautérisations de la muqueuse utérine on se servira de la pierre infernale en bâtonnets, fixés sur le porte-caustique de Chiari. L'instrument est constitué par une sonde utérine qui porte à son extrémité libre un tube de platine fenêtré qu'on peut visser et dévisser à loisir : dans ce tube on place le crayon de nitrate, cassé à la longueur voulue.

Pr.   Quatre petits bâtonnets de nitrate d'argent.
         (*Us. ext.*)

On introduira l'instrument jusqu'au point voulu (orifice interne, milieu de la cavité utérine ou fond de l'utérus), avec rapidité, car au bout de quelques secondes le nitrate commence à fondre, la muqueuse s'irrite et une contraction de l'utérus empêchera l'opérateur de faire pénétrer plus avant le porte-caustique ainsi immobilisé. Il ne faudrait pas chercher à employer la violence, car on pourrait perforer l'organe.

Pour atteindre le point malade, il faut, quand l'utérus n'a pas encore été traité de cette façon, aller d'abord, avec la sonde, jusqu'au fond de l'utérus, bien surveiller l'instrument et faire les corrections nécessaires. Aussitôt la sonde retirée, on introduit le porte-caustique. Pour obtenir une cautérisation légère, on laissera simplement l'instrument en place ; si l'on veut agir plus énergiquement, on imprimera au porte-caustique des mouvements de demi-rotation et des mouvements de retrait et de progression alternatifs. L'instrument restera deux à quatre minutes dans l'utérus, suivant l'effet à obtenir : puis, on lavera le vagin à l'eau froide, jusqu'à ce que l'eau qui s'écoule revienne claire et perde son aspect laiteux. Puis on placera un tampon d'ouate dans le vagin, et on le retirera le lendemain matin au moyen du fil qui l'entoure.

Si l'hyperesthésie dure longtemps, on emploiera les douches froides.

La première fois on ne cautérisera pas le col, et ce n'est que lorsque l'utérus semble moins sensible, qu'on ira plus avant. Une cautérisation étendue de la cavité utérine donne chaque fois lieu à des crampes qui sont dans certains cas légères et passagères, mais peuvent devenir plus fortes et durer une demi-journée ou même un jour entier. Chaque cautérisation entraîne à sa suite une sécrétion muco-purulente, qui peut durer trois à cinq jours.

Après chaque cautérisation, la malade restera couchée environ une heure, pour éviter les coliques. Si c'est une consultante, elle devra rentrer, si possible, en voiture et évitera pendant toute la journée les fatigues corporelles.

Si, malgré tout, de violentes coliques se montrent :

> *Pr.*   Opium, huit centigr.
> Sucre blanc, 3 gr.

Mêlez et divisez en IV poudres. Une poudre toutes les demi-heures (1, 2, 3, suivant les cas).

Au lieu de ce traitement, qui ne peut être mené à bien que par un gynécologue très entendu, on pourra employer la liqueur de Belloste ou le vinaigre de bois.

> *Pr.*   Liqueur de Belloste (ou acide
> pyroligneux), 50 gr.
> (*Us. ext.*)

On en versera 4 gr. environ sur le col, à travers un spéculum en tube, et on en badigeonnera la muqueuse cervicale avec un petit pinceau.

Si l'inflammation a envahi toute la muqueuse utérine, on versera la liqueur de Belloste dans la cavité utérine au moyen d'un tube *ad hoc*. Lorsque le liquide caustique a été évacué à travers le spéculum, on fera des irrigations vaginales répétées à l'eau froide, et on terminera par l'application sur le col d'un tampon d'ouate muni d'un fil : ce tampon sera retiré le lendemain matin. On se guidera sur la diminution de la sécrétion pour effectuer une seconde cautérisation : en général ce sera au bout de quatre à douze jours.

Le tanin est aussi utile dans la métrite chronique :

Pr. Tanin pur, 10 gr.
Mucilage de gomme adragante, 2 gr.
Mie de pain, q. s.
(*Us. ext.*)

Pour faire des bâtonnets.

Un bâtonnet épais de 2 1/2 à 4 millimètres est introduit dans le canal cervical, quand l'inflammation est circonscrite à la muqueuse du col : on laisse le bâtonnet en place, et on renouvelle l'opération trois à huit jours après, en se guidant sur la quantité de mucosités sécrétées.

Parmi les remèdes internes, on n'obtient de résultats qu'avec ceux qui excitent les contractions utérines, avant tout le *seigle ergoté* et l'*hydrastis canadensis*.

Le seigle sera employé hypodermiquement :

Pr. Ergotine très pure, 5 gr.
Eau dist., 14 gr.
Glycérine pure, 2 gr.
(*Us. ext.*)

Tous les deux jours, injecter une seringue pleine sous la peau de l'abdomen.

Pr. Extrait fluide d'hydrastis canadensis, 25 gr.

2 à 4 fois par jour XX gouttes.

Dans les cas anciens qui ne tendent plus à s'exaspérer, les douches chaudes de 48° à 50° centigr. ont une excellente action sur un utérus fortement congestionné. Cette médication sera prudemment employée, car elle irrite localement et pourrait provoquer une inflammation qui compromettrait la guérison.

Les bains tièdes de 35 à 38° c. avec frictions violentes des parties mouillées ont une action plus mitigée ; l'effet est calmant et résolutif.

Les enveloppements hydropathiques de Priessnitz n'ont aucun danger, irritent encore moins et calment énergiquement les douleurs; un linge plié, trempé dans de l'eau fraîche, exprimé fortement, de façon à ce qu'il n'en tombe plus de gouttes d'eau, sera placé directement sur l'abdomen : par-dessus, une toile cirée ou une couverture de laine.

Toutes les trois ou quatre heures on changera le drap mouillé.

L'*iode* a une efficacité plus grande en applications externes que pris à l'intérieur.

> *Pr.* Iodure de potassium, 4 gr.
> Glycérine pure, 30 gr.

De petits tampons trempés dans ce liquide seront placés sur le col le soir, et laissés pendant la nuit en place.

> *Pr.* Teinture d'iode, 15 gr.
> Glycérine pure, 15 gr.
> (*Us. ext.*)

On badigeonnera la paroi supérieure du vagin avec le liquide ci-dessus.

L'iodoforme a encore plus d'effet : on l'introduit sur un tampon d'ouate, à travers le spéculum tubaire, dans le vagin, exemple :

> *Pr.* Iodoforme, 5 gr.
> Tanin pur, 5 gr.
> Glycérine pure, 50 gr.

On masquera la mauvaise odeur du topique, en recouvrant d'un tampon à la glycérine le tampon iodoformé.

Endométrite.

a. *Endométrite aiguë.*

Symptômes : fièvre, sentiment de pesanteur dans le bassin, douleurs dans la profondeur : le cathétérisme utérin est difficile. La portion vaginale est rougie, souvent livide, présente des érosions et souvent même des ulcérations profondes. Un écoulement caractéristique, d'abord clair, puis blanc jaunâtre, s'épanche de l'orifice utérin : le tenesme vésical s'observe dans tous les cas.

Le traitement général consiste en repos absolu, en abstinence et en régularisation des gardes-robes.

S'il y a oligurie et ténesme intense, boissons gazeuses, Bilin, Giesshübl, Selters, avec ou sans lait. Si la sensibilité abdominale est très développée, enveloppements de Priessnitz.

Les saignées locales par scarification ou sangsues sont indiquées en cas de gonflement ou de sensibilité de l'utérus.

b. *Endométrite chronique.*

1° *Le catarrhe du col* existe souvent seul.

Symptômes : augmentation des sécrétions. Une sécrétion vaginale peu considérable ne se montre dans la règle que dans les cas où la cavité utérine elle-même, ainsi que le vagin, sont atteints de catarrhe.

La sécrétion, d'abord incolore, transparente, gluante et épaisse, ne se liquéfie davantage qu'au moment des époques, avant ou après celles-ci, par suite de la congestion active de l'utérus.

Le traitement sera local. Dans la plupart des cas (la maladie est en général légère), cautérisation avec le nitrate d'argent, renouvelées seulement au bout de quatre à cinq jours, car les phénomènes réactifs n'auraient pas le temps de disparaître avant. L'effet produit est une contraction énergique et instantanée du col, provoquée par la cautérisation.

Dans les cas plus graves avec végétations folliculaires ou fongueuses, on n'obtient pas grand résultat avec le nitrate d'argent ; il vaudra mieux cautériser de suite la muqueuse au Paquelin, après avoir enlevé les végétations au bistouri ou à la curette : on peut aussi s'abstenir dans certains cas de cette ablation préalable.

Dans les cas légers on évitera avant tout d'irriter l'utérus et surtout le col : on interdira le coït et toute fatigue, en régularisant en même temps les selles.

Localement, scarifications souvent répétées, pour combattre l'hypérémie, sectionner les vaisseaux et diminuer la turgescence : on obtient surtout de bons effets en scarifiant les follicules turgides.

Dans la règle, les ponctions seules ne suffisent pas à guérir un catarrhe cervical, et il faudra recourir à des cautérisations répétées avec un' caustique faible, l'acide pyroligneux par exemple, qu'on verse sur le col, à travers un spéculum tubaire, et qu'on laisse quelques minutes en contact avec la muqueuse.

Ce traitement durera quelques semaines, et sera répété tous les jours : on arrivera ainsi à faire disparaître même des ulcères qui durent depuis longtemps.

L'effet est encore plus grand si on ajoute à l'acide pyroligneux pur de l'acide phénique à 3 ou 4 %.

Il est beaucoup plus difficile de soigner la muqueuse du canal cervical que celle du museau de tanche.

Dans' les cas légers avec peu de végétations, on arrive à guérir l'affection avec les caustiques.

Si l'orifice externe est largement ouvert, qu'il y ait des déchirures latérales et un ectropion considérable des deux lèvres du col, il suffira souvent de verser le caustique sur la muqueuse à travers le tube du spéculum.

Si le canal est étroit, la cavité cervicale devra être dilatée, soit avec des pinces, soit avec des crochets. Malgré ces précautions, souvent le caustique n'entrera pas dans le canal cervical. Il faudra donc injecter le caustique, avec la seringue de Braun. Il sera encore plus facile d'employer de petites bourdonnets d'ouate avec lesquels on nettoiera la cavité : auparavant, on aura versé à travers le spéculum tubaire, la solution astringente sur les lèvres ulcérées du col.

Les caustiques à recommander sont : l'acide pyroligneux, les solutions de nitrate d'argent ou de teinture d'iode, de perchlorure de fer, d'acide nitrique.

> *Pr.*   Nitrate acide de mercure, 5 gr.
> Eau dist., 25 gr.
> Alcool, 25 gr.
> Acide nitrique concentré, 1 gr.
>   (*Us. ext.*)

Les cas légers de catarrhe du col seront guéris de cette façon, mais les cas graves avec végétations adénoïdes fongueuses résistent à tous les caustiques, même à l'acide nitrique et au thermocautère. En présence de cas difficiles de ce genre, il faudra recourir à l'excision de la muqueuse malade.

2º *Endométrite du corps de l'utérus.* Cette affection s'attaque à la cavité utérine tout entière, et non plus seulement au col.

Symptômes : il s'écoule du sang, rarement du pus, les hémorragies sont le symptôme le plus important ; en outre, on observe des douleurs surtout à la période menstruelle, et le cathétérisme est très mal supporté : les douleurs commencent déjà lorsqu'on touche l'orifice interne. On voit aussi souvent apparaître des vomissements, des malaises, de la dyspepsie nerveuse, de l'anorexie, des gastralgies, du nervosisme, une dépression caractérisée et des phénomènes hystériques.

Le traitement de cet état si préjudiciable à la santé des femmes, et qui peut amener la mort par hémorragie, demande à être soigneusement institué par le médecin. Dans les cas légers, quand la muqueuse est encore peu modifiée, on se contentera de badigeonner à plusieurs reprises la cavité utérine avec des solutions d'acide phénique au moyen du cathéter à injections de C. Braun (avec double courant et robinet en gutta-percha). Si le canal cervical est un peu large, la sonde entrera facilement, mais, dans la règle, il sera nécessaire d'élargir le canal par des dilatateurs utérins volumineux ; on fera ensuite dans la cavité utérine une irrigation d'un demi-litre ou d'un litre de solution phéniquée à 3 % ou de sublimé à 1 00/00.

En général ce traitement est insuffisant et il faut enlever la muqueuse malade par le râclage. Avant de procéder à cette opération, il faudra d'abord dilater le canal cervical avec des dilatateurs utérins de Hegar : de cette façon on pourra traverser ce canal avec une curette de grosseur moyenne. Avant et après le râclage la cavité utérine devra être soigneusement désinfectée au moyen du cathéter utérin de Braun ; on commence par les parois antérieure et postérieure, et on termine par les parois latérales.

Le troisième jour après l'opération, on fera, dans les cas légers, quotidiennement ou tous les deux jours, un lavage phéniqué de la cavité utérine.

Dans le cas où des fongosités nombreuses prédisposent aux métrorragies, le râclage n'est que rarement efficace. On essaiera dans la règle de s'opposer à la formation d'une muqueuse nouvelle par des injections de teinture d'iode.

Ces injections seront faites tous les deux jours, à partir du troisième jour après le râclage, au moyen d'une seringue de Braun pouvant contenir 3 gr. de liquide. On donnera en tout 2 à 10 injections : on n'atteindra ce dernier chiffre que dans les cas anciens d'endométrite fongueuse accompagnée de métrorragies profuses.

A chaque injection, on désinfectera à fond la cavité utérine.

Le râclage de la muqueuse malade sera fait avec beaucoup de prudence, pour éviter une perforation de l'utérus : ce dernier accident est toujours à craindre, car l'organe est ramolli.

La muqueuse sera surtout modifiée par les injections intrautérines ; la plus grande prudence doit présider à leur emploi, car ces injections peuvent causer de graves désordres et même amener la mort.

Le col aura été dilaté au préalable avec les dilatateurs de Hegar.

Les liquides à recommander sont :

Le perchlorure de fer, la solution de nitrate d'argent, la teinture d'iode, l'acétate de plomb, les solutions d'alun, de tanin, d'acide phénique. L'alun et l'iode ont l'avantage de ne pas donner naissance à la coagulation des albuminates par précipitation : ces deux substances traverseront donc les canules les plus fines, ce qui n'est pas le cas avec les autres médicaments. La supériorité de la solution de nitrate, de la teinture d'iode et de la solution de perchlorure de fer, consiste dans leur effet caustique.

Dans ces derniers temps, l'irrigation de la muqueuse utérine et le râclage des fongosités sont devenus la base du traitement des métrites.

c. *Érosions et ulcères du col ou du museau de tanche.*

L'examen fait voir des points rouges foncés, un peu brillants, saignant facilement, excoriés, et de grandeur variable ; on en voit qui occupent une surface égale à celle que couvrirait une pièce de cinquante centimes et davantage. Ce sont là des phénomènes localisés décelant l'existence d'un catarrhe utérin généralisé ; ce dernier ne manque presque jamais. On s'en assurera en constatant la présence, à l'orifice, d'une goutte de liquide épais, filant et trouble, de nature muco-purulente. Ce dernier symptôme se retrouve toujours s'il y a des érosions et des ulcères sur le museau de tanche.

Les érosions et le catarrhe qui en est cause peuvent disparaître spontanément ; mais il ne faut pas compter sur cette terminaison, et l'on pensera de suite à instituer un traitement local. Il faudra recourir surtout à une cautérisation de l'érosion et du canal cervical avec le crayon de nitrate d'argent, introduit avec le porte-caustique de Chiari. (Voir, plus haut, *Métrite chronique.*)

Il est fort important de ne pas recommencer les cautérisations avant que la sécrétion muco-purulente qui suit chaque cautérisation ne se soit arrêtée ; les temps de repos dureront donc de 5 à 7 jours. Si l'on néglige cette précaution, la base et le pourtour de l'ulcération s'œdématieront facilement et la guérison sera retardée. Pour aider le traitement et accélérer la guérison, on fera des lavages vaginaux avec de l'eau à 32-35° cent.

Au lieu du crayon de nitrate on peut aussi employer la liqueur de Belloste (qu'on introduira par le tube du spéculum sur le col, qui en sera baigné pendant 3 à 5 minutes), ou l'acide pyroligneux (même procédé), ou la pâte de Vienne en bâtonnets. Ce dernier procédé s'adresse aux ulcères rebelles ; mais ici, on se trouvera surtout bien de l'emploi du thermocautère, suivi d'un lavage prolongé à l'eau froide. Pour terminer l'opération, on place un tampon d'ouate sur le col ; ce tampon sera retiré au bout. de 12 heures environ au moyen du fil dont il est entouré.

Les badigeonnages suivants sont aussi de quelque effet :

> *Pr.*   Tanin pur, 2 gr.
>   Glycérine pure, 20 gr.
>   (*Us. ext.*)
>
> *Pr.*   Teinture d'iode, 10 gr.
>   Teinture de noix de galles, 10 gr.
>   Iode métalloïde, cinquante centigr.
>   (*Us. ext.*)

Les *végétations fongueuses*, dont l'aspect est framboisé, la couleur rouge foncé, et qui saignent facilement, seront détruites au moyen de cautérisations énergiques au nitrate. Si l'on n'obtient pas de résultat, on aura recours au thermocautère ou à l'acide chromique ; cette dernière substance sera maniée avec la plus grande prudence, car on a pu observer des intoxications très graves dans plusieurs cas. Il faut ici se servir avec précaution des caustiques énergiques, surtout chez les nullipares dont le canal cervical est étroit, faute de quoi on pourrait s'exposer à provoquer des rétrécissements de l'orifice externe ou même du canal cervical tout entier.

Les végétations fongueuses et adénoïdes de la muqueuse du col, surtout si elles sont très développées, résistent souvent à tous les caustiques : l'acide nitrique fumant, le cautère actuel, ne les fait que difficilement entrer en régression. Dans les cas de ce genre, quand les végétations ont un caractère franchement adénoïde, il sera préférable de faire l'excision de la muqueuse malade.

Carcinome utérin.

Le cancroïde superficiel se reconnaît sans difficulté, grâce à ses végétations irrégulières, croissant très rapidement, ayant l'aspect de choux-fleurs, et se putréfiant aisément.

Toute végétation dont la base est large est cancéreuse. Le nodule cancéreux est bien plus difficile à diagnostiquer, car on ne le distinguera d'un myome du col, avec lequel on le confond souvent, que grâce à sa consistance plus molle et à l'infiltration du voisinage. Le myome du col est beaucoup plus dur, entouré de tissus peu modifiés. Le carcinome enfin est facile à sectionner, car il est mou, et le myome résistant et difficile à attaquer avec un instrument tranchant.

Le carcinome se reconnaît du reste facilement quand il est ulcéré. Un écoulement d'odeur pestilentielle, sanieux et mélangé de sang s'échappe du vagin : l'ulcération sera aisément reconnaissable à ses proliférations mamelonnées et en voie de putréfaction.

Pour éviter la formation du cancer, ne pas négliger les catarrhes cervicaux anciens, car la tumeur maligne ne manque pas, en général, d'envahir le point occupé auparavant par un catarrhe local.

Le chirurgien s'ingéniera à extirper radicalement la tumeur. Si la portion vaginale seule est atteinte, on recourra à l'extirpation simple ; c'est le cas le plus fréquent quand le cancroïde est de date récente. On amputera le col par le vagin : l'opération sera bien plus ardue, si le néoplasme a envahi les tissus qui entourent le col.

On ne négligera jamais, dans le traitement palliatif, auquel on est presque toujours forcé de recourir, de pratiquer une désinfection minutieuse, de soutenir les forces de la malade et d'éviter les fatigues physiques et morales.

S'il y a des hémorragies profuses, repos au lit, injections de permanganate de potasse au dixième, d'acide phénique à 5 sur 400 d'eau, de solution de perchlorure de fer (6 sur 400). En outre, tamponnement ou cautérisations.

A la clinique de C. Braun de Fernwald, on se sert presque toujours, soit directement soit après raclage préalable à la curette, des applications du liquide suivant :

> *Pr.* Brome, 2 gr.
> Alcool pur, 10 gr.
> (*Us. ext.*)

On dépose les bourdonnets d'ouate sur la surface de l'ulcère et on les laisse en place, en les recouvrant de tampons ordinaires. Les parties saines seront protégées au moyen de tampons simples saupoudrés ou non de benzoate ou de carbonate de soude. Dans ces derniers temps, on a cherché à remplacer le brôme par le phénol iodé.

> *Pr.* Iode métalloïde, 5 gr.
> Acide phénique concentré pur, 20 gr.
> (*Us. ext.*)

A placer, au moyen d'ouate de Bruns, sur le col et dans le canal cervical.

En cas d'insomnie et de douleur, narcotiques.

En cas de vomissements, pilules de glace, eau gazeuse, eau de laurier-cerise avec ou sans morphine.

En cas d'hémorragies : élixir acide de Haller, acide tartrique, jus de citron.

Injections vaginales désinfectantes :

> *Pr.* Chlorure de chaux, 2 à 8 gr.
> Eau, 400 gr.
> (*Us. ext.*)

> *Pr.* Goudron de bouleau, 25 gr.
> Mucilage de gomme arabique, 25 gr.
> Mêlez et ajoutez :
> Eau dist., 500 gr.
> (*Us. ext.*)

Pour injections.

Si les douleurs sont intolérables, on aura de fort bons résultats avec :

> *Pr.* Chlorhydrate de morphine, dix à
> vingt centigr.
> (ou teinture aqueuse d'opium, vingt centigr.)
> Beurre de cacao, q. s.

Pour faire VI à VIII suppositoires ; 1 à 3 par jour.

Métrorragie. On désigne par ce terme une hémorragie

provenant de l'utérus : la ménorragie est l'exagération du flux cataménial.

Il faut avant tout reconnaître la cause : adénome, fibrome, carcinome, polypes, restes de placenta, involution insuffisante de l'utérus. Le repos au lit, des boissons rafraîchissantes, des compresses trempées d'eau froide sur l'abdomen, des injections d'alun, 10 sur 400 d'eau distillée, etc., donneront de bons effets.

> *Pr.*   Solution de perchlorure de fer, 1 gr.
> Eau dist., 10 gr.
> (*Us. ext.*)

On injectera quelques gouttes de la solution tiède dans la cavité utérine, au moyen de la seringue de Braun.

> *Pr.*   Infusion de seigle ergoté,
> soixante centigr., sur 160 gr. eau.
> Teinture de cannelle, 5 gr.
> Sirop de framboises, 25 gr.

Tous les quarts d'heure une cuiller à soupe.

> *Pr.*   Extrait hémostatique, 2 gr.
> Glycérine pure, 2 gr.
> Eau dist., 15 gr.
> (*Us. ext.*)

Pour injections.

Injecter une seringue de Pravaz pleine dans le tissu cellulaire sous-cutané.

S'il y a collapsus :

> *Pr.*   Teinture de Bestucheff, 15 gr.
> Éther acétique purifié, 8 gr.

Toutes les demi-heures, 15 à 20 gouttes.

> *Pr.*   Solution de perchlorure de fer, 50 gr.
> Eau dist., 500 gr.
> (*Us. ext.*)

Pour injecter dans la cavité utérine.

Si les hémorragies sont profuses, on tamponnera au

moyen de charpie ou d'ouate trempée dans le liquide ci-dessus, en se servant du spéculum : il ne faudra pas laisser le tampon trop longtemps en place.

En cas d'hémorragies foudroyantes, par suite de grandes ulcérations cancéreuses du col, si les méthodes ci-dessus se montrent insuffisantes, on recourra à :

> *Pr.* Solution de perchlorure de fer, 60 gr.
> (*Us. ext.*)

Le liquide caustique sera introduit à travers un spéculum sur le col, et laissé en place pendant quelques minutes, puis on tamponne le vagin avec des bourdonnets d'ouate.

La forme hyperplasique de l'endométrite chronique se distingue des autres par les métrorragies. On commencera par dilater le canal cervical avec des instruments *ad-hoc*, puis on fera un raclage à la curette, suivi d'injection de teinture d'iode diluée. A partir du 3e jour après le raclage, on injectera, tous les deux jours, sur la muqueuse fraîchement reconstituée, de la teinture d'iode diluée, avec la grande seringue de Braun, qui contient 3 grammes. En tout, on fera de 2 à 12 injections.

Avant chaque injection, la cavité utérine sera détergée et désinfectée.

Après le raclage, l'opérée restera au lit pendant plusieurs jours : chaque injection iodée exige un repos consécutif de plusieurs heures.

On pourra aussi combattre les métrorragies en cautérisant la muqueuse utérine avec du nitrate d'argent, au moyen du porte-caustique de Chiari.

On donnera en outre à l'intérieur :

> *Pr.* Ergotine pure, 4 gr.
> Eau de menthe poivrée, 75 gr.
> Eau dist., 75 gr.
> Sirop de cannelle, 20 gr.

Toutes les heures 1 à 2 cuillers à bouche.

Cette potion est surtout utile dans les métrorragies puerpérales par suite d'inertie de l'utérus.

Pr. Extrait hémostatique, 5 gr.
Saccharure de carbonate de fer, 6 gr.
Poudre et extrait de gentiane, q. s.

Pour faire XXX pilules : 2 pilules toutes les trois à quatre heures.

Pr. Perchlorure de fer, 1 gr. 50.
Eau dist., 180 gr.
Sirop d'écorces d'oranges, 25 gr.

Une cuiller à soupe toutes les deux heures.

Pr. Extrait hémostatique, 4 gr.
Saccharure de carbonate de fer, 4 gr.
Extrait de pissenlit.
Poudre de rhubarbe, q. s.

Pour faire 60 pilules de vingt centigr. chaque; 2 à 3 pilules le matin, à midi et le soir.

Pr. Ergotine pure, 3 gr.
Lactate de fer, 5 gr.

Divisez en X doses; 3 poudres par jour, à prendre par intervalles de trois à quatre heures.

Pr. Ergotine, 2 gr.
Sucre de lait, 2 gr.

Mêlez et divisez en VI poudres; 2 à 4 par jour.

III. Maladies du tissu cellulaire et du péritoine pelviens.

1. *Périmétrite ou pelvipéritonite.*

Inflammation plus ou moins violente, fièvre élevée (39 à 40°), douleurs vives : on voit apparaître dans le pourtour du col des masses d'abord pâteuses qui deviennent dures en 2, 3 ou 4 jours. Si ces tuméfactions envahissent le bassin, dans divers sens, ou si des tuméfactions diffuses se montrent dans le petit bassin à côté, en avant ou en arrière de l'utérus, on est en présence d'une périmétrite, ou exsudat péri-utérin. Le diagnostic est en général facile, et on reconnaîtra un abcès pelvien par la fluctuation qui se manifestera en un point quelconque de la masse compacte. Une fièvre continue ou apparaissant après de longues périodes d'accalmie, des frissons, etc., se produiront aussi.

2. *Paramétrite.*

On la distingue de la pelvipéritonite :

1º Par les phénomènes initiaux, moins inquiétants (la fièvre est plus faible, par exemple).

2º Par l'absence de grandes douleurs à la pression dans la région abdominale, l'absence de météorisme : dans la périmétrite, chaque attouchement des parois du ventre dans le voisinage des organes du petit bassin est fort douloureux.

Le traitement de ces deux affections est, pour bien des points, le même.

Avant tout, le traitement prophylactique a la plus haute importance.

Les causes des deux affections étant en général connues, on peut prévenir leur développement.

Les deux maladies sont des phénomènes localisés du processus puerpéral; aussi les accouchées qui, à la suite d'une dilatation trop lente du col, présentent des déchirures profondes de l'orifice, devront s'astreindre à quelques précautions :

1º Quitter le lit d'autant plus tard qu'elles seront plus anémiques et plus éprouvées.

2º Surveiller bien exactement les petites plaies des parties génitales, provenant de l'accouchement ou de manœuvres opératoires. Ces plaies seront toujours bien détergées et mises à l'abri de toute influence nocive.

3º Le médecin sera très prudent dans l'emploi des dilatateurs, surtout s'il se sert d'éponges préparées.

4º On évitera les cautérisations utérines ou péri-utérines, dans les cas surtout où l'utérus est devenu très sensible.

Le traitement est identique pour les deux maladies : on traitera :

1° *Le stade aigu,*

2° *Les masses solides d'exsudat péri-utérin,*

3° *L'abcès, s'il s'en développe.*

1° *Le traitement du stade aigu* consiste à combattre les inflammations locales et l'exsudat du bassin, qui apparaissent avec des symptômes généraux fébriles et des douleurs violentes. On atteindra ce but en instituant un traitement antiphlogistique énergique.

Les saignées locales sont surtout indiquées dans la pelvipéritonite : on posera 8 à 12 sangsues sur la paroi abdominale, à l'endroit le plus rapproché du foyer inflammatoire, dans la région inguinale par exemple, si on y trouve les plus fortes douleurs et un exsudat appréciable, ou encore sur le périnée, à la surface interne des cuisses, s'il y a une inflammation du plancher.

Si l'affection se développe au moins quinze jours après les couches, et qu'elle ne soit pas en relation avec un trouble d'origine puerpérale, que le mal soit exactement localisé, et qu'enfin le col ou l'utérus entier prennent part au processus, les sangsues seront placées sur la portion vaginale.

Une saignée un peu copieuse diminuera beaucoup les douleurs.

On se guidera sur l'état général de la patiente, et on placera 5 à 10 sangsues sur le col qui est hypérémique et gonflé : si les douleurs recommencent plus tard, on recourra de nouveau aux hirudinées.

La scarification, déjà décrite, est un procédé tout aussi efficace, et les applications de glace seront d'un fort bon effet surtout en cas de pelvi-péritonite, car les douleurs diminueront rapidement.

Le repos absolu du corps sera nécessaire. Les genoux de la malade seront soutenus, l'abdomen placé en relâchement sera couvert d'un linge mouillé plié en quatre ou en six. Par-dessus une vessie de glace de taille moyenne.

S'il n'y a pas de constipation, on donnera pendant 4, 6, 8 jours, plusieurs fois par jour :

> *Pr.* Opium, cinquante centigr.
> Sucre blanc, 5 gr.

Divisez en X poudres : une poudre à la fois.

On donnera aussi de la morphine, un à trois centigrammes, en injections hypodermiques ou à l'intérieur.

Le stade aigu passé, les malades continueront à se tenir tranquilles et entretiendront la régularité des selles.

Dans ce but, on ne se servira que de laxatifs légers : sels alcalins, huile de ricin, rhubarbe.

Souvent, on n'aura pas besoin d'autre traitement, quand la fièvre et l'exsudat ont été modérés. Dans ces derniers cas, on conseillera, une fois les premières douleurs violentes disparues, au lieu d'enveloppements froids, des enveloppements tièdes de Priessnitz, et on surveillera les garde-robes. L'exsudat disparaît parfois au bout de 10 à 15 jours.

2° Le traitement de la seconde variété à exsudats compacts consiste à provoquer la résorption des masses épaisses dont on a reconnu l'existence.

On continuera les enveloppements de Priessnitz et on prescrira en outre des bains chauds et des bains de siège, à 35° environ.

Les bains ne seront donnés que dans les cas où la malade, en remuant les jambes, ne sent pas de douleurs dans le bassin et lorsqu'elle n'a pas de fièvre.

Quand la marche de l'affection est chronique, avec des poussées fébriles incessantes, si l'exsudat envahit le bassin dans tous les sens, et si la malade a mauvaise mine, les bains, les résolutifs et les préparations iodées intus et extra n'auront guère d'efficacité. Les toniques, les vins de quinquina, de Malaga, les vins ferrugineux, les autres martiaux, un régime approprié et une bonne hygiène seront alors indiqués.

Si les masses sont rigides et volumineuses, et restent telles quelles pendant des mois et des années, la première condition pour une amélioration est un régime approprié et de bonnes conditions d'existence.

Comme traitement local, injections tièdes ou chaudes dans le vagin, la malade étant couchée sur le dos (un à quatre litres à la fois), une ou plusieurs fois par jour. On commence avec de l'eau à 35° environ, et on monte de 2 degrés chaque jour, si la malade le supporte, jusqu'à 48° environ. Ces lavages font l'effet d'un massage léger : en outre, on se servira de draps de Priessnitz, de bains de siège et de bains complets.

Les médicaments les plus utilisés sont les préparations iodées.

> *Pr.*   Iodure de potassium, 3 à 5 gr.
> Beurre de cacao, q. s.
> (*Us. ext.*)

Pour faire X suppositoires vaginaux.

Mettre tous les jours une suppositoire dans le vagin.

> *Pr.*   Iodure de potassium, 3 gr.
> Iode métalloïde, cinquante centigr.
> Onguent émollient, q. s.
> (*Us. ext.*)

Pour faire dix suppositoires à introduire dans le rectum.

> *Pr.*   Iodure de potassium, 4 gr.
> Glycérine pure, 30 gr.
> (*Us. ext.*)

Des tampons d'ouate trempés dans ce liquide seront introduits dans le vagin et retirés le lendemain matin au moyen du fil qui les entoure.

A l'intérieur on donnera :

> *Pr.*   Iodure de potassium, 3 gr.
> Eau dist., 150 gr.
> Sirop de framboises, 25 gr.

Le matin, à midi et le soir une cuiller à soupe.

Pr.   Iodoforme pur, 2 gr.
   Glycérine pure, 20 gr.
   Huile volatile de menthe poivrée, VI gouttes.
      (*Us. ext.*)

Mêlez très exactement.

Pr.   Iode métalloïde, quarante centigr.
   Iodure de potassium, 2 gr.
   Glycérine pure, 50 gr.
      (*Us. ext.*)

Pour frictions abdominales.

On pourra aussi faire des badigeonnages du col, de la voûte vaginale, ou encore des parois abdominales, avec :

Pr.   Teinture d'iode, 20 gr.
   Glycérine pure, 20 gr.
      (*Us. ext.*)

La résorption sera aidée par des irrigations vaginales journalières et des enveloppements de Priessnitz.

Les mouvements péristaltiques de l'intestin arrivent à combattre et même à faire disparaître les tractions que produisent les adhérences que l'exsudat contracte avec le tube digestif et les organes voisins. Il sera donc fort important d'activer les mouvements péristaltiques par de grands clystères avec de l'eau ou de l'huile très chaudes : la température et la distension mécanique produisent ici le meilleur effet.

Le *massage des organes du bassin* est ici de la plus grande utilité, surtout s'il y a d'anciennes adhérences et des exsudats indolents. Aussi longtemps qu'il y a irritabilité inflammatoire, avec sensibilité exagérée et mouvements fébriles, on ne massera que prudemment, ou même pas du tout, car cette pratique peut présenter alors de graves inconvénients.

Le massage pelvien ne sera donc indiqué que dans les cas où le mouvement fébrile a cessé depuis longtemps ; si l'on a affaire à des masses rigides ou à des résidus inflammatoires, qui provoquent pendant plusieurs années des douleurs violentes et rendent l'existence insupportable, on obtiendra de ce massage les meilleurs effets.

Le massage se pratique par pression, par effleurage ou par tiraillements ; on le fera sur les parois abdominales, par le rectum, par le vagin, ou enfin par pressions et tractions combinées, intus et extra.

La malade gardera la bouche ouverte et ne doit sous aucun prétexte contracter ses muscles abdominaux. Puis on introduira l'index dans le vagin ou le rectum jusqu'au point malade ; avec l'autre main, on pressera sur les parois abdominales de façon à chasser la masse exsudative contre le doigt introduit dans le rectum ou le vagin. On traitera d'abord la périphérie de l'exsudat.

La main placée dans le vagin ou le rectum doit rester immobile : la pression doit être uniforme et pas trop énergique.

Dans le troisième cas, s'il y a un abcès, il faudra livrer passage au pus et désinfecter chirurgicalement.

L'ouverture se fera de préférence par la paroi postérieure du vagin: c'est le point le plus déclive.

S'il y a proéminence dans un point de la paroi abdominale, avec rougeur et fluctuation manifestes, on pourra sans danger faire une incision en ce point. En ce cas, il sera très utile de sectionner les parois au-dessus et un peu en dehors du milieu du ligament de Poupart.

Le doigt sera introduit à travers l'incision dans la cavité de l'abcès, puis on déterge cette cavité avec une solution phéniquée faible, ou une solution de permanganate de potasse ; on place ensuite un drain dans la plaie.

S'il y a des masses anciennes ayant envahi le petit bassin, surtout entre le rectum et le vagin, on appliquera des suppositoires (voir la formule ci-dessous), avec de l'iode et de l'iodure de potassium, ou encore :

> *Pr.*   Onguent napolitain, 5 gr.
> Beurre de cacao, q. s.

Pour faire V suppositoires, à introduire dans le rectum.

IV. Maladies des ovaires.

1. *Oophorite.*

Constatation de l'existence d'un corps circonscrit, sensible, épaissi, dans la région ovarienne ; cette constatation est possible par l'extérieur et par le vagin.

Le traitement exige un repos complet de l'organe atteint. Avant tout, la malade gardera le lit et s'abstiendra de rapports sexuels ; on régularisera les selles et la miction. Les douleurs internes seront calmées par des antiphlogistiques (tubes de Leiter, vessie de glace, etc.).

Dans d'autres cas, enveloppements de Priessnitz pendant longtemps, badigeonnages de teinture d'iode, vésicatoire. — Quand ces phénomènes aigus auront cessé, on donnera des bains de siège ou des bains complets de 35° environ, on prescrira des fortifiants et une nourriture saine. Il faut ne pas oublier d'agir contre les inflammations des muqueuses s'il y a lieu, surtout en cas de gonorrhée. Les douleurs diminueront aussi rapidement, si les organes sexuels sont flasques, par l'application d'un pessaire en anneau, en caoutchouc durci, de Mayr.

2° *Kyste de l'ovaire.*

Une fois la ponction du *kyste* faite, on pourra essayer de faire disparaître la tumeur par des remèdes appropriés, si l'on ne veut pas opérer radicalement ou qu'on désire faire un dernier essai, avant de se décider à l'ovariotomie.

> *Pr.* Teinture d'iode, 4 à 10 gr.
> Iodure de potassium, 3 à 5 gr.
> Eau dist., 50 gr.

Les médicaments résolutifs, tels que l'iode, le brome, le mercure et leurs dérivés n'ont, il est vrai, qu'une influence fort contestable, et il faudrait arriver à des doses préjudiciables à l'organisme pour obtenir un résultat. Le kyste n'étant pas influencé par le retour d'âge ou la croissance de la malade, il est de toute nécessité de faire l'opération radicale (ovariotomie).

CLINIQUE ET CONSULTATION

DU

Professeur Dr Joseph Gruber

Othématome.

Compresses d'eau de Goulard ou tubes de Leiter.

Si l'on n'obtient pas de résultats, ponction avec un trocart ou avec la seringue de Pravaz, puis bandage compressif ; on placera d'abord de l'ouate entre la conque de l'oreille et les tempes, puis un tampon d'ouate sur l'oreille et par-dessous des bandes serrées faisant le tour de la tête. La résorption sera aidée par les badigeonnages de teinture d'iode, avec ou sans addition de teinture de noix de galle ou de laudanum en parties égales.

Eczéma de l'oreille externe.

Mettre de la charpie enduite de glycérine, seule ou avec un peu de sulfate de zinc :

> *Pr.* Sulfate de zinc, vingt-cinq centigr.
> Glycérine pure, 50 gr.
> (*Us. ext.*)

Dans d'autres cas, applications externes d'huile de foie de morue, avec ou sans iode métalloïde, dans des proportions de un pour mille.

A l'intérieur, des fortifiants, de l'iode, du fer, de l'arsenic :

> *Pr.* Calomel, cinquante centigr.
> Onguent émollient, 20 gr.
> (*Us. ext.*)

17

En outre, onguent diachylon. On étendra ces deux pommades sur de la toile, et on en couvrira la peau malade, qui a été au préalable ramollie par de l'huile de foie de morue et débarrassée de ses croûtes. On peut aussi employer l'onguent d'oxyde de zinc.

Prurit de l'oreille externe.

Pr.   Nitrate d'argent, 1 gr.
Eau dist., 25 gr.

Pour badigeonnages de la partie affectée.

Pr.   Onguent émollient, 10 gr.
Onguent de céruse, 10 gr.
(*Us. ext.*)

Badigeonner la partie malade.

Pr.   Calomel dix centigr.
Onguent émollient, 10 gr.
(*Us. ext.*)

Pour badigeonnages.

Otite externe furonculeuse.

Au début de l'hypérémie, scarifications pour diminuer la tension, sur la partie du tube auditif atteinte. La section doit atteindre le périoste ou le périchondre ; puis, insufflations d'iodoforme.

Si le malade est pusillanime, on emploiera les amandes (1) de Gruber, que le professeur fait préparer avec de la gélatine, et qui contiennent des médicaments variés. On laisse ces amandes en place jusqu'à ce qu'elles aient fondu (il faut en général trente-six heures pour atteindre ce but).

On prescrit des amandes à l'opium, à la morphine, à la cocaïne, au tanin, au sulfate de zinc, à l'iodoforme, etc.

____

(1) Amygdalæ aurium.

Pr.   Amandes gélatineuses, chacune contenant :
Chlorhydrate de morphine, un centigr.
(ou chlorhydrate de cocaïne, un centigr.)

(On trouvera ces amandes à la pharmacie Gross, Wœhringerstrasse, à Vienne.)

En cas de grandes douleurs, instillations tièdes avec :

Pr.   Têtes de pavot, 10 gr.
Faire cuire dans eau, q. s.

pendant une demi-heure, pour obtenir :

Colature, 80 gr.,

et ajoutez :

Laudanum de Sydenham, 2 gr.
(*Us. ext.*)

Toutes les demi-heures instillation tiède.

Pr.   Acétate de morphine, vingt centigr.
Eau dist., 200 gr.
(*Us ext.*)

Pour instillations dans l'oreille.

Pr.   Extrait thébaïque, 20 gr.
Eau dist., 20 gr.
(*Us. ext.*)

Pour instillations.

Pr.   Chlorhydrate de cocaïne, cinquante centigr.
Eau dist., 10 gr.
(*Us. ext.*)

Pour instillations.

Comme analgésique :

Pr.   Chlorhydrate de morphine, dix centigr.
Onguent émollient, 10 gr.
(*Us. ext.*)

Pour frictions, avec gros comme un pois, autour de l'oreille atteinte.

Pr. Chloroforme, 30 gr.
Huile de jusquiame, 30 gr.
(*Us. ext.*)

Pour frictions dans le voisinage de l'oreille.

Pr. Vératrine, quinze centigr.
Glycérine pure, 20 gr.
(*Us. ext.*)

Pour frictions dans le voisinage de l'oreille, avec un tampon d'ouate.

Pr. Sulfate de zinc, quinze centigr.
Eau de cerises noires , 50 gr.

3 fois par jour dix gouttes dans l'oreille.

Otorrhée profuse et inflammation chronique de l'oreille externe.

Pr. Onguent émollient, 10 gr.
Onguent de céruse, 10 gr.

Pour badigeonner le conduit auditif.

Pr. Acétate de morphine, vingt centigr.
Onguent de céruse, 20 gr.
(*Us. ext.*)

Des bourdonnets enduits de la pommade seront placés dans le conduit auditif.

La meilleure préparation est l'amande gélatineuse iodoformée, qu'on introduira, après avoir au préalable soigneusement nettoyé l'oreille, avec une petite pincette dans le conduit auditif, par-dessus un tampon d'ouate pas trop serré.

Au bout de trente-six heures, l'amande sera en général fondue et on pourra changer le pansement.

On peut aussi insuffler des poudres d'acide borique ou d'iodoforme dans le conduit auditif.

S'il y a inflammation parasitaire (aspergillus, mucédinées), on se servira d'acide borique très finement pulvérisé, après avoir bien nettoyé le conduit auditif. On trouvera encore plus de bénéfice à l'instillation tiède d'alcool à 96 1/2 %, deux fois par jour : on laisse l'alcool au moins un quart d'heure dans le conduit.

Accumulation de cérumen.

Ramollissement du bouchon avec de l'huile tiède ou de la glycérine.

Pr.   Bicarbonate de soude, cinquante centigr.
       Glycérine, 2 gr.
       Eau dist., 10 gr.

Puis on remplit une seringue anglaise d'eau légèrement phéniquée, et on injecte dans le conduit en tenant la seringue perpendiculaire à la paroi crânienne, avec une très légère inflexion vers le haut. Chaque fois que la seringue est vide, on regarde au miroir si le cérumen est parti. On n'injectera pas plus de 2 à 3 fois ; si le bouchon tient trop solidement, il faudra instiller le liquide ci-dessus à plusieurs reprises.

Corps étrangers du conduit auditif.

Les animaux vivants entrés dans l'oreille (cancrelats, araignées, etc.), seront tués au moyen d'alcool ou d'huile. Puis on les enlève au moyen d'injections.

Si on a affaire à d'autres corps étrangers, des haricots, des perles, des cailloux, des noyaux de cerise, etc., il est aussi indiqué, si l'entourage n'a pas encore fait de tentatives d'extraction, de seringuer énergiquement le conduit auditif à l'eau tiède. Il faut éviter tout emploi d'instruments extracteurs, à moins qu'on n'ait affaire à des corps très faciles à extraire, des brins de paille, des rognures de crayons, etc.

Si l'entourage a déjà fait des efforts d'extraction avant de s'adresser à un médecin, l'opération devient difficile et quelquefois impossible, car souvent le corps étranger a été chassé dans la profondeur et se trouve encastré dans l'isthme du conduit auditif externe.

S'il n'y a pas de réaction inflammatoire provenant de la

déchirure de la membrane qui tapisse le conduit, il faudra essayer des injections à la seringue. Il n'y a pas lieu d'employer la force, à moins que des phénomènes méningés n'obligent à une intervention. Il est bien connu, en effet, que des corps étrangers peuvent rester pendant des années sans danger dans le conduit ; d'autres fois, ils seront spontanément expulsés par une réaction de la membrane ; d'autres fois enfin, une fois le gonflement disparu, si le malade penche la tête, le corps étranger sortira de lui-même. Si l'on est forcé d'intervenir, il faudra tâcher de briser en morceaux le corps étranger ; si ce dernier est fort et combustible (grains de café, perles en bois, etc.), on y creusera une petite ouverture avec le galvanocautère, et dans l'ouverture on pourra introduire des instruments extracteurs.

Myringite.

   Pr.   Acétate de plomb, quinze centigr.
       Eau dist., 50 gr.
       Teinture d'opium, XX gouttes.

3 fois par jour dix gouttes dans l'oreille en instillations.

Employé lorsqu'il y a hypérémie très accentuée du tympan et des parties avoisinantes.

En outre, traitement antiphlogistique.

   Pr.   Acétate de plomb, dix centigr.
       Chlorhydrate de morphine, dix centigr.
       Eau dist., 50 gr.

3 à 6 fois par jour vingt gouttes dans l'oreille.

   Pr.   Sulfate de zinc, cinquante centigr.
       Eau, 25 gr.

Verser trois fois par jour dix gouttes dans le conduit auditif, et laisser en place pendant dix minutes.

S'il y a exsudat considérable sur la portion libre de la membrane tympanique :

Pr.   Glycérine pure, 50 gr.

3 fois par jour cinq gouttes comme ci-dessus.

Quand l'inflammation a diminué et que des restes d'exsudat couvrent le tympan, on fera soigneusement le soir des lavages à l'eau tiède.

>*Pr.*   Sulfate de zinc, cinquante centigr.
>Eau dist., 50 gr.
>(*Us. ext.*)

A employer comme l'avant-dernière formule.

Si le tympan reste fortement déchiré une fois le stade aigu passé :

>*Pr.*   Onguent émollient, 5 gr.
>Oxyde de zinc, vingt centigr.
>(*Us. ext.*)

Un tympan artificiel, construit d'après les indications du professeur Gruber, en toile mince, sera couvert de la pommade ci-dessus et placé sur le tympan du malade au moyen d'une petite pince. On appliquera de la même façon le topique suivant :

>*Pr.*   Onguent émollient, 5 gr.
>Précipité rouge, dix centigr.
>(*Us. ext.*)

Pr.   Onguent émollient, 5 gr.
Nitrate d'argent crist., dix à trente centigr.
(*Us. ext.*)

>*Pr.*   Huile d'amandes douces fraîchement
>préparée, 10 gr.
>(*Us. ext.*)

2 fois par jour dix gouttes d'huile tiède dans le conduit auditif.

S'il y a opacité du tympan par suite d'une exsudation

entre les couches de la membrane, on favorisera la résorption avec :

> *Pr.*   Sulfate de cuivre, dix centigr.
> Eau dist., 50 gr.

2 à 3 fois par jour dix gouttes dans l'oreille.

En cas d'ulcérations syphilitiques :

> *Pr.*   Sublimé corrosif, dix centigr.
> Eau dist., 50 gr.
> (*Us. ext.*)

Tremper dans ce liquide des bourdonnets qu'on introduira dans le conduit.

> *Pr.*   Glycérine pure, 50 gr.
> (*Us. ext.*)

Même emploi que ci-dessus.

> *Pr.*   Huile de foie de morue, 10 gr.
> Iodure de potassium, cinquante centigr.
> Iode métalloïde, cinq centigr.
> (*Us. ext.*)

Pour badigeonner le tympan.

Employé dans les cas d'exsudats anciens : on fera tous les jours un badigeonnage au pinceau fin, avec un bon éclairage, jusqu'à ce qu'il se développe une vive réaction : alors on laisse tout au repos pendant quelques jours, en faisant quelques injections d'eau tiède dans le conduit. On recommence au bout de quelque temps si c'est nécessaire.

> *Pr.*   Teinture de thuya occidentalis, 10 gr.
> Laudanum de Sydenham, vingt gouttes.
> (*Us. ext.*)

Pour badigeonner les granulations qui se développent sur le tympan ou dans le conduit auditif externe, on prescrira :

> *Pr.*   Alun calciné, 5 gr.
> Sulfate de zinc, 5 gr.
> (*Us. ext.*)

On déposera cette poudre au moyen d'un pinceau sur la base d'un polype extirpé, pour favoriser la cicatrisation et empêcher la récidive.

Eaux minérales en gargarismes, douches d'air avec ou sans cathétérisme de la trompe.

Maladies de l'oreille moyenne

Catarrhe de la muqueuse.

Pr. Sel ammoniac purifié, 5 gr.
Eau dist., 400 gr.
Teinture de belladone,
quatre-vingts centigr.
Sirop d'écorces d'oranges, 20 gr.
(*Us. ext.*)

Gargarisme à employer toutes les deux heures.

Si la muqueuse palatine est très gonflée :

Pr. Borax, 2 à 5 gr.
Eau dist., 400 gr.
Eau-de-vie de grains, 50 gr.

Gargarisme à employer toutes les deux heures.

Pr. Sublimé, dix centigr.
Eau dist., 400 gr.
Sirop d'écorces d'oranges, 50 gr.
(*Us. ext.*)

Gargarisme à employer dans les cas d'ulcérations syphilitiques de la région de l'orifice pharyngien de la trompe. Ne pas négliger le traitement spécifique :

Pr. Alun pulvérisé, 5 gr.
Eau dist., 400 gr.
Eau de fleurs d'oranger, 2 gr.
(*Us. ext.*)

Ce topique sera utilisé dans les cas où l'on veut, d'après la méthode de Gruber, introduire des substances médicamen-

teuses dans la cavité tympanique sans cathétériser la trompe.
— Pour obtenir une dérivation, s'il y a gonflement concomitant des muqueuses nasale et pharyngée :

> *Pr.*   Acide salicylique, vingt centigr.
> Chlorure de sodium, soixante centigr.
> (*Us. ext.*)

Pour le même usage :

> *Pr.*   Sulfate de zinc, 5 gr.
> Alun calciné, 5 gr.
> (*Us. ext.*)

A déposer sur les muqueuses de la cavité naso-pharyn-
gienne, qui est dans ces cas molle et spongieuse. On se servira dans ce but de la pince courbe (modèle de Gruber), en
caoutchouc durci, enserrant un petit morceau d'éponge mouil-
lée, trempée dans la poudre. Les attouchements seront re-
commencés tous les deux ou trois jours. Cette pratique est
de la plus grande utilité quand on se trouve en présence d'a-
mygdales hypertrophiées qu'on ne peut traiter par l'amygdalotomie.

Dans les cas où le malade, atteint de catarrhe naso-pha-
ryngien, ne peut supporter les injections, le professeur Gruber emploie les bougies gélatineuses du pharmacien A. H.
Grohs, à Vienne : ces bougies sont imprégnées de médicaments variés :

> *Pr.*   Sulfate de zinc, trente à soixante centigr.
> Eau distillée, 50 gr.
> (*Us. ext.*)

Introduire un cathéter jusqu'à l'entrée de la trompe d'Eustache, et insuffler cinq gouttes du liquide dans l'oreille
moyenne à travers la sonde.

Si la muqueuse est fortement gonflée, on pourra faire une
injection tous les jours sans inconvénient.

> *Pr.*   Nitrate d'argent cristallisé, dix centigr.
> Eau dist., 50 gr.
> (*Us. ext.*)

A insuffler à travers la trompe.

S'il y a végétations adénoïdes, hypertrophie des amygdales, intervenir chirurgicalement.

Otite moyenne aiguë.

Repos au lit, éloigner toutes les causes d'irritation locale : diaphorèse légère, gargarisme, sangsues près de l'oreille, tubes de Leiter. En cas de douleurs violentes :

> *Pr.*   Chlorhydrate de morphine,
>   dix à vingt centigr.
>   Emplâtre agglutinatif, 10 gr.
>   (*Us. ext.*)

Mettre gros comme un pois de la pommade dans l'oreille, ou en couvrir des bourdonnets à introduire dans le conduit.

Si le tympan fait une voussure du côté du conduit externe, que les douleurs soient violentes, qu'il y ait de la fièvre, des phénomènes méningés, on recourra à une paracentèse du tympan, combinée à des douches d'air qui chasseront l'exsudat hors de la caisse.

Si les douleurs persistent, que la rougeur de la peau au-dessus de l'apophyse mastoïde et des douleurs dans cette région nous montrent que la muqueuse des cellules mastoïdiennes est aussi comprise dans le processus inflammatoire, et qu'enfin des phénomènes méningés se déclarent, on recourra à l'incision de Wilde.

Si le tympan s'est spontanément perforé, il y a :

Otite moyenne suppurée aiguë.

Pratiquer un nettoyage minutieux de l'oreille par des injections (s'il y a lieu, des lavages passant par la trompe, au moyen du cathéter). Ensuite, instillations avec des astringents faibles :

> *Pr.*   Sulfate de zinc, dix centigr.
>   Eau dist., 10 à 20 gr.
>   (*Us. ext.*)

> *Pr.* Acide borique, 1 gr.
> Alcool rectifié, 20 gr.
> Eau dist., 20 gr.
> (*Us. ext.*)

Si la suppuration est profuse, insufflations d'acide borique pulvérisé dans l'oreille.

Si malgré l'emploi des réfrigérants et des sangsues on observe des phénomènes de rétention du pus dans les cellules mastoïdes, avec douleurs violentes dans l'oreille et la tête, fièvre intense et ralentissement du pouls, qu'un frisson ou d'autres phénomènes graves se soient déclarés, que l'incision de Wilde se soit montrée inefficace, il faudra passer de suite à la trépanation de l'apophyse mastoïde.

Otite moyenne suppurée chronique.

Nettoyer l'oreille en injectant à plusieurs reprises une solution tiède d'acide phénique à 2 % ou à 1/2 $^{00}/_{00}$ de sublimé ; sécher ensuite le conduit et insuffler de l'acide borique pulvérisé ou de la poudre d'iodoforme.

> *Pr.* Sulfate de zinc, 1 gr.
> Eau dist., 100 gr.
> (*Us. ext.*)

Pour instillations.

L'insufflation de substances pulvérulentes ne sera renouvelée que dans le cas où la poudre insufflée la veille et laissée dans l'oreille est imprégnée de pus le lendemain. Il faudra, avant de procéder à une nouvelle insufflation, nettoyer l'oreille à fond et la sécher ensuite.

S'il y a formation de polypes, les enlever avec le polypotome à anse.

Si l'otorrhée est tenace, on associera l'alcool absolu à l'acide borique.

> *Pr.* Acide borique, 2 gr.
> Alcool absolu, 40 gr.
> (*Us. ext.*)

Instiller quelques gouttes, qu'on laissera un quart d'heure en place, 1 à 2 fois par jour.

S'il y a des phénomènes de rétention avec symptômes d'encéphalite, ou encore des frissons, incision de Wilde, ou en dernier ressort trépanation de l'apophyse.

Otite moyenne hypertrophique.

Douches d'air avec ou sans cathétérisme. Pour faire céder les adhérences, insufflations de liquides tièdes dans l'oreille moyenne.

> *Pr.* Bicarbonate de soude, cinquante centigr.
> Eau dist., 10 gr.
> Glycérine, 2 gr.
> (*Us. ext.*)

Pour instiller dans l'oreille à travers la trompe d'Eustache.

> *Pr.* Iodure de potassium, vingt centigr.
> Eau dist., 10 gr.
> (*Us. ext.*)

Pour insuffler dans la caisse à travers la trompe : à employer surtout dans les cas de syphilis.

> *Pr.* Potasse caustique, dix centigr.
> Eau dist., 40 gr.
> (*Us. ext.*)

Pour insuffler dans la caisse à travers la trompe d'Eustache. Ces insufflations rendent quelquefois de bons services.

Si les bourdonnements sont continuels et que le traitement reste sans effet, on utilisera avec succès la méthode de la raréfaction de l'air dans le conduit auditif externe.

A l'intérieur on donnera : les bromures de sodium ou potassium, ou la quinine, jusqu'à un gramme par jour, ou encore l'acide salicylique, 2 grammes par jour.

Maladies du labyrinthe.

> *Pr.* Éther sulfurique (chloroforme), 20 gr.
> (*Us. ext.*)

On en introduit quinze à vingt gouttes dans le ballon de

caoutchouc, l'air du ballon sera ainsi imprégné de vapeurs, que l'on chassera dans la caisse à travers le cathéter, dans les cas de surdité purement nerveux.

> *Pr.*   Teinture de belladone, 5 gr.
> Teinture d'aconit, 5 gr.
> Teinture d'opium, 5 gr.

Matin et soir cinq gouttes dans le conduit auditif externe.

A employer en cas de bourdonnements. Si le topique provoquait une réaction inflammatoire dans le conduit auditif externe, il faudrait supprimer le médicament pendant quelques jours.

> *Pr.*   Huile de jusquiame bouillie, 20 gr.
> Extrait d'aconit, vingt centigr.

Cinq gouttes 2 fois par jour dans l'oreille.

> *Pr.*   Onguent émollient, 20 gr.
> Iodure de potassium, 2 gr.
> Iode métalloïde, cinq centigr.
> Vératrine, soixante centigr.
> (*Us. ext.*)

3 fois par jour, étendre gros comme un pois sur la région mastoïdienne et frictionner pendant dix minutes.

> *Pr.*   Huile d'amandes douces, 10 gr.
> Camphre en poudre, dix centigr.

Mettre le soir cinq gouttes sur du coton qu'on introduira dans l'oreille.

En cas de troubles auditifs nerveux.

> *Pr.*   Teinture d'arnica, 10 gr.
> (*Us. ext.*)

Prendre le matin six à dix gouttes sur un morceau de sucre.

En cas de bourdonnements et d'affections auriculaires d'origine nerveuse :

> *Pr.*   Bromure de potassium, 5 gr.
> Eau dist., 100 gr.

A prendre en deux jours à l'intérieur.

Pr.　Bromure de sodium, 5 gr.
　　　Eau dist., 100 gr.

A prendre en deux jours par cuillers à soupe.

Dans les cas désespérés :

Pr.　Chlorhydrate de pilocarpine, vingt centigr.
　　　Eau dist., 10 gr.
　　　　(*Us. ext.*)

Pour injections sous-cutanées.

En cas de syphilis, traitement approprié.

CLINIQUE ET CONSULTATION
POUR LES MALADIES CUTANÉES

DU

Professeur M. Kaposi.

Séborrhée.

Tonifier l'état général. Amers : infusion de millefeuilles, de ményanthe, de racine d'acore, de gingembre : quinine, fer, arsenic, eaux de Roncegno ou de Levico, 2 cuillers à soupe par jour, après le repas de midi et après celui du soir. — En cas de complications chloro-anémiques :

> *Pr.* Vin ferrugineux, 50 gr.
> Sirop simple, 10 gr.
> Liqueur de Fowler, 10 gr. (1).
> Eau dist., 80 gr.

3 fois par jour une cuiller à soupe (avant ou de suite après chaque repas).

> *Pr.* Teinture de malate de fer, 100 gr.
> Eau de cannelle, 100 gr.
> Liqueur de Fowler, 5 gr.

Une cuiller à soupe avant le repas.

Pour enlever les masses sécrétées : imbiber avec une huile appropriée (huile d'olives, de morue, pétrole, beurre, axonge) une petite éponge, dont on frottera la matière sébacée : par-dessus, un bonnet de flanelle, qui sera aussi imbibé d'huile

---

(1) Dose qui semble exagérée. (Note du traducteur.)

si les masses sécrétées sont très sèches, et pour couvrir le
tout un bonnet en taffetas ciré. Au bout de 12 heures, les
masses seront enlevées à l'eau de savon (ou au savon liquide,
à la glycérine si l'enfant est délicat). Pour les adultes on
emploiera l'esprit de savon vert de Hebra. On reprend une
seconde fois les frictions grasses. — Le traitement sera
recommencé ainsi toutes les vingt-quatre heures.

> Esprit de savon vert :
> Savon vert, 100 gr.

Dissoudre sur un feu doux dans esprit-de-vin 200 gr.
Filtrez et ajoutez :

> Huile de lavande, 3 gr.
> Huile de bergamote, 3 gr.
> (*Us. ext.*)

Mêlez et filtrez.

Si des démangeaisons se développent après l'enlèvement
des croûtes :

> *Pr.* Acide phénique, 5 gr.
> Glycérine, 20 gr.
> Alcool, 200 gr.
> (*Us. ext.*)

> *Pr.* Huile de cade, 50 gr.
> Alcool, 50 gr.
> (*Us. ext.*)

Pour badigeonnages.

Si les croûtes sont peu épaisses, se contenter d'huile d'o-
lives. Si la peau est pâle sous les croûtes, lavages au savon,
frictions d'onguent simple ou de :

> *Pr.* Spermaceti, q. s.
> Huile d'olives, q. s.
> (*Us. ext.*)

Pour faire un onguent mou.

> *Pr.* Huile d'olives, 50 gr.
> Baume du Pérou, 1 gr.
> (*Us. ext.*)

Pr.   Onguent émollient (1), 25 gr.
        Oxyde de zinc, cinquante centigr.
        Huile volatile de laurier, V gouttes.
        (*Us. ext.*)

Dans les cas tenaces :

Pr.   Savon vert, 80 gr.
        Alcool rectifié, 40 gr.

Filtrez et ajoutez :

        Alcoolat de lavande, 10 gr.
        (*Us. ext.*)

Lavages par la douche froide. Sur le cuir chevelu on peut frictionner la partie malade avec une petite éponge trempée d'alcool ou d'eau-de-vie.

Pr.   Éther sulfurique, 25 gr.
        Alcool rectifié, 50 gr.
        Teinture de benjoin ou eau de Cologne, 5 gr.
        (*Us. ext.*)

Pour lavages.

Pour combattre l'infiltration du derme, pommade d'oxyde de zinc à 5 pour 50 ; carbonate de plomb, calomel.

Pr.   Oxyde de zinc, 5 gr.
        Carbonate de plomb, 5 gr.
        Spermaceti, 50 gr.
        Huile d'olives, q. s.
        (*Us. ext.*)

Pour faire un onguent mou.

Pr.   Lanoline, 20 gr.
        Vaseline, 20 gr.
        (*Us. ext.*)

(1) Diffère à peine du cold-cream du Codex : cire blanche, 10 gr., spermaceti, 20 gr., huile d'amandes douces, 80 gr. Faire fondre ensemble et ajouter à la masse refroidie : eau de roses, 20 gr. (Note du traducteur.)

> *Pr.*   Lanoline, 50 gr.
> Huile d'olives, 5 à 10 gr.
> (*Us. ext.*)

En cas de séborrhée des parties génitales : poudre d'amidon, de lycopode, de talc de Venise, d'oxyde de zinc.

Comédons.

S'ils dépendent d'affections générales (scrofule, tuberculose), il faut tenir compte de la cause qui les produit.

Il faut exprimer le comédon avec une clef de montre ou le « comœdon quetscher » de Hebra. Bains sulfureux, de sel marin ou d'eaux-mères de salines (1/8 d'eau-mère par bain). Lavages au savon de potasse ou de soude dans un bain de vapeur. On emploiera aussi le savon soufré, la pommade soufrée au naphtol ; on laissera sécher l'écume pendant la nuit sur la peau pour ne l'enlever que le lendemain matin.

> *Pr.*   Carbonate neutre de potasse, 5 gr.
> Eau dist., 500 gr.
> (*Us. ext.*)

Eau de lavage.

> *Pr.*   Carbonate neutre de potasse, 5 gr.
> Eau dist., 10 gr.
> (*Us. ext.*)

Quelques gouttes, avec un pinceau fin, sur les efflorescences, en applications.

Dans les cas tenaces :

> *Pr.*   Soufre précipité
> Glycérine
> Alcool rectifié
> Carbonate neutre de potasse
> Éther sulfurique, parties égales de chaque.
> (*Us. ext.*)

A placer le soir avec un pinceau ; enlever le matin le dépôt par un lavage.

Pr. Naphtol, 5 gr.
Soufre précipité, 25 gr.
Vaseline, 15 gr.
Savon vert, 15 gr.
(*Us. ext.*)

On couvre deux à trois fois par semaine le visage avec cette pommade, qu'on enlève au bout de 10 à 15 minutes, quand une légère rougeur se montre et que le malade éprouve un sentiment de cuisson ; cela fait, on applique de la poudre. Dans les jours intercalaires, le visage sera saupoudré de poudres indifférentes et enduit d'onguents de même espèce : on lavera enfin deux fois par semaine le visage à l'esprit de savon vert (formule ci-dessus).

Milium.

Traitement : piquer l'épiderme et exprimer les corpuscules sphériques avec le « comedon quetscher » ou une clef de montre. Fomentation de lait, d'eau de son, et savonnage consécutif. — Puis glycérine phéniquée, carbonate de potasse, comme pour les comédons.

Molluscum contagiosum.

Les petites tumeurs seront exprimées, les grandes seront raclées à la curette. Si on en trouve qui se touchent, on pourra, avec le savon vert, arriver à les faire dessécher et tomber d'elles-mêmes.

Hyperidrose.

Traitement des démangeaisons dans l'hyperidrose générale : lavages avec des liquides alcoolisés, l'esprit-de-vin, emploi de la poudre d'amidon pour saupoudrer les parties atteintes.

Il faut éviter les frictions grasses avec l'huile, la glycérine, les pommades.

Hyperidrose axillaire :

> *Pr.*   Tanin pur, 5 gr.
> Alcool rectifié, 200 gr.
> (*Us. ext.*)

Pour frictions.

A employer plusieurs fois par jour : les parties humides seront saupoudrées à la poudre de talc.

Dans l'hyperidrose des pieds on prescrira de changer souvent de chaussures, et on essuiera les pieds avec un linge sec. Pas de bains. Saupoudrer les chaussettes avec de la crême de tartre, de l'amidon, de la poudre de lycopode, de la poudre de talc, ou de la poudre d'amandes : chaussures légères.

S'il y a bromidrose exagérée, onguent d'Hebra, dont voici la formule :

> *Pr.*   Litharge, 25 gr.
> Huile d'olives, 100 gr.

Faites chauffer sur un feu doux, ajoutez peu à peu de l'eau de fontaine pour faire un onguent assez ferme, puis ajoutez :

> Huile de lavande, 5 gr.
> (*Us. ext.*)

On étale cette pommade sur de la toile et on la place sur le pied bien sec, de façon à l'envelopper tout à fait. Entre les doigts de pied, on place des plumasseaux de charpie enduits de la pommade sur les deux faces.

En 9 jours, on changera 3 fois la pommade. Il se détachera une couche d'épiderme épaisse d'un millimètre. Quand cette couche est complètement partie, bains de pieds et poudres.

Les maniluves et pédiluves au sublimé ont aussi un excellent effet :

> *Pr.*   Sublimé corrosif, cinquante centigr.
> Eau dist., 100 gr.
> (*Us. ext.*)

A ajouter au maniluve ou au pédiluve. Donner cinq doses semblables.

Le malade prendra tous les soirs un bain local tiède, s'essuiera bien et poudrera les parties avec la poudre ci-dessous :

Pr. Amidon, 50 gr.
Talc de Venise, 50 gr.
Acide salicylique, 3 gr.
(*Us. ext.*)

Les pilules d'atropine sont quelquefois fort efficaces.

Pr. Sulfate d'atropine, un centigr.
Glycérine et eau distillée, q. s.

Pour faire dissoudre : poudre et extrait de réglisse, q. s. pour faire XX pilules 1 à 2 par jour.

Rougeole.

Éviter les médicaments sudorifiques ou altérants, ordonner le repos, une température constante de la chambre du malade (18° environ), et ne pas trop laisser le malade au lit. — Eau fraîche comme boisson, potages, lait : changer souvent le linge. Si la peau est très chaude et très sèche, lavages à l'eau froide, à l'eau vinaigrée, frictions grasses. Le 14ᵉ jour, un bain tiède. — Tenir compte de toutes les complications, sans se laisser égarer par un excès d'attention pour l'exanthème lui-même.

Scarlatine.

Isoler de suite le malade : on donnera en grandes quantités et souvent des boissons rafraîchissantes, de la limonade, des boissons acidulées, du bouillon, des potages, du lait, des fruits cuits. La chambre sera à 18° ; l'air en sera changé au moins 2 fois par jour. Le malade, couché au lit, ne sera pas trop couvert ; on songera aux soins de propreté, on changera souvent les linges de corps et les draps, on lavera tous les jours au savon la face et les mains du malade, on le peignera soigneusement. On ne laissera le scarlatineux se lever que lorsque le pouls sera resté normal pendant quelques jours, que la soif aura disparu, que la peau sera devenue molle et moite, et que les urines seront abondantes.

S'il n'y a pas de complications on donnera un bain tiède vers la fin de la troisième semaine; on renouvellera cette pratique tous les 3 jours. S'il n'y a pas d'empêchement, le malade pourra sortir la quatrième semaine.

Il faudra soigneusement surveiller le régime, ne pas trop prescrire de médicaments, en tenant compte cependant de toutes les complications possibles.

Variole.

Il faut distinguer, au point de vue du traitement, entre la variole même et ses complications et conséquences. L'affection en elle-même, dans la plupart des cas, guérit sans médicaments : on n'en usera donc pas, si c'est possible, ou on ne donnera que des émollients, des mucilages ou des loochs, pour humecter les muqueuses. On peut employer les bains tièdes, voire les douches froides, même au moment de la dessiccation (le professeur Hebra conseille dans son livre de commencer les bains chauds de bonne heure, vers le onzième jour de la maladie). Dans les cas de prostration et de frissons, quinine, antipyrine, acides minéraux.

Les complications seront bien surveillées; on conseillera l'air pur et frais (17°-18°). Le corps sera fréquemment lavé, on changera la literie souvent. Si la dessiccation et la chute des croûtes est terminée et que le malade ait été lavé ou baigné, on pourra le laisser sans soins médicaux, mais il faudra maintenir l'isolement pendant 15 jours après la guérison.

Pustule maligne.

Aussi longtemps que la lésion est circonscrite, on essayera de détruire la partie infiltrée au fer rouge ou on cautérisera à la potasse caustique. Dans les autres cas, excision. Pour anesthésier le champ opératoire, on fera une injection d'une solution de cocaïne à 5 %, 1/2 à une seringue de Pravaz. Au bout de 5 à 10 minutes, on commencera à opérer.

Érythème.

Disparaît de lui-même; en cas d'érythème noueux, repos

horizontal du membre atteint, enveloppement de linges humides froids, avec ou sans eau de Goulard ou liqueur de Burow (voir ci-dessous) : enveloppements à l'eau tiède, si le froid est mal supporté. Ne jamais employer la teinture d'arnica !

En cas de fièvre : quinine, antipyrine ; en cas de perte de l'appétit, amers ; narcotiques en cas de perte de sommeil.

En cas d'intertrigo : poudre de lycopode, d'amidon, d'alun, etc.

> *Pr.* Acétate de plomb cristallisé, 7 gr.
> Sulfate d'alumine, 20 gr.
> Eau dist., 200 gr.
> (*Us. ext.*)

A mélanger à deux litres d'eau pour imbiber des compresses. — Liqueur de Burow.

> *Pr.* Onguent gris, 10 gr.
> Onguent de genièvre (1), 10 gr.
> (*Us. ext.*)

> *Pr.* Oxyde de zinc, 5 gr.
> Amidon pur, 40 à 80 gr.
> (*Us. ext.*)

A saupoudrer 2 fois par jour.

Si l'épiderme est tombé, enveloppements à l'eau froide ou spermaceti.

Dans la forme pustuleuse, compresses trempées de :

> *Pr.* Sublimé corrosif, dix centigr.
> Eau dist., 50 gr.
> (*Us. ext.*)

Dans les formes rebelles d'érythème iris, on pourra, en dehors de maniluves au sublimé, employer l'ergotine et le salicylate de soude à l'intérieur.

(1) Baies de genièvre humectées et pilées, 250 gr., axonge, 500 gr. ; chauffez, exprimez et ajoutez : cire jaune, 80 gr. On ajoute au mélange refroidi, huile de genièvre, 20 gr.

Urticaire.

Pas de mercure, d'iode ou d'arsenic, mais bien des bains froids, des douches et des lavages avec des acides dilués.

Combattre les démangeaisons par des applications sans friction, d'alcool.

> *Pr.* Acide salicylique, 3 gr.
> Esprit-de-vin, 150 gr.
> Glycérine, 10 gr.
> (*Us. ext.*)

Pour faire disparaître les bulles provenant de piqûres d'insectes, les frictions d'esprit de sel ammoniac ou même d'ammoniaque liquide pure, seront de quelque utilité.

Si la cause est un trouble dyspeptique, c'est à ce dernier qu'il faudra songer dans le choix du traitement approprié.

Dans l'urticaire chronique ou papuleuse, l'application de l'emplâtre de Vigo, employé la nuit seulement, aura d'excellents effets, ainsi que les bains de sublimé.

> *Pr.* Sublimé, dix centigr.
> Eau dist., 200 gr.

Pour ajouter à l'eau d'un bain complet.

> *Pr.* Sublimé corrosif, cinquante centigr.
> Eau dist., 500 gr.
> (*Us. ext.*)

En compresses.

Il faut nettoyer les dents avec le plus grand soin, et si la salivation hydargyrique se montre, supprimer le médicament.

A l'intérieur, arsenic, atropine et ergotine.

Érésipèle.

En cas de fièvre violente : quinine, antipyrine, vin, boissons acidulées. Aussi longtemps qu'il y a douleur, employer le froid (vessies de glace). Si la maladie est en voie de diminution, employer la chaleur.

La partie de la peau atteinte par le gonflement et la chaleur sera recouverte de compresses trempées dans de l'eau froide ou de la liqueur de Burow, et bien exprimées ; par-dessus, une petite vessie de bœuf ou un petit sac en caoutchouc, remplis à moitié de morceaux de glace. Ce traitement est appliqué nuit et jour sans discontinuer, jusqu'à ce que la tension, la douleur et l'hyperthermie aient disparu.

Zona.

Expectation : favoriser la dessiccation en saupoudrant d'amidon les vésicules : cold-cream, compresses avec infusions tièdes d'herbes narcotiques. Badigeonnages au collodion. Pour combattre la névralgie consécutive : liqueur de Fowler à doses croissantes, ou :

> *Pr.* Chlorhydrate de morphine, vingt centigr.
> Eau dist., 10 gr.

5 à 10 gouttes en injection sous-cutanée.

En employant à l'intérieur les narcotiques, associés ou non à la quinine, on observe souvent une disparition de la douleur.

> *Pr.* Emplâtre diabotanum (Emplâtre de minium
> ou emplâtre de mélilot), 20 gr.
> Extrait aqueux d'opium.
> (Opium pur), 5 gr.
> (*Us. ext.*)

Cet emplâtre, étendu sur du cuir ou de la grosse toile, sera fixé solidement sur la partie douloureuse, et ne sera enlevé qu'en cas de cessation des douleurs, à moins qu'un eczéma provoqué par l'emploi de l'emplâtre ne force à enlever prématurément ce dernier.

Pour l'herpès labial :

> *Pr.* Permanganate de potasse, dix
> à trente centigr.
> Eau dist., 300 gr.
> (*Us. ext*)

Gargarisme.

Sudamina.

Expectation ; température modérée de la chambre du malade : poudre d'amidon sur les parties atteintes.

Eczéma.

Traitement local. — Dans le cas où d'autres affections sont en corrélation avec la dermatite, on en tiendra compte. En cas de chloro-anémie, ferrugineux ; si le malade èst cachectique, on donnera beaucoup de viande. La quinine est indiquée lorsque le type de l'eczéma est bien caractérisé, et que chaque accès de fièvre est accompagné d'une éruption de vésicules. Dans les cas rebelles d'eczéma chronique, liqueur de Fowler, eaux de Levico et de Roncegno (2 cuillers à soupe par jour). Séjour à l'air libre.

Mais le traitement local sera beaucoup plus important que le traitement interne. On se servira donc de l'onguent diachylon, avec ou sans addition de baume du Pérou, de l'emplâtre de savon avec 10 % d'acide salicylique, d'après Pick, ou encore d'une crème :

> *Pr.* Oxyde de zinc, 25 gr.
> Amidon pur, 25 gr.
> Vaseline pure, 50 gr.
> Acide salicylique, 1 gr.

(Formule de Lassar).

Le savon mou et le goudron trouveront aussi un emploi des plus importants.

Pour détacher les croûtes, se servir d'huile de foie de morue, surtout dans les cas d'eczémas fortement suintants, siégeant sur le cuir chevelu, ou sur la face des enfants. Parfois, on utilisera les huiles d'amandes douces, de lin, d'olive ; ou encore l'onguent simple, l'onguent émollient, le spermaceti, le cold-cream et l'axonge.

Il est urgent que la partie malade soit continuellement en contact avec le corps gras choisi. En cas d'eczéma du cuir chevelu, Kaposi prescrit une friction, au moins deux fois par jour, avec 40 grammes d'huile ou de graisse : on frottera bien avec une brosse, et on placera par-dessus un bonnet de flanelle bien serré.

On obtient aussi le ramollissement des croûtes par la pâte de Lassar ou le bonnet de caoutchouc. Si le cuir chevelu est fortement enflammé, on fera quelques lavages seulement avec la liqueur de Burow à 10 %.

Pour l'eczéma de la face, on prépare des pièces de pansement ou des masques entiers de flanelle, qu'on met en place après avoir bien imbibé la partie malade d'huile ou de graisse. Si l'eczéma est généralisé sur tout le corps, le malade sera frotté plusieurs fois par jour avec l'huile ou la graisse choisis; le malade, enveloppé de couvertures de laine, sera laissé au lit.

L'eau sera douce, et aura une température de 20 à 28° cent. Kaposi recommande l'eau de pluie, l'eau distillée ou l'eau des grandes rivières. Si les circonstances le permettent, les compresses mouillées et les bains seront préparés de la façon suivante : un petit sac contenant de la poudre d'amandes, ou du son, sera arrosé d'eau bouillante qu'on laisse refroidir ensuite : l'eau est alors prête à être utilisée.

Les bains de vapeur et les douches se prescriront dans les cas où l'eau imbibe difficilement la plaque de dermatite (cuir chevelu, parties du corps recouvertes de poils). Les douches seront prises 3 à 4 fois par jour, elles dureront 5 à 15 minutes sans interruption. Le malade se trouvera surtout bien de prendre sa première douche de bon matin, la seconde entre 10 heures et midi, la troisième entre 3 et 5 heures, et la dernière le soir.

Après chaque douche, le malade se promènera, pendant une demi-heure, soit à l'air libre soit dans une chambre fermée.

Kaposi emploie en général dans la clientèle, l'onguent diachylon de Hebra, ou la préparation suivante qu'il a indiquée : emplâtre simple et vaseline 100 gr. de chaque; liquéfiez et mêlez. Nous donnerons cependant ici quelques pommades que le professeur recommande dans son livre.

Formule de Bell :

> *Pr.*   Axonge préparée, 200 gr.
> Benjoin pulvérisé, 5 gr.

Faites fondre sur un feu doux pendant vingt-quatre heures, en vase clos, passez à travers un linge et ajoutez :

> Oxyde de zinc purifié, 40 gr.

Mêlez exactement et exprimez à travers un linge.

Formule de Wilson :

> *Pr.*   Onguent d'oxyde de zinc au benjoin, 80 gr.
> Alcool rectifié, 10 gr.
> (*Us ext.*)

N. B. — Au lieu d'alcool, on pourra aussi employer l'alcool camphré, la glycérine, le baume du Pérou ou une préparation de goudron, dans les proportions de 1 pour 10 de pommade de zinc.

Pâte de Lassar (voir ci-dessus).

Gélatine de Pick-Unna :

> *Pr.*   Oxyde de zinc, 10 gr.
> Gélatine anglaise, 20 gr.
> Glycérine, 20 gr.
> Eau dist., 40 gr.
> (*Us. ext.*)

Mêlez très exactement.

N. B. — Cette pâte sera dissoute au bain-marie, dans une cupule, et portée avec un pinceau de charpie sur les parties atteintes.

L'hydrothérapie froide ne réussit que dans les eczémas aigus, quand il y a dermatite, douleur violente et sentiment de tension. En dehors de ces cas il faut éviter l'eau (sauf pour l'eczéma de la tête). Le traitement sera basé sur l'emploi de poudres. Voici les principales : poudre de lycopode, amidon, riz, alun calciné, talc de Venise pulvérisé, etc. — Le prurit sera soigné à l'alcool salicylé, 3 gr. d'acide salicylique pour

150 d'alcool, et 10 gr. de glycérine. Si le malade ne peut entrer dans un établissement sanitaire, il pourra, dans sa propre demeure, prendre les dispositions nécessaires à son traitement, de la façon suivante : sur le matelas, on place un morceau de toile cirée de même surface, et par-dessus, en travers, deux linges repliés, formant deux bandes transversales ; par-dessus une ou deux couvertures de laine, enfin deux linges mouillés et un urinoir, que l'on placera entre les jambes. Un des linges servira pour le tronc et les extrémités supérieures, l'autre pour les extrémités inférieures. Un appareil à douches sera installé dans le voisinage du lit. Une fois que le malade a pris sa douche, on le roule dans les linges, puis on fixe solidement les deux couvertures de laine (dans lesquelles on enveloppe le malade), au moyen des deux bandes transversales. Le tout sera recouvert d'une couverture. Au bout de quelques instants, le malade ressent une agréable chaleur, il transpire légèrement et le prurit et la cuisson disparaissent presque complètement. En vingt-quatre heures, le malade se soumettra au moins quatre fois à cette manipulation. La chambre sera modérément chauffée, le malade se donnera un peu de mouvement après la douche, avant de se remettre au lit. En compresses, en emploiera la liqueur de Burow ou le thymol au millième.

Dans l'eczéma des doigts, des mains et des pieds, on mettra des doigts de gants, des gants ou des chaussettes de caoutchouc : ces dernières seront nettoyées deux fois par jour avec de l'eau, et les extrémités bien lavées et séchées, avant que l'on passe à une seconde application du caoutchouc.

Dans les cas d'infiltration cutanée et d'eczémas humides, on fera des lavages énergiques au savon, puis on essuiera soigneusement et on appliquera ensuite l'onguent diachylon ou l'emplâtre de savon salicylé.

Si la peau desquame et semble rude au toucher, préparations au goudron.

Il est nécessaire de fixer solidement l'onguent sur la partie du corps en traitement au moyen d'un linge.

Sur les parties poilues, on ne peut pas bien appliquer ces pommades ; on emploiera dans ce cas des solutions de borax, d'esprit de savon, d'acide phénique, ou encore de l'onguent de zinc ou de la pommade au calomel.

> *Pr.* Acide phénique, 2 gr.
> Huile d'olives, 200 gr.
> (*Us. ext.*)

Ce mélange sera versé peu à peu sur la tête et bien frotté sur le point malade avec un pinceau rude. Ensuite on lavera à l'eau de savon tiède.

> *Pr.* Acide phénique, 2 gr.
> Glycérine, baume du Pérou, 10 gr.
> de chaque.
> Alcool rectifié, 200 gr.
> (*Us. ext.*)

Voir ci-dessus.

> *Pr.* Borax de Venise, 5 gr.
> Alun, 5 gr.
> Glycérine, 80 gr.
> (*Us. ext.*)

Matin et soir, frictions à la brosse dure (voir ci-dessus).

On emploiera aussi de la même façon :

Pr. Borax, 5 gr.

Faire dissoudre dans :

> Glycérine, graisse de mouton, cire blanche, 20 gr.
> de chaque.
> Huile d'olives, q. s.

Pour faire un onguent mou.

Pour laver le cuir chevelu on se servira surtout d'esprit de savon vert. Les parties malades (le même traitement peut s'appliquer aux extrémités) seront matin et soir frictionnées avec ce liquide versé sur un lambeau de flanelle.

Dans l'intervalle, compresses d'eau froide.

Dans la clientèle particulière on utilisera la mixture suivante :

> *Pr.* Savon vert, 40 gr.
> Alcool rectifié, 80 gr.

Mêlez et filtrez, puis ajoutez :

> Alcoolat de lavande, 5 gr.
> (*Us. ext.*)

Pr. Lessive de potasse du poids spécifique de 1,333, 100 gr.
Spermaceti, 200 gr.
> (*Us. ext.*)

Matin et soir, on frictionnera les parties malades avec de la flanelle, et on les enveloppera, pendant toute la durée de la cure, de couvertures de laine. On peut aussi, après chaque friction, enlever la pommade avec de l'eau tiède et recouvrir ensuite la partie malade de compresses d'eau froide.

Dans l'eczéma du nez on nettoiera bien les narines par aspiration d'eau tiède, d'infusion de sauge, puis on introduira un pinceau de charpie enduit d'onguent diachylon dans la narine malade. Autre prescription :

> *Pr.* Sulfate de zinc, cinquante centigr.
> Eau de laurier-cerise, 5 gr.
> Glycérine, 10 gr.
> (*Us. ext.*)

Un peu de charpie, trempée dans le liquide ci-dessus, est introduite dans la narine malade. En outre, on pourra encore employer dans l'eczéma les liniments et poudres suivants

> *Pr.* Oxyde de zinc, 10 gr.
> Onguent de glycérine, 50 gr.
> (*Us. ext.*)

A étendre sur de la toile pour applications locales.

Contre l'eczéma simple ou l'intertrigo :

> *Pr.* Oxyde de zinc, 5 gr.
> Onguent simple, 50 gr.
> (*Us. ext*)

(En cas de desquamation.)

Pr.   Oxyde de zinc, 10 gr.
Poudre d'amidon, 10 gr.
Acide salicylique, 1 gr.
Vaseline, 20 gr.
(*Us. ext.*)

Pour faire une pâte. (Formule de Lassar.)

Cette pâte sera étendue, en une couche épaisse de la largeur d'un dos de couteau, sur la partie malade; par-dessus, de la poudre. Le lendemain, on essuie avec de la charpie, et on remet de la pâte sur les endroits où elle s'est détachée.

Pr.   Calomel, 2 gr.
Oxyde de zinc, 2 gr.
Axonge, 40 gr.
(*Us. ext.*)

Pr.   Oxyde de zinc, 4 gr.
Poudre d'amidon, 40 gr.
(*Us. ext.*)

Pr.   Poudre d'amidon, 150 gr.
Poudre d'iris de Florence, 10 gr.
Talc, 10 gr.
(*Us. ext.*)

Pr.   Sulfate de zinc, 4 gr.
Eau dist., 400 gr.
(*Us. ext.*)

En compresses : à employer dans les cas d'eczéma de la face, quand la sécrétion est abondante.

Pr.   Acétate de plomb cristallisé, 7 gr.
Sulfate d'alumine, 20 gr.
Eau distil., 200 gr.
(*Us. ext.*)

A employer en compresses, mélangé à deux litres d'eau. (Liqueur de Burow.)

> *Pr.* Huile de cade, 20 gr.
> Savon vert, 20 gr.
> Alcool rectifié, 150 gr.
> (*Us. ext.*)

Pour frictionner avec un pinceau rude deux fois par jour les points malades.

> *Pr.* Huile de fragon, 50 gr.
> Huile de foie de morue, 50 gr.
> (*Us. ext.*)

> *Pr.* Teinture de fragon, 50 gr.
> (*Us. ext.*)

A employer avec un pinceau rude.

> *Pr.* Huile de fragon, 50 gr.
> Éther sulfurique, 75 gr.
> Alcool rectifié, 75 gr.

Filtrez et ajoutez :

> Huile de lavande, 2 gr.
> (*Us. ext.*)

> *Pr.* Oxyde de zinc, 5 gr.
> Huile de fragon, 5 gr.
> Huile d'olives, 5 gr.
> Fleurs de soufre, 5 gr.
> Lanoline, 50 gr.
> (*Us. ext.*)

A appliquer avec un pinceau rude : par-dessus, poudrer.

On peut employer cet onguent dans le pityriasis rubra, l'eczéma squameux ; on renouvellera, s'il y a lieu, plusieurs fois les applications et on saupoudrera avec les poudres ci-dessus.

> *Pr.* Huile de cade, 8 gr.
> Huile de foie de morue, 80 gr.
> (*Us. ext.*)

> *Pr.*   Huile de cade, 8 gr.
> Glycérine, 80 gr.
> (*Us. ext.*)

On ne pourra appliquer ces deux préparations avec énergie, au moyen d'un pinceau rude, qu'après avoir au préalable
fait une onction au savon vert, suivie d'un lavage à l'eau
tiède.

> *Pr.*   Potasse caustique, 5 gr.
> Eau dist., 10 gr.
> (*Us. ext.*)

Frictionner rapidement avec un pinceau de charpie et
passer à l'eau tiède pour saponifier. Cette préparation ne sera
appliquée que dans les cas où l'eczéma est très tenace, papu-
leux, et surtout quand il siège aux mollets ; l'emploi en sera
prolongé. La friction à la potasse ne sera faite que 1 à 2 fois
par semaine. Pour diminuer la douleur et éviter le desséchement du liquide suintant, on appliquera chaque fois une compresse trempée d'eau froide par-dessus ; le tout sera recouvert d'une toile cirée ou de papier de gutta-percha.

> *Pr.*   Sublimé corrosif, 5 gr.
> Éther sulfurique, 10 gr.
> Collodion, 20 gr.
> (*Us. ext.*)

A appliquer après un bain local, avec un pinceau de charpie.

Si l'eczéma donne lieu à un prurit intense, on emploiera,
avec Lustgarten, les pommades à 2 % de cocaïne.

> *Pr.*   Oléate de cocaïne, vingt centigr.
> Lanoline, 8 gr.
> Huile d'olives, 1 gr.
> (*Us. ext.*)

Dans l'eczéma scrotal et périnéal on peut employer des onguents à la cocaïne contenant jusqu'à 5 % de substance
active.

Pour le prurit à l'anus, les suppositoires de cocaïne sont d'un excellent effet :

Pr.   Oléate de cocaïne, vingt-cinq centigr.
  Beurre de cacao, q. s.

Pour faire cinq suppositoires, 1 à 2 par jour.

Eczéma marginé.

Il faut savoir avant tout si les moyens pécuniaires du malade lui permettent de se vouer entièrement au traitement de sa maladie, et s'il ne peut ou ne veut pas s'astreindre à abandonner ses affaires pendant qu'on soignera la dermatite. Dans le premier cas, on emploiera le savon vert ou la pommade de Wilkinson modifiée par Hebra : soufre et goudron, 100 gr. de chaque ; savon vert et onguent simple, de chaque, 200 gr. ; craie, 10 gr. — Chacun de ces topiques sera, tous les matins et tous les soirs pendant 6 jours, appliqué avec un pinceau rude sur les parties malades ; par-dessus, un morceau de flanelle.

Après 12 applications, on laisse le morceau de flanelle en place pendant 3 jours ; au bout de ce temps, on autorisera des lavages tièdes ou des bains tièdes.

Si le malade veut vaquer à ses affaires, on pourra arriver à diminuer le prurit par des lavages au savon vert, à l'esprit de savon vert, à la potasse caustique (1 % en solution aqueuse), au sublimé (1 sur 250 en solution alcoolique), à l'acide phénique en solution aqueuse, alcoolique ou huileuse (au dixième). Les parties malades seront, deux fois par jour au moins, humectées ou frottées avec un de ces liniments : on recouvre ensuite comme ci-dessus.

Pemphigus.

Bains complets continus, douches, enveloppements de linges humides, badigeonnages au goudron, bains au goudron, au sublimé (10 gr. sur 200 gr. d'eau pour mêler à un bain complet). — Onguent diachylon, poudre d'amidon. — Quinine à l'intérieur.

Acné.

Tenir compte de l'étiologie. — Dans les acnés pustuleux et rosés, on fait des scarifications, et on frottera la peau avec de l'esprit de savon vert ou du savon à la glycérine : les traitements locaux seront faits le soir en imbibant de liquide médicamenteux un morceau de flanelle, qui servira au lavage. Quelquefois l'emplâtre de Vigo, qu'on laisse en place jour et nuit, ou seulement la nuit, suffira. — La solution de Vlemingkx, les lavages au sublimé (5 sur 40), à l'iodure de soufre (1 sur 4) seront aussi parfois utiles. Douches et bains de vapeur. — L'application d'un masque enduit de savon vert sur le visage provoquera souvent une bonne guérison.

> *Pr.* Soufre précipité, 10 gr.
> Glycérine, 10 gr.
> Esprit de savon, 10 gr.
> Carbonate de potasse, 10 gr.

Le liquide qui surnage sera décanté au moment de l'emploi ; avec le dépôt du fond de la bouteille on touchera 2 à 3 fois par jour les parties atteintes.

Quand les savonnages sont insuffisants, on fera au pinceau les badigeonnages suivants, après le savonnage :

> *Pr.* Soufre précipité, 10 gr.
> Carbonate de potasse, 10 gr.
> Glycérine, 10 gr.
> Eau de laurier-cerise, 10 gr.
> Alcool de Montpellier, 10 gr.
> (*Us. ext.*)

Cette pâte, placée la nuit sur la peau, sera enlevée le lendemain matin et remplacée par un onguent de zinc ou par de la glycérine.

> *Pr.* Sublimé corrosif, dix centigr.
> Teinture de benjoin, 10 gr.
> Eau de roses, 200 gr.
> (*Us. ext.*)

Pr. Sublimé corrosif, dix centigr.
Émulsion d'amandes amères, 400 gr.
Teinture d'ambre, 10 gr.
(*Us. ext.*)

Eau de toilette.

Pr. Borax, 5 gr.
Glycérine, 50 gr.
Alcool rectifié, 50 gr.
Eau de fleur d'oranger, 50 gr.
(*Us. ext.*)

Eau de toilette.

Pr. Sous-nitrate de bismuth, 5 gr.
Calomel, 5 gr.
Onguent émollient, 50 gr.
(*Us. ext.*)

Faire une bonne friction, 2 à 3 fois par jour.

Sycosis de la barbe.

Raser tous les jours les poils, ramollir les croûtes, s'il y en a, avec des préparations huileuses, ou de l'emplâtre de savon salicylé à 10 %.

Puis lavages à l'esprit de savon vert, au savon vert, au savon, à l'iodure de soufre ou à la pâte soufrée : douches, bains de vapeur et épilation journalière des poils, d'ailleurs faciles à enlever, avec une pince à épiler.

Pr. Onguent diachylon, 20 gr.

A étaler sur un morceau de linge, qu'on appliquera sur les parties malades, épilées au préalable.

Pr. Emplâtre de savon salicylé à 10 %.
(*Us. ext.*)

A changer toutes les douze heures.

Pr. Précipité blanc, 5 gr.
Axonge (ou onguent simple), 50 gr.
(*Us. ext.*)

Comme ci-dessus.

> *Pr.* Précipité rouge, 1 gr.
> Onguent rosat (1), 2 gr.
> (*Us. ext.*)

Comme ci-dessus.

> *Pr.* Précipité rouge, soixante centigr.
> Onguent simple, 40 gr.
> (*Us. ext.*)

Comme ci-dessus.

Les pommades peuvent rester pendant la journée, mais pas plus de trois heures, puis on savonne, on essuie et on saupoudre d'amidon. On fera plutôt en général un masque enduit d'emplâtre diachylon et emplâtre de savon, parties égales, qu'on appliquera le soir et laissera toute la nuit en place ; le matin, savonnage et épilation.

Il va sans dire que si la réaction est violente, on abandonnera de suite les préparations hydrargyriques :

> *Pr.* Iodure de soufre, 4 gr.
> Onguent simple, 40 gr.

Une fois par jour en application.

> *Pr.* Aloès socotrin, 2 gr.
> Extrait de malate de fer, 5 gr.
> Poudre de racine de rhubarbe, 5 gr.

Faire soixante pilules. Deux fois par jour 3 pilules.

Impétigo.

Enlever les croûtes ; bains, onctions huileuses, puis onguent diachylon, emplâtre de mélilot ou emplâtre rouge, emplâtre de savon salicylé (10 %). — Percer les pustules avec un crayon de nitrate d'argent pointu.

---

(1) Le texte porte 2 gr. : c'est sans doute 20 gr. qu'il faut lire. (Note du traducteur.)

Psoriasis.

a. *Traitement local.*

Bains chauds (33 à 35°), méthode de Priessnitz sous forme d'enveloppements humides, de douches et de frictions énergiques au savon ou à la pierre ponce. Pour favoriser la desquamation et la macération, gants (et même vêtements) de caoutchouc ou de gutta-percha (se trouvent chez Reithofer à Vienne (Herrengasse). Le malade mettra ces vêtements après un bain, et il les gardera continuellement pendant des heures et même des journées entières.

Pr.   Lessive de potasse caustique saturée
   (poids spécifique, 1,333), une partie.
Spermaceti (axonge, huile de foie de morue,
   beurre de cacao), deux parties.
   (*Us. ext.*)

Si l'affection est très étendue, on ordonnera le repos au lit et le traitement suivant : le malade sera entouré de couvertures de laine, ou bien il portera une chemise et des caleçons de laine ; auparavant on aura frotté tout le corps avec de la flanelle et une brosse, au savon vert. Les premiers six jours du traitement, on fait deux frictions par jour, les septième, huitième et neuvième jours on ne frottera qu'une seule fois et on ne permettra un bain que le quatorzième jour.

Au lieu de savon vert on emploiera aussi, surtout si le psoriasis siège sur le cuir chevelu et le visage, l'esprit de savon vert.

Pr. Savon vert, deux parties.

Faites dissoudre dans :

Alcool, une partie.

Filtrez et ajoutez :

Alcoolat de lavande, une partie.

A employer sous la douche, en frictions avec un morceau de flanelle.

Ce traitement fini, on saupoudre d'amidon et on enveloppe le malade de couvertures de laine.

Solution de Vlemingkx, modifiée par Hebra :

> *Pr.*   Chaux vive, une partie.
> Fleur de soufre, deux parties.
> Faire cuire dans eau, 20 parties.
>   (*Us. ext.*)

Ramener à 12 parties et filtrer.

On frictionnera chaque point malade énergiquement avec de la flanelle, enduite du liniment. Après chaque friction, bain chaud d'une heure, puis poudre d'amidon.

Cette méthode est fort douloureuse ; on n'attaquera donc que de petites plaques et on attendra plusieurs jours avant de recommencer :

Pommade de Rochard (1) :

> *Pr.*   Calomel, 1 gr. 50
> Iode métalloïde, cinquante centigr.

Chauffer doucément et ajouter :

> Onguent rosat, 80 gr.
>   (*Us. ext.*)

Frictionner matin et soir les plaques, envelopper de couvertures de laine, puis donner un bain chaud.

Cette préparation sera surtout utile dans les cas où les surfaces malades se trouvent du côté de l'extension des articulations.

> *Pr.*   Biiodure de mercure, 2 gr.
> Axonge, 40 gr.
>   (*Us. ext.*)

Dans le psoriasis du cuir chevelu surtout, on emploiera la pommade suivante :

> *Pr.*   Précipité blanc, 10 gr.
> Axonge, 50 gr.
>   (*Us. ext.*)

---

(1) Diffère de la pommade décrite sous ce nom dans Dorvault. (Note du traducteur.)

Pour obtenir un effet plus prompt :

> *Pr.* Précipité blanc, 5 gr.
> Sous-nitrate de bismuth, 5 gr.
> Onguent simple, 80 gr.
> (*Us. ext.*)

Frictionner avec gros, comme un pois de cette pommade, les parties malades.

> *Pr.* Précipité blanc, 4 gr.
> Pommade phéniquée, 2 gr.
> Onguent de glycérine, 40 gr.
> (*Us. ext.*)

Pour frictions.

Pr. Huile de cade (huile de fragon ou de bouleau), q. s.

A frictionner avec un morceau de flanelle ou une brosse dure.

Les points malades seront ensuite saupoudrés de poudre d'amidon et enveloppés de couvertures de laine.

De temps en temps, pendant l'emploi de ces huiles, on donnera des bains simples, ou des bains de vapeur, suivant l'intensité de la réaction ; il faudra suspendre pendant quelques jours le traitement.

Si le malade ou son entourage ne supporte pas l'odeur pénétrante des goudrons ci-dessus, on se servira du mélange suivant :

> *Pr.* Huile de fragon, 40 gr.
> Alcool, 4 gr.
> Éther sulfurique, 4 gr.
> Huile de lavande, XX gouttes.
> Huile de rue, XX gouttes.
> Huile de romarin, XX gouttes.
> (*Us. ext.*)

A appliquer avec un pinceau dur.

Cette mixture s'emploiera surtout sur les parties couvertes de poil, ou encore si l'on désire une dessiccation rapide du médicament.

On emploiera aussi les goudrons de la façon suivante : les parties malades sont tous les jours goudronnées au pinceau, puis le malade se met pendant deux à quatre heures dans un bain chaud : on l'enveloppe ensuite de linges et de couvertures de laine.

De temps en temps on utilisera aussi :

> *Pr.*   Acide phénique, 4 gr.
> Glycérine, 40 gr.
> (*Us. ext.*)

Frictionner tous les jours les parties atteintes avec un morceau de flanelle.

> *Pr.*   Acide phénique, 5 gr.
> Glycérine, 10 gr.
> Alcool rectifié, 50 gr.
> (*Us. ext.*)

Comme ci-dessus.

> *Pr.*   Savon vert, huile de cade,
> 50 gr. de chaque.
> Alcool, 100 gr.
> (*Us. ext.*)

Comme ci-dessus.

Les trois derniers traitements sont fort douloureux.

Actuellement, le psoriasis est traité de la façon suivante :

a) A la traumaticine chrysarobique : chaque point malade sera badigeonné au pinceau une ou deux fois au plus, par jour. Pendant ce temps, on défend les lavages et les bains. Au bout de huit à dix jours, s'il n'y a pas de dermatite, le patient prendra un bain. Il faut rappeler au malade de ne pas mêler son linge à d'autre linge, car le traitement colore ces objets en brun violet : cette coloration ne disparaît pas au lavage.

b) Traitement à l'acide pyrogallique : il faut badigeonner pendant six jours avec un pinceau rude : le septième jour on prescrit un bain et on recommence le traitement de la même façon.

Pour la tête, on ne donnera jamais de la pommade au précipité blanc à 10 %, car les deux préparations citées ci-dessous déteignent les cheveux.

> *Pr.* Chrysarobine, 3 gr.
> Traumaticine, 30 gr.
> (*Us. ext.*)

Badigeonner légèrement au pinceau.

> *Pr.* Acide pyrogallique, 3 gr.
> Onguent simple, 30 gr.
> (*Us. ext.*)

Comme ci-dessus.

Avant de commencer ce dernier traitement, on fera tomber les squames dans un bain, et on examinera tous les jours les urines pendant la durée des applications médicamenteuses.

c) Injections de liqueur de Fowler.

> *Pr.* Liqueur de Fowler, 4 gr.
> Acide phénique, cinquante centigr.
> Eau dist., 20 gr.
> (*Us. ext.*)

Pour injections hypodermiques.

Chaque jour, on injectera une seringue de Pravaz pleine de cette solution. On filtrera toujours la solution avant de s'en servir.

> *Pr.* Arséniate de soude, dix centigr.
> Acide phénique, vingt centigr.
> Eau dist., 10 gr.
> (*Us. ext.*)

Pour injections hypodermiques.

Filtrer avant de s'en servir. On commence avec *trois divisions* de la seringue de Pravaz, et on augmente chaque jour d'*une* division, pour monter enfin à une seringue entière.

Dans les cas légers, on emploiera le savon au naphtol.

b) *Médication interne.*

Pour aider au traitement local, on donne quelques. médicaments internes, et avant tout le suivant :

Pr. Liqueur de Fowler, six gouttes.
- Eau dist., 80 gr.

A prendre en un jour.

Augmenter tous les quatre jours d'une goutte de liqueur ; quand on arrive à 29 gouttes, on redescend d'une goutte tous les quatre jours, pour arriver aux 6 gouttes du commencement.

Pr. Liqueur de Fowler, 2 gr.
Teinture de malate de fer, 150 gr.
Alcoolat de menthe poivrée, 150 gr.

2 fois par jour une cuiller à soupe.

Liqueur de Pearson :

Pr. Arséniate de soude, quarante centigr.
Eau dist., 150 gr.

3 fois par jour, quinze gouttes.

Pr. Soluté de Donovan, 5 gr.
Sirop de gingembre, 20 gr.

Trois cuillers par jour.

Pr. Liqueur de Fowler, soixante gouttes.
Infusion de menthe poivrée, 10 gr. sur 200 gr.

A prendre en dix jours. On pourra monter à trente gouttes de Fowler par jour et redescendre ensuite.

Pilules asiatiques (plus fortes que celles employées en France) :

Pr. Acide arsénieux, soixante-quinze centigr.
Poivre noir, 6 gr.
Gomme arabique, 1 gr. 50.
Racine de guimauve, 2 gr.
Eau, q. s., pour faire 100 pilules.

1 à 3 par jour. On augmente tous les quatre jours d'une

pilule, et, si le malade ne se plaint pas de gastralgie, on va jusqu'à 10 à 12 par jour. On reste à cette dose aussi long-temps que le malade ne se plaint pas d'anorexie, de coliques, de diarrhées ; à ce moment, on redescend lentement. On peut empêcher le développement des coliques en ajoutant quinze centigrammes de poudre d'opium à la masse pilulaire ci-dessus.

> *Pr.*   Acide arsénieux, dix centigr.
> Mucilage de gomme arabique,
> Eau, q. s., de chaque.
> Pour faire XV pilules ; une pilule par jour.

On prendra ces pilules après le repas ; on remonte peu à peu jusqu'à 12 pilules (une de plus par semaine), puis on redescendra pour arriver à la dose initiale d'une pilule.

> *Pr.*   Acide phénique, 4 gr.
> Extrait et poudre d'acore, q. s. de chaque.
> Pour faire 60 pilules.

3 à 6 par jour, après le repas.

> *Pr.*   Acide arsénieux, dix centigr.
> Opium pur, trente centigr.
> Savon médicinal, q. s.
> Pour faire 20 pilules, de vingt centigr. chaque. ·

Tous les jours 2 pilules matin et soir.

Lichen.

a) *Lichen des scrofuleux.* — 2 fois par jour, onction d'huile de foie de morue et enveloppement de couvertures de laine. — Tous les jours 20 à 60 grammes d'huile de foie de morue brune clarifiée à l'intérieur. Régime azoté. — Les clients de la consultation ou les malades de la clientèle privée porteront un tricot ou une flanelle fine qui plaque bien sur la peau ; par-dessus ils mettront leur linge de corps ordinaire.

b) *Lichen ruber.* — Liqueur de Fowler à l'intérieur, pilules asiatiques ou injections hypodermiques de liqueur de Fowler (comme pour le proriasis). Continuer ce traitement sans relâche pendant 6 à 18 mois. Le professeur Kaposi commence, pour les pilules asiatiques, avec 3 par jour, et fait augmenter les doses à 10 à 12 par jour, pour redescendre à 6.

Au lieu d'injections de liqueur de Fowler, on peut injecter de l'arséniate de soude, en commençant avec un cinquième de la seringue de Pravaz, pour augmenter tous les jours.

> *Pr.* Arséniate de soude, dix centigr.
> Acide phénique, vingt centigr.
> Eau dist., 10 gr.
> (*Us. ext.*)

Pour injections.

Comme traitement local :

> *Pr.* Emplâtre diachylon liquéfié,
> Huile de lin parties égales.
> (*Us. ext.*)

Contre le prurit, la pommade d'Unna :

> *Pr.* Sublimé corrosif, dix centigr.
> Acide phénique, 2 gr.
> Onguent simple, 50 gr.
> (*Us. ext.*)

Frictionner 2 fois par jour et recouvrir d'ouate ensuite.

Les narcotiques combattront le prurit nocturne, cause des insomnies. A l'extérieur, badigeonnages alcoolisés ou éthérés à l'acide phénique, lavages froids, douches. Si la peau est très turgescente, frictions grasses ou glycérinées, ou bandages en toile de caoutchouc.

Prurigo de Hebra.

Chez le nourrisson ou les enfants plus âgés, frictions tous les jours, au savon vert, puis un bain d'une à deux heures : le malade, une fois bien séché, sera soumis à des onctions d'axonge ou d'huile de foie de morue.

S'il y a beaucoup de croûtelles ou de pustules, envelop-

pements à l'huile de foie de morue, traitement au savon vert
(voir *Psoriasis*); dans les cas de prurigo sec, on frictionne
pendant le bain le malade avec la solution de Vlemingkx (voir
Psoriasis), puis on le soumet aux préparations de goudron et
on saupoudre d'amidon; de temps en temps, bains au goudron et au sublimé (voir plus haut), ou pilules d'acide phénique à l'intérieur. Dans ces derniers temps, le naphtol pré-
conisé par Kaposi a donné de bons résultats. Suivant l'âge
de l'enfant, on prescrira des pommades avec 1 1/2 % à 5 %
de substance active. Il ne faut pas oublier que cette pommade
doit être appliquée très légèrement, en repassant 2 ou 3 fois
sur le point traité. La partie ainsi enduite sera saupoudrée
d'amidon, et le malade portera par-dessus un vêtement de
laine. Tous les 2 jours, un bain de une à deux heures de
durée.

> *Pr.* Naphtol, 1 gr. 50.
> Onguent simple, 50 gr.
> (*Us. ext.*)

> *Pr.* Pommade de Wilkinson, 30 gr.
> (*Us. ext.*

Badigeonner au pinceau.

> *Pr.* Naphtol, 1 gr. 50.
> Fleur de soufre, 3 gr.
> Huile d'olive, 10 gr.
> Lanoline, 50 gr.
> (*Us. ext.*)

Brûlures.

Brûlure du premier degré, liqueur de Burow à 10 % ou
compresses d'eau froide; dans les brûlures du second degré,
on cherche à conserver les vésicules aussi longtemps que possible; on ne les piquera, s'il y a lieu, qu'à la base, pour
laisser écouler la sérosité.

20

Si le chorion est à nu :

> *Pr.* Eau de chaux.
> Huile de lin, parties égales.
> (*Us. ext.*)

En compresses.

Cautérisations au nitrate d'argent avec parties égales d'eau : on fera tous les jours une cautérisation avec un pinceau de charpie. Auparavant, s'il y a lieu, badigeonnage à la cocaïne 5 %. Pansement à l'iodoforme.

Troisième degré : liqueur de Burow à 10 % dans les brûlures localisées. En cas de brûlures généralisées, bain continu de Hebra. Voir le manuel de Hebra ou la « Allgemeine Wiener Medicinische Zeitung », 1861, n° 43. Pansement iodoformé.

Congélation.

Dans les cas aigus, compresses d'eau froide, d'eau de Goulard, puis bandes de sparadrap. Dans les cas chroniques : applications de glace ou de neige, cautérisations au crayon de nitrate d'argent, pommade de zinc.

Dans les congélations du troisième degré, il faut enlever l'escarre aussi rapidement que possible.

> *Pr.* Sous-nitrate de bismuth, 5 gr.
> Précipité blanc, 5 gr.
> Onguent émollient, 50 gr.

Étaler l'onguent sur une toile, et changer toutes les vingt-quatre heures.

> *Pr.* Précipité blanc, 5 gr.
> Oxyde de zinc, 5 gr.
> Axonge, 50 gr.
> (*Us. ext.*)

Comme ci-dessus.

A employer aussi dans les cas de durillons et de cors ; il en est de même des topiques suivants :

> *Pr.* Emplâtre de Vigo, 10 gr.

La masse, étendue sur de la toile, sera changée tous les jours ; puis, au bout de quelques jours, on enlèvera au bistouri ou avec une paire de ciseaux l'épiderme ramolli.

> *Pr.* Potasse caustique, 5 gr.
> Eau dist., 10 gr.

Badigeonner au pinceau la partie épaissie avec ce liniment.

> *Pr.* Acide acétique très concentré, 10 gr.

A appliquer avec une tige de verre.

> *Pr.* Emplâtre de savon salicylé à 20 ou 30 %.
> (*Us. ext.*)

Le changer toutes les 24 heures.

Lupus.

En cas de lupus érythémateux, scarifications ponctuées avec l'aiguille à vaccin ou un instrument spécial ; ensuite, cautérisation avec nitrate d'argent, eau distillée, parties égales. Lavages à l'esprit de savon de potasse, application de sparadrap de Vigo ; tous ces moyens donnent de bons résultats.

Dans les cas de lupus vulgaire, l'important est de détruire les tubercules et l'infiltration. On y arrive au moyen de caustiques variés : potasse caustique et pâtes caustiques diverses. Le meilleur procédé est d'enfoncer dans chaque tubercule un crayon de nitrate bien pointu : les canaux verticaux ainsi obtenus seront reliés les uns aux autres par d'autres cautérisations horizontales.

Les infiltrations étendues seront d'abord cautérisées au moyen d'une solution de potasse caustique à 1 : 2, pour détacher l'épiderme ; immédiatement après, application d'une solution de nitrate d'argent et eau distillée, parties égales. Les parties cautérisées seront recouvertes d'emplâtre de Vigo, d'emplâtre de savon salicylé à 10 %. Pour diminuer la douleur on badigeonnera, après l'emploi de la potasse, la partie malade à la cocaïne à 5 %. Puis, application de la solution de nitrate d'argent sur la partie à vif, devenue insensible.

Dans ces derniers temps on préfère le raclage au moyen de curettes appropriées.

On peut aussi faire macérer la peau infiltrée au moyen du savon vert ou d'une pommade à l'acide pyrogallique à 10 %. On étale le médicament sur un morceau de flanelle, qu'on applique sur la partie malade. Au moyen d'une compresse, on serre fortement, et on continue ce traitement pendant 2 à 3 jours. Quand la cautérisation est obtenue, on a recours aux pommades protectrices.

La pâte de Vienne, surtout sur les parties recouvertes de poils, et ensuite l'application de pommade du frère Côme seront utiles dans le lupus serpigineux.

> *Pr.*　Iode métalloïde, 5 gr.
> Iodure de potassium, 5 gr.
> Glycérine, 10 gr.

Cette solution sera, tous les deux ou trois jours, étendue au pinceau sur la partie malade ; par-dessus, du papier à la gutta-percha pendant vingt-quatre heures. Puis, on appliquera pendant vingt-quatre heures des compresses d'eau froide. On n'aura recours à ce traitement, qui a l'inconvénient de laisser après lui des cicatrices épaisses et irrégulières, que dans les cas seulement où les parties malades sont recouvertes d'ordinaire par les vêtements.

Galvanocaustique, cautérisation en surface au moyen de l'électrolyse (méthodes de *Lustgarten* et de *Gœrtner*). A l'intérieur, huile de foie de morue.

> *Pr.*　Iode métalloïde, dix centigr.
> Huile de foie de morue, 50 gr.
> (*Us. ext.*)

Scabies.

Hebra professait que les méthodes utilisées pour le traitement curatif de la gale devaient arriver à détruire l'acare et ses œufs sans irriter la peau ; en même temps on devait pouvoir obtenir l'involution des lésions érythémateuses développées dans le cours de l'affection.

Dans la gale de peu d'intensité, avec peu de pustules, quand le malade demande à être guéri rapidement, on agira de la façon suivante : le malade, plongé dans un bain simple, est frotté violemment avec un morceau de toile grossière enduite de savon ordinaire ; ce premier traitement terminé, le patient reste dans son bain, et est de nouveau frotté avec un morceau de flanelle enduit de solution de foie de soufre calcaire ; toute la surface du corps sera traitée ainsi. Le malade prend ensuite un bain, une douche ou des lavages froids. Autrefois on employait la solution de Vlemingkx : mais la formule en a été modifiée par le professeur Schneider : Hebra a adopté cette dernière.

Formule primitive :

> *Pr.*   Chaux vive, 200 gr.
> Fleurs de soufre, 400 gr.

Faire bouillir dans eau : 2,000 gr., dans un vase de fer, et bien mêler à la spatule de bois, jusqu'à ce que la solution soit homogène.

La solution modifiée se prépare ainsi :

> *Pr.*   Chaux vive, 400 gr.

Eau : q. s. pour éteindre et faire une poudre homogène, ajoutez :

> Soufre citrin, 800 gr.
> (*Us. ext.*)

Faites bouillir avec eau 8,000 gr., ramenez à 6,000 gr.

Filtrez.

Si la peau est fortement atteinte, on choisira la pommade de Wilkinson, modifiée par Hebra :

> *Pr.*   Fleur de soufre, 200 gr.
> Huile de cade, 200 gr.
> Craie blanche, 150 gr.
> Savon de potasse (ou alcool), 400 gr.
> Axonge, 400 gr.

Les malades sont frictionnés quatre fois en quarante-huit

heures avec cette pommade, restent enveloppés pendant ce temps dans des couvertures de laine et sont ensuite saupoudrés d'amidon. Au bout de 7 à 8 jours, les phénomènes irritatifs ont disparu et le patient est envoyé au bain.

Pour les enfants et les cas légers :

> *Pr.* Styrax liquide, 50 gr.
> Baume du Pérou, 50 gr.
> (*Us. ext.*)

Pour frictions.

> *Pr.* Soufre citrin, 5 gr.
> Onguent simple, 50 gr.
> (*Us. ext.*)

Comme ci-dessus.

> *Pr.* Styrax liquide, 20 gr.
> Fleur de soufre, 20 gr.
> Craie blanche, 20 gr.
> Savon vert, 40 gr.
> Axonge, 40 gr.
> (*Us. ext.*)

Pour 2 frictions. (Pommade de Weinberg.)

> *Pr.* Soufre, 10 gr.
> Baume du Pérou, 10 gr.
> Onguent simple, 100 gr.

Pour éviter l'eczéma, dans le cas où la peau est très irritable, on ne donnera le bain de propreté que 3 ou 4 jours après la fin du traitement par les frictions.

> *Pr.* Lessive caustique, 5 gr.
> Eau dist., 400 gr.

Solution pour l'usage externe.

A employer seulement en fomentations, dans les cas de gros tubercules cutanés restés tels quels après le traitement. Étendue de trois litres d'eau, la solution servira de maniluve dans les cas de pustules nombreuses ayant envahi les mains.

Le liniment de Bourguignon (1) est surtout utile, à cause de son odeur agréable, dans la clientèle aisée : elle est composée de la façon suivante :

Pr. Huile volatile de lavande, 1 gr. 50.
Huile de menthe, 1 gr. 50.
Huile de girofle, 1 gr. 50.
Huile de cannelle, 1 gr. 50.
Gomme adragante, 5 gr.
Carbonate de potasse, 40 gr.
Fleurs de soufre, 100 gr.
Glycérine, 200 gr.
(*Us. ext.*)

Hebra a simplifié cette formule :

Pr. Huile volatile de lavande, 1 gr. 50.
Huile de girofle, 1 gr. 50.
Carbonate de potasse, 40 gr.
Soufre précipité, 100 gr.
(*Us. ext.*)

Axonge, q. s. pour faire un onguent.

Si l'on a affaire à des malades occupés dans la journée, on n'appliquera le traitement que pendant la nuit.

On prescrit au malade un bain de propreté d'une demi-heure, puis on le frictionne avec une des pommades ci-dessus ; le patient passe ensuite la nuit enveloppé dans des couvertures de laine, et prend, le lendemain matin, un second bain ; il peut aussi laver simplement les parties enduites de pommade à l'eau de savon : cela fait, il va à ses affaires. Ce traitement sera renouvelé pendant 3 à 4 nuits, jusqu'à ce qu'on observe une destruction des sillons et des efflorences cutanées. La cure sera terminée par des bains simples.

Si ce procédé est encore trop difficile à appliquer, on enverra le malade dans un établissement de bains éloigné de sa demeure, où il pourra terminer son traitement en deux heures. Dans la première demi-heure, le malade prend son

(1) Formule modifiée. (Note du traducteur.)

bain, et frictionne bien sa peau au savon ; puis, dans le cours de la seconde demi-heure, la peau ainsi imprégnée sera ramollie par le bain prolongé et débarrassée du savon qui l'enduit. Pendant la troisième demi-heure une pommade quelconque (formule de Bourguignon-Hebra, ou d'Helmerich avec huile volatile d'anis ou de romarin) sera appliquée avec énergie sur la peau. La quatrième demi-heure sera employée à débarrasser la peau des parcelles de pommade qui y adhèrent.

En dehors des onguents, on peut aussi utiliser des frictions et des lavages alcooliques.

La pommade de Vezin rendra des services :

> *Pr.* Fleur de soufre, 200 gr.
> Savon blanc, 200 gr.
> Axonge, 200 gr.
> Poudre d'ellébore blanc, 8 gr.
> Nitre pur, quatre-vingts centigr.

Pommade de Jasser : fleur de soufre, baies de laurier, sulfate de zinc, parties égales ; huile d'olives q. s. Pour faire une pommade.

> *Pr.* Chlorure de chaux, 80 gr.
> Eau, 800 gr.
> (*Us. ext.*)

Bien agiter avant de s'en servir, et laver la peau en entier ou les parties malades, 2 fois par jour, avec cette préparation.

L'alcoolat de Léonard sera employé de même :

> *Pr.* Carbonate de potasse, 10 gr.
> Nitrate de potasse, 10 gr.
> Eau-de-vie de grain, 200 gr.
> Eau de fontaine, 200 gr.
> (*Us. ext.*)

La pommade d'Helmerich consiste en 2 parties de soufre pur, 1 partie de carbonate neutre de potasse et 8 parties d'axonge.

La pommade de Joseph Frank est composée de soufre en poudre qu'on mélange intimement à du beurre frais.

Pommade d'Adolf : Fleur de soufre, baies de genièvre, baies de laurier pulvérisées, axonge, de chaque, 40 gr.

Burchard fait laver matin et soir la peau au savon vert, puis le malade prend un bain et on le frictionne ensuite 4 à 5 fois en vingt-quatre heures, avec du baume du Pérou.

Decaisne fait frictionner 2 fois en vingt-quatre heures ses malades avec du pétrole ; le jour suivant, un bain.

La pommade soufrée de Mayssl est composée de 400 gr. de savon coupé en petits morceaux et cuit dans l'eau : on y ajoute 850 gr. de soufre. Quand le tout a pris la consistance d'une purée, on y ajoute 1,600 gr. d'axonge pour en faire une pommade.

Savons. Avant tout, il faut employer la préparation suivante :

> *Pr.* Chlorhydrate d'ammoniaque, 1 partie.
> Soufre pur, 6 parties.
> Savon noir ordinaire, 16 parties.
> (*Us. ext.*)

Pour faire une pommade soufrée extemporanée, on prend parties égales de fleur de soufre et de savon en poudre, et on ajoute de l'eau en quantité nécessaire pour faire une bouillie.

On emploie, en dehors de la pommade soufrée simple, la pommade en savonnettes, qui contient un peu de pierre ponce pulvérisée mélangée à la pâte.

En général, le professeur Kaposi applique le traitement suivant : le galeux est frictionné une fois à la pommade au naphtol composée (formule de Kaposi), puis on le saupoudre d'amidon. — Le malade ne prendra un bain que lorsque tous les phénomènes d'irritation ont disparu.

> *Pr.* Axonge, 100 gr.
> Savon vert, 50 gr.
> Naphtol, 15 gr.
> Craie blanche pulvérisée, 10 gr.
> (*Us. ext.*)

Pommade composée de Kaposi.

Le malade sera guéri en 5 à 6 jours.

Favus.

Les masses faviques sont arrosées d'huile, puis, pendant un quart d'heure, on fait pénétrer avec un pinceau dur cette huile dans les croûtes. On peut aussi appliquer sur les points malades un morceau de flanelle imprégné d'huile : au bout de vingt-quatre heures, on pourra enlever par le râclage les masses ramollies et gonflées. Cela fait, on épile et on frictionne deux fois par jour au savon vert les parties atteintes. Par-dessus, des compresses trempées dans du pétrole, ou mieux encore :

> *Pr.* Acide phénique, 5 gr.
> Glycérine, 50 gr.
> Alcool, 50 gr.
> (*Us. ext.*)

Tremper des compresses dans le liquide et les appliquer sur les points malades.

On peut aussi arroser les masses de favus avec de l'alcool, ce qui les fait se contracter et tomber : cette méthode est cependant plus lente. Plus tard on nettoie la tête à l'eau de savon, puis on passe à l'épilation, pratiquée par le malade même ou un aide.

> *Pr.* Vératrine, quatre-vingts centigr.
> Alcool rectifié, 80 gr.
> (*Us. ext.*)

Une fois les masses faviques enlevées au moyen d'huile de foie de morue ou de compresses chaudes, on humectera les points atteints avec la teinture ci-dessus.

Angiome télangiectasique.

Ablation au bistouri, traitement galvanocaustique, acupuncture, ligature. Dans les cas de télangiectasies en surface :

Pr. Emplâtre adhésif, 10 gr.
Émétique, 1 gr.
(*Us. ext.*)

Étendre le topique sur un morceau de cuir et laisser en place pendant 8 jours.

On utilisera aussi l'injection d'une solution de perchlorure de fer et eau, parties égales. On pourra aussi vacciner la tumeur, y faire des frictions d'huile de croton tiglium ou des cautérisations avec les acides sulfurique et nitrique (dans les cas de nævus, acide chlorhydrique). — Électrolyse.

Épithélioma.

Dans les cas légers, surtout au début : nitrate d'argent en substance, raclage au nitrate d'argent et eau distillée, parties égales : pâte de Landolf

Pr. Chlorure de brome, 13 gr.
Chlorure de zinc, 9 gr.
Chlorure d'antimoine, 5 gr.
(*Us. ext.*)

Poudre de racine de réglisse q. s. pour faire une pâte épaisse.

Les parties saines voisines seront recouvertes de bandes de toile larges de 2 à 5 centim., enduites d'une pommade composée de 5 gr. de chloroforme et 50 gr. de pommade rosat. Ensuite, la pâte, épaisse de cinq millimètres, sera étalée sur un morceau de toile, appliquée doucement sur la partie malade et laissée en place pendant 3 jours.

(Dans les cas de lupus, cette pâte peut aussi rendre des services, mais il ne faudra la laisser en place que six à vingt-quatre heures.)

Pr. Acide arsénieux, 1 gr.
Cinnabre factice, 3 gr.
Onguent émollient, 24 gr.
(*Us. ext.*)

Pr.   Acide arsénieux , vingt à quarante centigr.
Calomel, 5 gr.
Gomme arabique, 10 gr.

Eau commune, q. s.
Pour faire une pâte molle, qu'onétale en couche très mince.

Au bout de 8 à 10 jours, renouveler le bandage.

On emploiera aussi la pâte de Vienne (en garantissant la peau saine avec des bandelettes de sparadrap), la pâte de Canquoin (chlorure de zinc, poudre de racine de guimauve 1 : 1 ou 1 : 2, avec un peu d'eau distillée, ou d'alcool rectifié).

Herpès tonsurant, pityriasis versicolor.

Tous deux sont d'origine parasitaire.

Dans toutes ces formes, les pommades contre la gale (voir ci-dessus) seront utiles, en frictions 3 à 4 jours de suite. — Pas de bains.

Savon de potasse, q. s. en frictions pendant 6 jours, 2 fois par jour. On laisse la pommade en place jusqu'à dessiccation complète : ce n'est qu'alors qu'on donnera un bain chaud.

Les remèdes suivants ont, ces derniers temps, donné de bons résultats.

Pr.   Résorcine, 5 gr.
Huile d'olives, 5 gr.
Lanoline, 50 gr.
(*Us. ext.*)

A employer une fois par jour ces frictions, jusqu'à ce que la desquamation s'établisse ; ensuite un bain.

Pr.   Acide salicylique, 10 gr.
Teinture de benjoin, 10 gr.
Glycérine, 10 gr.
Esprit-de-vin, 70 gr.
(*Us. ext.*)

Badigeonner 2 fois par jour les points malades, saupoudrer ensuite : la suite du traitement comme ci-dessus.

Onychomycose.

Ablation des lamelles ungéales au moyen de bains à la potasse caustique, au sublimé (quinze centigr. sur 40 gr.), frictions d'essence de térébenthine.

Pédiculose.

Enlèvement des œufs par des lavages à l'alcool rectifié. Poudre de sabadille, puis friction d'onguent napolitain et, pour terminer, savonnages à l'eau tiède.

En général on emploie actuellement le pétrole, dont on masque l'odeur au moyen de baume du Pérou. On versera environ 80 gr. de la préparation sur la tête du patient, et on frictionne avec la brosse. On recouvre ensuite cette tête toute imprégnée d'un bonnet de flanelle (le fez turc est ici très utile) et on laisse le tout en place, sans y toucher, pendant douze à vingt-quatre heures.

Puis on frictionne avec 40 gr. environ d'esprit de savon qu'on laisse tomber goutte à goutte sur la tête. La friction se fera à la brosse humectée d'eau ; par-dessus un grand lavage. Les œufs attachés aux cheveux seront enlevés au moyen de peignes très fins : on détache un peu les œufs, auparavant, en les humectant d'acide acétique dilué ou de vinaigre.

On baigne le cuir chevelu toutes les heures dans le mélange suivant :

> *Pr.* Pétrole, 100 gr.
> Huile d'olives, 5 gr.
> Baume du Pérou, 10 gr.

Bonnet de flanelle, et lavages à l'esprit de savon.

Pommades usuelles.

> *Pr.* Baume du Pérou, 2 gr.
> Onguent simple (vaseline), 80 gr.
> (*Us. ext.*)

Pour arrêter la chute des cheveux :

> *Pr.*   Huile volatile de muscade, 5 gr.
> Huile d'olives, 50 gr.
> (*Us. ext.*)

Frictions 2 fois par jour.

> *Pr.*   Baume du Pérou, 5 gr.
> Alcool rectifié, 200 gr.

Frictions 2 fois par jour.

> *Pr.*   Teinture de vératrine (teinture
> d'aconit), cinq centigr.
> Esprit-de-vin, 150 gr.
> Glycérine, 10 gr.
> (*Us. ext.*)

Deux fois par semaine, le soir, badigeonner au pinceau les cheveux : savonner le lendemain matin et huiler.

Appendice.

Eczéma du nez. Formule d'un liquide pour lavages des cavités nasales :

> *Pr.*   Chlorure de sodium, 5 gr.
> Bicarbonate de soude, 5 gr.
> Borate de soude, 5 gr.
> Acide salicylique, 5 gr.
> (*Us. ext.*)

Une pointe de couteau pour un verre d'eau.

Pendant la nuit, tampon d'ouate enduit d'une pommade de zinc à 10 %.

CLINIQUE PSYCHIATRIQUE

DU

conseiller aulique et professeur Dr Theodore Meynert.

Le professeur Meynert, dans un rapport lu le 26 septembre 1885 au Congrès des aliénistes de l'Autriche-Hongrie, qui a été approuvé par l'assemblée, a distingué les formes d'aliénation mentale suivantes, dans un but statistique :

I. Idiotie.

Ce terme comprend tous les états psychiques défectueux, congénitaux ou acquis dans la première enfance, ainsi que le crétinisme.

Le traitement consistera uniquement à soigner les maladies organiques et générales intercurrentes ; les vertiges, les céphalées, les états d'excitation passagers, la perte du sommeil exigeront un traitement spécial.

Pr. Bromure de potassium, 50 gr.

A diviser en vingt-cinq poudres : une poudre dans un verre d'eau.

Le développement intellectuel s'obtiendra par des soins dévoués, que la mère ou des pédagogues spéciaux pourront seuls avoir la patience de donner. On arrivera ainsi à des résultats qui, bien que tardivement acquis, sont cependant souvent fort satisfaisants.

II. Aliénation mentale simple.

1. Affections mentales aiguës simples.

a, *Mélancolie.*

Elle comprend uniquement les formes dépressives primaires avec affaiblissement psycho-moteur. On ne rangera pas dans cette catégorie les cas où le délire mélancolique est secondaire, et constitue par exemple l'explication que donne le malade des frayeurs qu'il éprouve ; d'autres fois encore ce sont des ordres venant du dehors, provenant d'hallucinations (voix insultantes), ou encore des soupçons s'attachant aux actes de l'entourage. Le mélancolique vrai se considère comme méprisable, parce qu'il se sent incapable de tout sentiment élevé ou chaleureux. On ne fera pas non plus rentrer dans ce cadre les états mélancoliques venant compliquer habituellement des affections variées, pas plus que les dépressions mentales épisodiques.

Dans la plupart des cas, la mélancolie essentielle est guérissable : elle exige des soins minutieux en tout ce qui touche les organes et leur nutrition. Souvent, le malade refuse toute nourriture et devra être alimenté artificiellement. Contre la perte de sommeil, on donnera des narcotiques, par exemple le bromure de potassium à la dose de 2 à 4 gr., et même de la paraldéhyde :

> *Pr.* Paraldéhyde pure, 3 gr.
>   Teinture d'écorces d'oranges, 25 gr.

A donner au moment où le malade se couche.

> *Pr.* Hydrate de chloral, 10 gr.
>   Sirop d'écorces d'oranges, 30 gr.
>   Eau dist., 150 gr.

1 à 2 cuillers à soupe le soir.

Dans d'autres cas, au moyen de bains tièdes de 26° à 27°, en luttant contre les frissons qu'ils provoquent, on obtiendra le sommeil. Il faut à tout prix empêcher la coprostase.

b. *Manie.*

Ce terme englobe tous les états de délire gai avec exagération du sentiment de bien-être, avec besoin d'activité psychomotrice incessant. Les cas où le délire gai n'est qu'un stade temporaire dans le cours d'une démence aiguë caractérisée par le manque de suite dans les idées et les hallucinations, ne rentrent pas dans le cadre des affections maniaques : il en est de même pour les idées délirantes gaies provenant d'imbécillité congénitale ou de démence chronique, et pour les formes précoces de paralysie générale, dans lesquelles un examen très minutieux peut seul déceler les phénomènes parétiques et ataxiques. On ne peut, au contraire, exclure de notre cadre les premières atteintes de folie circulaire ou de manie périodique, avant d'avoir observé le cycle complet : manie, intervalle lucide, mélancolie, intervalle lucide et de nouveau manie, ce qui éclairera l'aliéniste sur le vrai caractère du mal. En cas de manie périodique, un second accès montrera qu'on a affaire à une affection intermittente.

Le traitement s'adresse uniquement à la perte de sommeil, qui est très fatigante ; on essaiera de calmer le malade par le bromure de potassium et on garantira l'entourage contre toute espèce de sévices.

c. *Démence.*

Correspond à un état aigu de délire hallucinatoire, et renferme aussi, en dehors des formes typiques de démence aiguë de longue durée et de forme variable, les attaques transitoires, tant qu'elles ne se sont pas répétées et qu'elles ne semblent pas dépendre de l'épilepsie.

La démence aiguë, suite d'épuisement psychique ou organique, exige, comme la mélancolie, une sollicitude toute spéciale pour la régularisation des fonctions organiques. Le sommeil sera provoqué par le bromure de potassium, la paraldéhyde, le chloral ; on prendra des précautions contre l'arrêt des matières fécales, en prescrivant les pilules suivantes :

Pr. Extrait de rhubarbe, 5 gr.
Extrait d'aloës, 5 gr.
Poudre et extrait de réglisse, q. s.

Pour faire 100 pilules.

En cas d'anémie, complication fréquente, donner des pilules de Blaud :

Pr. Sulfate de fer, 15 gr.
Carbonate de potasse, 15 gr.
Gomme adragante, q. s.

Pour faire 96 pilules ; 3 fois par jour 3 pilules.

Pr. Oxyde de fer dialysé, 30 gr.
Eau dist., 300 gr.

3 cuillers à soupe par jour.

Pr. Carbonate de fer, 5 gr.
Bicarbonate de soude, 5 gr.
Poudre de racine de rhubarbe, 5 gr.
Sucre blanc, 10 gr.

3 pointes de couteau par jour.

Dans les états d'affaiblissement psychique considérable et les attaques de démence stupide, on donnera des alcooliques, du cognac, etc., 2 à 3 cuillers à café par jour. Si les malades refusent de quitter leur dortoir, il faudra essayer de les forcer à marcher en leur donnant le bras. Il sera souvent aussi nécessaire de leur donner chaque morceau dans la bouche.

d. *Affaiblissement intellectuel primaire.*

Cette forme se rapproche beaucoup de la précédente, mais son étiologie est différente, car elle provient souvent d'une cause traumatique, et d'autres fois encore de foyers de ramollissement corticaux. Le trouble des idées peut augmenter au point de simuler l'aphasie. Dans certains cas, après une période transitoire et par conséquent curable d'aliénation mentale, on voit les lésions se localiser et des formes d'aphasie, de surdité verbale, de cécité mentale se constituer.

Les malades seront avant tout bien surveillés au point de vue de la nutrition et des fonctions évacuatrices. Souvent, il y a perte du sommeil; il faudra combattre cette tendance.

On voit aussi des états brusques d'affaiblissement mental provoqués par des affections aiguës, des dyspepsies, des traumatismes ou des opérations : chez les vieillards, on trouvera de l'athérome des artères encéphaliques. Il faudra, chez les veillards, bien surveiller les troubles circulatoires possibles et craindre le développement de pneumonies hypostatiques.

2. AFFECTIONS MENTALES SIMPLES CHRONIQUES.

a. *Démence chronique.*

Cette catégorie comprend aussi la forme abortive de Westphal : elle contient les malades à idées délirantes systématisées provenant de sensations internes mal interprétées. Souvent, ce sont des troubles sensitifs hystériques, avec tendance à l'hypocondrie. Les idées délirantes s'attachent à l'influence de personnes étrangères, à des dangers d'empoisonnement, à des injustices subies. Cette tendance provient de conceptions illusoires s'appliquant aux actes de l'entourage. Dans ce groupe se rangeront les persécutés, qui se distinguent des autres malades par une forme spéciale de maladie. On rattachera enfin à cette catégorie la démence primitive datant de la première enfance.

Le traitement doit s'opposer à toutes les influences corporelles, dépressives du système nerveux; dans certains cas, on cherchera à guérir les troubles de sensibilité, ce qui supprimera les hallucinations, causes des idées délirantes. Pour tonifier le malade, on donnera du fer, des arsenicaux :

> *Pr.*   Liqueur de Fowler, 5 gr.
> Eau dist., 5 gr.

3 fois par jour, 10 à 20 gouttes.

Pr.   Eau de Roncegno, une bouteille.

3 cuillers à café ou à soupe par jour.

Pr.   Arséniate de soude, cinq centigr.
Eau dist., 150 gr.

3 cuillers à café par jour.

b. *Aliénation mentale intermittente.*

Nous rangerons dans cette catégorie la folie circulaire, la manie périodique, la mélancolie périodique ou les accès récidivants de folie furieuse transitoire. Les trois premières seront traitées comme les formes essentielles de manie et de mélancolie. La folie furieuse transitoire, presque toujours causée par des traumatismes du crâne, sera influencée, de même que l'épilepsie, par le bromure de potassium.

Pr.   Bromure de potassium, 100 gr.

Divisez en cent poudres.

A chaque nouvel accès, on augmentera d'une poudre par jour. Il faut défendre complètement les alcooliques. Souvent, il faudra recourir aussi à l'arsenic pour obtenir un résultat.

Les troubles mentaux transitoires dépendant de la menstruation seront traités, dans les intervalles lucides, par le fer, et au moment des époques, par le bromure de potassium, à la dose minima de 3 à 4 grammes par jour. Si ce traitement ne suffit pas, on donnera du seigle ergoté, même lorsque la métrorragie est peu forte.

Pr.   Ergotine, 6 gr.

Gomme adragante, q. s. pour faire soixante pilules, 3 à 6 par jour.

Si l'on doit augmenter la dose :

Pr.   Ergotine, 1 gr., 50.
Eau dist., 150 gr.
Sirop de cannelle, 15 gr.

Toutes les heures une cuiller à soupe.

On donnera aussi de la teinture de gossypium floridum.

Pr. Teinture d'écorce de racine de gossypium
floridum, 50 gr.

3 cuillers à café par jour.

c. *Démence secondaire.*

Ce groupe contient toutes les formes qui ne se sont pas
terminées par guérison ; il y aura tantôt des phénomènes morbides rudimentaires, tantôt un état très marqué de faiblesse
intellectuelle.

Le médecin se guidera sur l'affection fondamentale, qui est
souvent encore compliquée de marasme, pour instituer une
médication.

III. Aliénation mentale complexe.

Cette catégorie comprend toutes les formes de psychoses
compliquées de paralysies, d'ataxies, de crises épileptiformes
ou hystéro-épileptiques.

1° *Démence paralytique.*

Troubles mentaux caractérisés par un affaiblissement intellectuel coïncidant avec des troubles glossoplégiques, des
phénomènes parétiques dans le domaine de l'iris ou du nerf
facial. Souvent il y a myélite concomitante ; tantôt les cordons postérieurs seront pris, tantôt il y aura des symptômes
de dégénérescence descendante des cordons latéraux.

Le traitement devra être dirigé contre la cause de l'affection ; on trouvera l'étiologie suivante : fatigues intellec-
tuelles, excès alcooliques ou vénériens, insomnies. On essayera
de l'arsenic, et s'il y a beaucoup d'accès congestifs, du seigle
ergoté en pilules. L'agitation sera jugulée par le bromure de
potassium, ainsi que l'insomnie, qui sera aussi modifiée par

la paraldéhyde ou le chloral. S'il y a des états comateux, surtout en cas de syphilis antérieure :

> *Pr.*   Iodure de potassium, 10 gr.
> Sirop d'écorces d'oranges, 20 gr.
> Eau dist., 100 gr.

3 cuillers à café par jour, monter jusqu'à 3 cuillers à soupe.

En cas de phénomènes d'intoxication iodique :

> *Pr.*   Iodure de potassium, 10 gr.
> Bromure de potassium, 20 gr.
> Eau dist., 300 gr.
> Sirop d'écorces d'oranges, 50 gr.

3 cuillers à bouche par jour.

En cas de douleurs névralgiques :

> *Pr.*   Salicylate de soude, 6 gr.

Divisez en trois poudres : 3 poudres d'heure en heure, s'il n'y a pas de bourdonnements d'oreille.

En outre on prescrira à l'extérieur :

> *Pr.*   Acide salicylique, 1 gr.
> Onguent simple, 50 gr.

Pour frictionner ; gros comme un pois, matin et soir.

Dans le cours de l'affection, on verra se développer le marasme, la constipation opiniâtre, la paralysie de la vessie ou de son sphincter : ces troubles n'attirent pas suffisamment l'attention des malades. On observera ainsi souvent de la cystite, qu'on soignera chirurgicalement.

2° *Démence épileptique ou hystéro-épileptique.*

Ces formes sont aiguës ou chroniques, mais compliquées d'attaques classiques d'épilepsie. Il faudra songer à lutter contre ce dernier mal avec des doses croissantes de bromure de potassium : si on arrive à 12 grammes par jour sans résultat, on donnera conjointement des doses croissantes de :

> *Pr.*   Extrait de belladone, 1 gr.
> Oxyde de zinc, 3 gr.

Poudre et mucilage de gomme arabique, q. s. de chaque pour faire 30 pilules.

On continuera jusqu'à ce que se montrent de légers phénomènes d'intoxication : mydriase, troubles de l'accommodation, sécheresse de la gorge.

On peut aussi s'en tenir à :

> *Pr.*   Oxyde de zinc, 3 gr.

Poudre et mucilage de gomme arabique, q. s. de chaque pour faire XXX pilules : 3 à 10 par jour.

3° Démence compliquée de foyers encéphaliques de ramollissement.

Le traitement sera semblable à celui qu'on institue dans les formes d'affaiblissement intellectuel primaire, suite de foyers morbides encéphaliques.

IV. Aliénation mentale toxique.

1° *Delirium tremens.*

On ne rangera sous cette rubrique que les cas d'éthylisme aigu ; les troubles mentaux, suite d'alcoolisme chronique, ressemblent à la démence chronique, et ressortissent à cette dernière catégorie.

On ne peut guérir les affections alcooliques qu'en supprimant brusquement le poison qui les a fait naître. Des quantités tout à fait normales d'alcool peuvent suffire pour faire durer pendant un temps fort long les phénomènes d'intoxication alcoolique aiguë ou chronique. Il faut cependant ne pas appliquer la suppression brusque dans les cas où il y a de la fièvre, car le cœur pourrait en souffrir. Il faut aussi ne pas supprimer brusquement l'aliment habituel en cas de collapsus spontané ; on donnera alors du vin et même du cognac et du café fort. Il faut, chez l'alcoolique, manier la digitale en infusion avec la plus grande prudence. En cas de pneumonie, il faut diminuer les boissons et craindre un arrêt brusque du cœur, même si l'action cardiaque semble énergique.

Les délires aigus ne seront traités qu'avec une infusion forte de café noir, qu'on fera boire au malade préalablement isolé. Dans le stade ultérieur de prostration, il faudra venir au secours du malade. L'opium sera ici tout indiqué :

> *Pr.*   Opium pur, quarante centigr.
> Sucre blanc, 6 gr.

Mêlez et divisez en vingt poudres : 3 à 5 par jour.

2º *Autres intoxications.*

Mentionnons l'épilepsie, la folie furieuse et la paralysie saturnines, le coma urémique, la manie aiguë dans l'empoisonnement par l'atropine, et l'empoisonnement chronique par la cocaïne, reconnaissable surtout aux perversions si caractéristiques du sens du toucher : le malade s'imagine avoir la gale dans la peau du dos de la main. Le traitement sera en général basé sur une prompte suppression de la substance nuisible, et sur son élimination hors de l'organisme. On ne calmera la rage que par des lavements de chloral (10 grammes par jour).

V. Individus en surveillance.

Ces malades ont attiré l'attention par des tentatives de suicide et des délits, ce qui a fait naître des doutes sur leur état mental.

Il s'agit en général de névropathes variés, fortement excités par de l'alcool, des événements graves ou des secousses morales, dépassant la force moyenne de résistance.

Le traitement sera dominé par l'étiologie.

Admission des malades à la clinique de psychiatrie. Section gratuite et section payante.

Pour faire entrer un malade à la clinique de l'hôpital général impérial et royal, ou à la division payante, il faut un cer-

tificat spécial, dont nous donnons le modèle ci-dessous. Ce
certificat sera fait par le médecin du district de police où
demeure le malade. Si un autre médecin a soigné le malade, en
cas d'urgence, il rédigera le certificat et fera son possible pour
qu'il soit contresigné par le médecin du bureau de police.

Pour recevoir le malade à la division payante, l'assistant
de service doit contresigner le billet d'admission, pour certi-
fier qu'il y a de la place à la 1re ou à la 2e classe de la division
payante.

Dans les cas seuls où un malade a été saisi sur la voie pu-
blique et a dû être reçu de suite à l'hôpital général, l'assistant de service est tenu de rédiger un billet d'admission.

Pour beaucoup d'affections mentales, les soins et la surveillance à domicile sont impossibles. Il faudra reconnaître
bien ces cas : si le malade n'est entouré que d'enfants ou de
femmes sans énergie, s'il y a quelque danger à ce que l'aliéné
attente à ses jours ou à ceux de l'entourage, si enfin le personnel nécessaire à la garde ne peut être installé près du
malade, ou que les cris de ce dernier troublent le repos de la
maison, il faudra procéder à l'internement.

En faisant le certificat il faut bien faire ressortir les phénomènes importants, surtout *les menaces que l'aliéné a pu pro-
férer ou les tentatives faites pour nuire à l'entourage ou à lui-
même.* Le diagnostic n'a pas besoin d'être posé et souvent il
n'est pas possible dans les premiers temps. Il importe surtout
d'être renseigné sur les faits délictueux, les menaces proférées
contre l'entourage ; on sera ainsi plus facilement fixé sur le
moment où il sera permis de rendre le malade à sa famille. Il
va sans dire que pour des malades qui vivent seuls, le fait
de la constatation des troubles mentaux suffit à les faire ad-
mettre à l'asile.

Dans un autre ordre d'idées, le diagnostic pourra éclairer
le pronostic pour un médecin compétent : ce dernier pourra
donc prévoir qu'il y a danger d'explosion brusque, d'accès
d'excitation, ou encore que les phénomènes morbides ont une
tendance fatale à progresser, ce qui nécessite l'admission
dans un asile, avant même que le danger soit imminent pour
l'aliéné lui-même ou son entourage.

Le malade sera reçu au bureau d'admission de l'hôpital
général. Ce n'est que dans quelques cas spéciaux, sur lesquels les assistants de la clinique ont à fournir des rensei-
gnements, qu'on pourra, pour ménager la susceptibilité du
malade, procéder à une admission directe sur présentation
d'un certificat d'entrée. Cette admission faite, l'assistant est
tenu d'en avertir de suite le bureau.

Sortie du malade.

Les malades de la clinique psychiatrique de l'hôpital général ne restent, quelle que soit la catégorie à laquelle ils
appartiennent, qu'un temps limité à cette clinique. Si quelque affection somatique retarde le transport, ou si, au moment où l'observation complète du cas est terminée, il n'y a
aucun transport de malades d'organisé pour l'asile de pro-
vince qui doit recevoir définitivement l'aliéné, ce dernier sera
gardé quelque temps encore.

L'exeat définitif est prononcé en faveur des malades complètement guéris, et l'exeat conditionnel en faveur de ceux qui
ne sont qu'améliorés, mais peuvent rester à domicile sous la
surveillance d'un personnel suffisant. Les sorties ne seront
autorisées que par le directeur de la division, et les sorties
conditionnelles doivent être demandées par les plus proches
parents, et s'il y a lieu avec des attestations des autorités
locales. Les exeats conditionnels sont déposés à la clinique et
doivent porter un timbre de 50 kreutzer.

Le réquérant doit contresigner l'exeat conditionnel et y
inscrire son adresse exacte. Le requérant s'engage à prendre
l'aliéné chez lui et à le surveiller : il est responsable devant
la justice en cas d'accident.

Dans les cas difficiles, l'exeat conditionnel ne sera signé
par le directeur que si le requérant présente un certificat du
commissariat de police, déclarant qu'en présence des phénomènes observés le malade peut être soigné à domicile.

Les sorties ne se font que le matin.

Des aliénés guéris, atteints d'affections non mentales, seront dirigés sur d'autres divisions de l'hôpital général. Un

transport ne pourra se faire d'une division ou d'un hôpital à l'autre, que sur présentation de l'observation du malade.

Les incurables non dangereux seront évacués sur les asiles affectés à ce genre de maladies.

Certificat d'admission à la clinique psychiatrique de l'hôpital général.

1° Noms et prénoms.

2" Age, métier, religion.

3° Caractère, occupations.

4° Lieu de naissance, nationalité.

5" État actuel.

6° Dernier domicile.

7° *Quels sont les événements qui ont fait paraître anormaux les actes du malade ?*

8° *Quels signes pathognomoniques le signataire du certificat a-t-il constatés de visu ou par ouï-dire ?*

9° Depuis quand dure la maladie ? est-elle périodique ou récidivante ?

10° Connaît-on l'étiologie de l'affection ?

11" Le malade semble-t-il dangereux ?

12° Observations.

Vienne, le... 188.

DIVISION PEDIATRIQUE

DU

Professeur docteur Monti, à la polyclinique générale.

Collaborateur : Dr E. KRAUS, assistant.

AFFECTIONS GASTRO-INTESTINALES.

Dyspepsie.

Le traitement s'adresse aux causes et aux symptômes. Pour l'étiologie, les remarques suivantes sont à faire : si la dyspepsie provient d'athrepsie ou de faiblesse digestive, on ne donnera que peu d'aliments à la fois, mais souvent. Si la dyspepsie provient de ce que l'enfant, d'ailleurs normalement constitué, boit trop souvent, il faudra observer les repas nécessaires avec exactitude et en se guidant sur l'âge de l'enfant. Si le lait est trop aqueux, anormal, qu'on constate une affection mammaire chez la nourrice, il faudra procéder à un changement de nourriture. Si le sevrage est cause de dyspepsie, on reviendra à l'allaitement si c'est possible. Pour les enfants nourris artificiellement, on recourra dans les cas rebelles à une nourrice.

Les *enfants nés avant terme et dyspeptiques* se trouveront bien de la préparation suivante :

> *Pr.* Pepsine glycérinée, 10 gr.
> Eau dist., 100 gr.
> Acide chlorhydrique dilué, X gouttes.

Donner, dix minutes après chaque repas, une cuiller à café.

S'il y a réaction acide des matières vomies et des selles, chez des enfants nourris artificiellement.

> *Pr.* Bicarbonate de soude, 1 à 2 gr.
> Eau dist., 100 gr.

Ajouter à chaque repas une cuiller à soupe de cette potion.

> *Pr.* Eau de chaux, 50 gr.
> Eau dist., 50 gr.

Comme ci-dessus.

> *Pr.* Carbonate de magnésie, vingt centigr.
> Eau dist., 100 gr.

Une cuiller à entremets toutes les deux à trois heures.

> *Pr.* Benzoate de soude, cinquante centigr.
> Sucre blanc, 3 gr.

Mêlez et divisez en X poudres : une poudre avant le repas.

En cas de constipation et de météorisme.

> *Pr.* Eau dist., 100 gr.
> Extrait aqueux de rhubarbe (1), X gouttes.
> Sirop simple, 10 gr.

Toutes les deux à trois heures une cuiller à entremets.

Si la réaction du lait vomi, non digéré, est alcaline ou neutre :

> *Pr.* Pepsine pure, trente centigr.
> Eau dist., 100 gr.
> Acide chlorhydrique dilué, IV gouttes.

Une cuiller à soupe pleine après chaque repas.

> *Pr.* Acide lactique, deux à six gouttes.
> Eau dist., 100 gr.

Comme ci-dessus.

(1) Au quinzième. (Note du traducteur.)

Pr.   Acide chlorhydrique dilué, deux à
    six gouttes.
Eau dist., 100 gr.

Comme ci-dessus.

Pr.   Acide tartrique, trente centigr.
    Eau dist., 100 gr.
    Sirop simple, 10 gr.

Une cuiller à entremets après chaque repas.

En cas de dyspepsie chronique, anorexie, soif augmentée, langue chargée et tendance à la diarrhée :

Pr.   Extrait mou de quiquina, trente centigr.
    Eau dist., 90 gr.
    Sirop simple, 10 gr.

Toutes les trois heures une cuiller à café.

En cas de selles incolores, molles :

Pr.   Poudre de racine de rhubarbe, trente centigr.
    Sucre blanc, 3 gr.

Mêlez et divisez en X poudres : 3 à 4 par jour.

En cas de tendance à la diarrhée :

Pr.   Teinture de ratanhia, 1 gr.
    Eau dist., 100 gr.
    Sirop simple, 10 gr.

Toutes les deux heures une cuiller à café..

En cas de renvois, d'anorexie, de coliques, surtout dans les cas anciens :

Pr.   Teinture de cascarille, vingt gouttes.
    Eau dist., 100 gr.

Toutes les deux heures une cuiller à entremets.

Si la dyspepsie s'accompagne de coliques, suite de flatulences, on donnera un lavement avec une solution tiède de sel de cuisine, de faible concentration, à 30°, et à la dose de 300 à 500 gr., suivant l'âge de l'enfant. Des bains chauds, des compresses à l'eau chaude, sur l'abdomen, auront un excellent effet.

Mentionnons, pour terminer, le fait que, chez les enfants nourris au lait de vache, on fait couper ce dernier avec de l'eau, du thé russe faible ou du bouillon de veau.

Catarrhe gastrique aigu.

Si les enfants ne sont plus en bas âge, diète sévère, thé russe. En cas de tendance au vomissement, eau gazeuse, eaux de Bilin, de Giesshübl, de Sauerbrunn ou de Selters.

> *Pr.* Bicarbonate de soude, 1 gr.
> Eau dist., 90 gr.
> Sirop simple, 10 gr.

Une cuiller toutes les deux heures.

Un vomitif est rarement indiqué, tout au plus dans les cas de surcharge alimentaire de l'estomac. Un laxatif sera en revanche fort utile. Si l'appétit ne revient pas par suite de la diète sévère, on donnera un peu de rhubarbe, de vingt centigr. à 1 gr., suivant l'âge de l'enfant.

S'il y a nausées et tendance au vomissement, dans le cas de catarrhe stomacal bien caractérisé, on prescrira le repos absolu, une diète sévère, des pilules de glace, du lait glacé, des compresses à l'eau froide sur l'épigastre, et à l'intérieur :

> *Pr.* Acide tartrique, 1 gr.
> Eau dist., 150 gr.
> Eau de laurier-cerise, X à XX gouttes.
> Sirop de framboises, 10 gr.

Toutes les deux heures une cuiller à entremets.

Si l'estomac n'est plus irrité, mais que la constipation persiste :

Extrait de rhubarbe par l'eau, vin de rhubarbe, 10 à 20 gouttes pour les petits enfants, 2 à 3 cuillers à café pour les enfants plus âgés.

S'il y a fièvre, lait glacé, thé ou encore, au début :

Pr.   Acide chlorhydrique dilué, cinq à dix gouttes.
Eau dist., 100 gr.
Sirop simple, 10 gr.

Toutes les deux heures une cuiller à entremets.

En cas de constipation, un laxatif :

Pr.   Infusion de follicules de séné, 12 gr.
Pour faire colature, 100 gr.
Sirop simple, 10 gr.

A prendre en une fois.

Quand les phénomènes irritatifs ont disparu et que la fièvre continue, quinine.

Pr.   Chlorhydrate de quinine, trente centigr.

Faire dissoudre au moyen de :

Pr.   Acide chlorhydrique dilué, six gouttes.
Eau dist., 50 gr.
Sirop simple, 50 gr.

Une cuiller à café toutes les deux heures.

Gastrite catarrhale chronique.

En cas de phénomènes d'irritation de la muqueuse stomacale, de renvois, de langue chargée, de mauvaise odeur de l'haleine, de gastralgie, on recommandera des eaux minérales sulfatées sodiques : la meilleure est l'eau amère de Friedrichshall, à la dose de 50 gr. au début : on montera jusqu'à 150 à 200 gr. par jour, à jeun. Les eaux de Carlsbad (Mühlbrunn et Schlossbrunn) et celles de Marienbad (Kreuzbrunn), ont le même effet à la même dose.

Nous rappellerons ici les lavages de l'estomac, institués dans ce dernier temps à la clinique du professeur Monti. Ce traitement est avantageux dans les deux variétés, aiguë et chronique, de catarrhe gastrique. Il y a trois temps dans l'opération : le cathétérisme de l'œsophage, l'aspiration du contenu stomacal et le traitement local de la muqueuse gastrique.

L'instrument est un tube qui ressemble aux sondes de Nélaton n° 8, 9, 10, suivant l'âge et la taille de l'enfant : à la
sonde est relié, au moyen d'un petit tube de verre, un tube
de caoutchouc long de 40 à 50 centim., au bout libre duquel
est adapté un petit entonnoir en verre.

Pour les enfants plus âgés, on prendra un tube stomacal
de petit calibre semblable à ceux qu'on emploie pour les
adultes. L'introduction du cathéter n'offre dans la règle pas
de difficultés. On fléchit un peu la tête de l'enfant en arrière,
on baisse la langue avec l'index gauche et on pousse avec la
main droite le tube jusqu'à la paroi postérieure du pharynx,
en se tenant le plus possible sur la ligne médiane. On arrivera ainsi facilement dans l'œsophage. Aussitôt qu'on verra
remonter des liquides dans le tube de verre, on pourra être
certain d'avoir atteint le fond de l'estomac. Une fois le contenu vidé, on fait un lavage consciencieux, en versant dans
l'entonnoir de l'eau, ou un liquide médicamenteux, c'est-à-
dire une solution à 1-2 % de benzoate de soude ou de bicarbonate de soude, ou enfin une solution de chlorure de sodium
à 1/2 %. En cas d'affection concomitante, telle qu'un catarrhe pulmonaire, trachéal, laryngé, ou une adénie péribron-
chique, etc., le lavage est contre-indiqué.

Le liquide employé pour le lavage sera chauffé à la température du corps; la quantité nécessaire varie suivant l'âge
de l'enfant : pour les nouveau-nés, 20 gr. suffisent ; pour les
enfants plus âgés, il faut 100 à 300 gr. On recommence à
verser dans l'entonnoir 2 ou 3 fois, jusqu'à ce que l'eau revienne claire.

En cas d'anémie, des eaux ferrugineuses acidulées seront
fort utiles; l'eau de Pyrmont, par exemple, à la dose de 2 à
4 cuillers avant chaque repas, en montant de semaine en semaine, jusqu'à la dose de 20 cuillers par jour. Les eaux ferrugineuses de Franzensbad et de Gleichenberg sont ici très
indiquées : la première de ces eaux est surtout utile en cas de
tendance à la constipation. Les eaux de Spa et de Schwalbach
agissent comme celle de Pyrmont.

En cas de phénomènes d'irritation : vomissements, gastralgie, voussure de la région épigastrique, le petit-lait est

indiqué : en même temps, donner de la viande rôtie. On prescrit comme médicament :

> *Pr.* Sulfate de quinine, vingt centigr.
> Sulfate de zinc, dix centigr.
> Sucre blanc, 3 gr.

Mêlez et divisez en X poudres : une poudre avant chacun des principaux repas.

L'air pur, surtout l'air des montagnes, a, cela va sans dire, un excellent effet.

Catarrhe intestinal.

Le traitement consiste en régime et médication.
Le régime, chez les enfants à la mamelle, équivaut à une régularisation sévère de la nutrition ; on diminuera au besoin la quantité de nourriture. Si le lait de la mère n'est pas de bonne qualité, on s'adressera à une bonne nourrice, ou on suppléera à l'insuffisance du lait naturel par des préparations telles que la soupe de Liebig, l'aliment de Löfflund. Si le catarrhe est une suite du sevrage, on revient au lait de la mère ou on donnera du lait coupé d'eau, de la soupe de Liebig ou de la farine de Nestlé. Si le catarrhe se développe par suite de l'absorption de mauvais lait de vache, ou si le lait a été coupé avec des quantités d'eau qui ne convenaient pas à l'enfant, on donnera du bouillon de veau avec le lait ou on ajoutera à ce dernier de l'eau gazeuse ; on peut aussi prescrire alors de la soupe de Liebig.

Dans les cas de catarrhe duodénal chronique, surtout si l'enfant a plus de 6 à 7 mois, le lait de vache pur rend de bons services : la viande crue sera essayée, ainsi que le cacao et le café de glands doux. Le vin rouge contenant du tanin, à la dose de 1 à 3 cuillers à soupe par jour, est fort utile aussi. Des bains seront employés dans les cas aigus avec phénomènes de collapsus. Dans les cas chroniques on s'en servira pour tonifier la circulation ; on prescrira aussi les bains ferrugineux.

Traitement médicamenteux.

L'opium et ses dérivés ont de tout temps joué un grand rôle dans le traitement du catarrhe de l'intestin grêle.

Pour un nouveau-né, une goutte pour 100 gr. de véhicule, et si l'enfant a 2 à 6 mois, une goutte pour 70 gr. de véhicule seulement ; un enfant d'un an, robuste, prendra 2 gouttes dans 70 gr., et des enfants de plus de 2 ans, 2 à 4 gouttes pour 70 à 100 gr. On donnera toutes les deux heures une cuiller à entremets de ce mélange, le véhicule sera une potion gommeuse ou de la décoction de guimauve. La poudre de Dower sera prescrite chez les enfants de 1 à 3 mois à la dose de cinq centigr., divisés en dix paquets : pour les enfants plus âgés, sept centigr. en dix paquets. Les enfants de 15 mois et davantage recevront quinze à vingt centigr. en dix paquets.

S'il y a des symptômes de dyspepsie, avec vomissements acides, et des selles à réaction acide, on prescrira :

> *Pr.*   Bicarbonate de soude, cinquante centigr.
> Eau dist., 100 gr.
> Teinture d'opium simple, une goutte.
> Sirop simple, 10 gr.

Toutes les deux heures une cuiller à entremets.

Si on retrouve dans les selles des grumeaux non digérés de lait caillé, et s'il y a des renvois, on recommandera :

> *Pr.*   Poudre de guarana, 1 gr.
> Poudre de Dower, cinq centigr.
> Sucre blanc, 3 gr.

Mêlez et divisez en X poudres : une poudre toutes les deux à trois heures.

Chez les enfants plus âgés :

> *Pr.*   Guarana, 1 gr., 50.
> Poudre de Dower, dix centigr.
> Sucre blanc, 3 gr.

Voir ci-dessus.

Pr. Sous-nitrate de bismuth, trente centigr.
Poudre de Dower, dix centigr.
Sucre blanc, 3 gr.

Mêlez et divisez en X poudres : une poudre toutes les trois heures.

S'il n'y a pas de phénomènes dyspeptiques et que les opiacés n'aient pas eu de succès, si les diarrhées sont profuses et fort liquides, on donnera des astringents :

Pr. Teinture de ratanhia, 1 gr.
Eau dist., 100 gr.
Teinture d'opium simple (1), une goutte.
Sirop simple, 10 gr.

Toutes les deux heures une cuiller à entremets.

Pr. Tanin, trente centigr.
Poudre de Dower, dix centigr.
Sucre blanc, 3 gr.

Mêlez et divisez en X poudres : toutes les trois heures une poudre.

Si l'affection se complique de gastrite, s'il y a vomissement et fièvre, on donne :

Pr. Acide chlorhydrique dilué, IV gouttes.
Eau dist., 70 gr.
Teinture d'opium simple, II à III gouttes.
Sirop simple, 10 gr.

Toutes les deux heures une cuiller à café.

Pr. Poudre de racine de rhubarbe, dix centigr.
Poudre de Dower, dix centigr.
Sucre blanc, 3 gr.

Mêlez et divisez en X poudres : une poudre toutes les deux heures.

Si l'on voit apparaître des phénomènes de catarrhe stoma-

(1) Au dixième dans la pharm. autr. (Note du traducteur.)

cal chronique, renvois, douleurs, voussure de l'épigastre, venant compliquer le catarrhe intestinal, on donnera :

> *Pr.*   Sulfate de zinc, dix centigr.
> Eau dist., 70 gr.
> Teinture d'opium simple, I à II gouttes.
> Sirop simple, 10 gr.

Une cuiller à café toutes les deux heures.

> *Pr.*   Poudre de racine de rhubarbe, vingt centigr.
> Poudre de Dower, vingt centigr.
> Sucre blanc, 3 gr.

Mêlez et divisez en X poudres : toutes les deux heures une
poudre.

Dans les cas anciens, chez des enfants rachitiques :

> *Pr.*   Racine de Colombo, 1 gr., 20.

Faire infuser pendant un quart d'heure dans eau bouillante, pour obtenir :

> Colature, 100 gr.
> Teinture d'opium simple, une à deux gouttes.
> Sirop simple, 10 gr.

Une cuiller à entremets toutes les deux heures.

> *Pr.*   Extrait de Colombo, soixante centigr.
> Poudre de Dower, trente centigr.
> Sucre blanc, 3 gr.

Mêlez et divisez en X poudres : une poudre toutes les
deux heures.

S'il y a catarrhe chronique avec anémie marquée, on donnera
des ferrugineux à petites doses :

> *Pr.*   Décoction de guimauve, 100 gr.
> Oxyde de fer dialysé, V à X gouttes.
> Sirop simple, 10 gr.

Une cuiller à café 3 à 4 fois par jour.

Pr. Perchlorure de fer à 30°, VIII à X gouttes.
Potion gommeuse, 100 gr.
Eau de menthe poivrée, 5 gr.
Sirop simple, 5 gr.

Comme ci-dessus.

Pr. Carbonate de fer, dix centigr.
Poudre de Dower, dix centigr.
Sucre blanc, 3 gr.

Mêlez et divisez en X poudres ; 3 à 4 poudres par jour.

S'il y a coliques et météorisme, ou si le catarrhe intestinal a eu pour cause une dyspepsie ou un catarrhe gastrique, les irrigations rectales d'eau à 30-35°, un demi à un litre par jour, suivant l'âge de l'enfant, seront d'un grand secours. On ajoute, mais rarement, 5 gr. de sel de cuisine par litre. Ces clystères sont surtout utiles si l'intestin grêle est atteint de catarrhe chronique. Dans ces derniers cas, on fera tous les 2 jours une irrigation chlorurée sodique, ou benzoatée sodique. Si le reste du traitement est bien compris, on a rarement besoin de faire plus de quatre irrigations.

Entérite folliculaire.

Le régime sera celui indiqué au chapitre « Catarrhe de l'intestin ». Les clystères jouent ici un rôle important. On emploie des clystères mucilagineux (décoction de graine de lin ou d'amidon), auxquels on ajoute, suivant l'âge de l'enfant, une à deux gouttes de teinture thébaïque ; on donne deux lavements par jour. Les clystères astringents (2 % d'alun) sont efficaces si la diarrhée est forte. S'il y a entérite hémorragique, on donnera dix gouttes de perchlorure de fer liquide sur 150 gr. d'eau : dans l'entérite chronique, des clystères à 24° (en baissant peu à peu pour arriver à la température de l'eau de source) ont une grande efficacité.

Actuellement, le professeur Monti a abandonné ces pratiques et ne traite plus le gros intestin que par un régime approprié, avec lavages détersifs soigneusement exécutés, et ne donne que rarement un médicament à l'intérieur.

Les lavages intestinaux seront institués au début de chaque entérite, que les phénomènes observés soient locaux ou généraux. Pour obtenir un résultat, l'irrigation se fera avec de grandes masses de liquide, pour que tout le gros intestin soit détergé. Les quantités de liquide nécessaires varient avec l'âge de l'enfant.

Si c'est un nouveau-né pesant moins de trois kilos, 200 à 300 gr.;

Plus de trois kilos, 300 à 500 gr.;

Dans les quatre premiers mois, 500 à 800 gr.;

De 4 mois à un an accompli, 800 à 1.200 gr.;

Pour les enfants plus âgés, 2.000 à 2.500 gr.

Il faut percuter le colon pour voir jusqu'où le liquide a pénétré, et on ne s'arrêtera que lorsque la plus grande partie du gros intestin aura été détergée.

Dans ces cas légers, avec selles muqueuses, ténesme faible et absence de fièvre, on prendra de l'eau à 20°; s'il y a de la fièvre, des selles sanguinolentes et un ténesme violent, on emploiera de l'eau à 13 à 15°.

La seconde irrigation, pratiquée vingt-quatre heures après la première, sera faite non avec de l'eau simple, mais avec l'aide d'astringents :

> *Pr.* Tanin pur, 10 à 20 gr.
> Eau, 1.000 gr.

Dans les cas légers :

> *Pr.* Alun, 10 à 20 gr.
> Eau, 1.000 gr.

On donnera aussi l'acétate d'alumine, l'hydrate d'alumine à 1 %.

> *Pr.* Acétate de plomb, 5 gr.
> Eau dist., 1.000 gr.

Les liquides désinfectants au chlorate de potasse, aux acides salicylique et phénique, à la résorcine, etc., ne donnent aucun résultat dans les cas aigus.

Les clystères seront employés 1 à 2 fois par jour, jusqu'à ce que les évacuations pathognomoniques aient diminué. Aussitôt que l'état s'améliorera, on n'aura recours que tous les 2 à 3 jours à l'irrigation.

Dans l'*entérite chronique* l'eau sera à 30°; on abaissera chaque jour la température de l'eau pour arriver à la fraîcheur de l'eau de source. Dans les cas chroniques, le lavage se fera 2 fois par jour. S'il y a des selles entièrement fétides et décomposition des déjections, on cherchera à désinfecter le tube digestif.

Les meilleures préparations sont :

> *Pr.*   Benzoate de soude, 30 gr.
> Eau dist., 1.000 gr.
> (*Us. ext.*)

> *Pr.*   Eau de chaux, 400 gr.
> Eau dist., 600 gr.
> (*Us. ext.*)

> *Pr.*   Acide borique, 10 à 20 gr.
> Eau dist., 1.000 gr.
> (*Us. ext.*)

> *Pr.*   Résorcine, cinquante centigr.
> Eau dist., 1.000 gr.
> (*Us. ext.*)

> *Pr.*   Salicylate de soude, 20 gr.
> Eau dist., 1.000 gr.
> (*Us. ext.*)

Les irrigations désinfectantes seront chaque jour recommencées 1 à 2 fois, jusqu'à ce que les selles aient perdu de leur fétidité.

Le traitement médical est le même que dans l'entérite. Dans les cas fébriles, préparations quiniques.

> *Pr.*   Tannate de quinine, quarante centigr.
> Poudre de Dower, dix centigr.
> Sucre blanc, 3 gr.

Une poudre toutes les deux heures.

Constipation.

Avant tout, il faut examiner l'enfant à fond, pour découvrir les raisons de l'affection. S'il y a coprostase, lavements à l'eau tiède. Puis on donnera des purgatifs : pour les enfants du premier âge, il suffira de prescrire :

> *Pr.* Mannite, 10 gr.
> Eau chaude, 50 gr.

Une cuiller à entremets par heure jusqu'à effet. L'hydromel infantum (voir BAMBERGER, formules pour le Catarrhe chronique de l'intestin) a le même effet, ainsi que la rhubarbe avec ou sans magnésie.

> *Pr.* Poudre de rhubarbe, 3 gr.
> Carbonate de magnésie, 3 gr.
> Oléosaccharure d'anis, 5 gr.

Une pointe de couteau à la fois.

Une dose de sept centigr. de jalapine pour des enfants plus âgés sera suffisante. L'eau laxative de Vienne, l'huile de ricin par la bouche ou en lavements sont d'utiles préparations. Pour les enfants à la mamelle, le sirop de nerprun, à la dose d'une cuiller à café par jour, et pour les enfants plus grands, d'une cuiller à entremets, donnent un résultat excellent. Si la constipation provient de faiblesse et de perte d'appétit suite de faiblesse, il faudra donner le lait à la cuiller. Il faut, cela va sans dire, bien surveiller le régime, et le lait devra être parfois coupé.

Chez les enfants rachitiques, quand la constipation est une suite d'atrophie intestinale, on donnera l'huile de foie de morue :

> *Pr.* Huile de foie de morue, 10 gr.
> Poudre de gomme arabique.
> Eau dist., q. s. pour faire colature, 90 gr.
> Sirop simple, 10 gr.

Une cuiller à entremets 3 fois par jour.

Si la constipation est opiniâtre, l'enfant plus âgé, on a recours aux clystères, et on donnera à l'intérieur le Kreuzbrunn de Marienbad, la source d'Éger ou l'eau de Friedrichshall. Aux enfants au-dessous de 2 ans on prescrira 50 gr.; aux enfants plus âgés, 100 à 200 gr. par jour.

Ictère catarrhal.

Une suite de recherches faites à la clinique du professeur Monti ont prouvé que l'ictère disparaît très promptement sans traitement, si l'on emploie des clystères à l'eau simple. On commence, suivant l'âge de l'enfant, par 1/2 à 1 1/2 litre d'eau à 15°; le second jour, l'eau sera à 19° et on montera à 24°. L'injection sera faite une fois par jour et l'alimentation sera uniquement composée de lait et de potages. Une diarrhée, observée dès le début ou s'étant montrée dans le cours du traitement, n'est pas une contre-indication. On sera, mais rarement, appelé à prescrire une potion gommeuse de 100 gr. avec 1 à 2 gr. d'eau de laurier-cerise, dans les cas où l'irrigation à 15° aurait provoqué des coliques internes.

Entozoaires.

Ténia.

Traitement préparatoire : évacuation des masses fécales par un laxatif ou un clystère. Si l'enfant a moins d'un an :

> *Pr.* Eau laxative de Vienne, 30 gr.
> Sirop de framboises, 30 gr.
> Eau de laurier-cerise, 2 gr.

A prendre 1 à 2 cuillers à soupe.

Pour les enfants plus âgés :

> *Pr.* Infusion de follicules de séné avec sulfate
> de soude.

Dans tous les cas, on préférera les clystères : 800 gr. d'eau pour les nourrissons, 1/2 à 2 litres pour les enfants plus âgés. Matin et soir, on donnera, la veille du jour du traitement ténifuge, un clystère. Les lavements d'eau laxative de Vienne et eau commune, parties égales, ont encore plus d'effet. Le jour du traitement, l'enfant ne prendra que du lait ou un potage.

> *Pr.*   Écorce de racine de grenadier, 100 gr.
> Eau dist., 200 gr.

Faites macérer pendant quarante-huit heures et décantez.

On donnera à chaque enfant, sans distinction d'âge, 100 à 150 gr. de ce liquide. On enrayera les nausées possibles avec des pastilles de menthe, des tranches de citron enduites de sucre en poudre, du café noir, du thé russe fort, ou du rhum. Si au bout de trois à quatre heures le ver n'est pas expulsé, purgatif.

Fleischmann préconise la formule suivante :

> *Pr.*   Extrait de racine de grenadier fraîchement
> préparé, 2 gr. 50.
> Extrait de fougère mâle, 2 gr. 50.
> Poudre de racine de grenadier, q. s. pour faire une
> masse pilulaire de quarante pilules.

Une demi-heure après que l'enfant a pris une tasse de lait tiède, on donne 10 pilules ; en cas de nausées, limonade. De demi-heure en demi-heure, on administrera 20 pilules en 2 fois : les 10 pilules qui restent des 40 prescrites servent de réserve, dans le cas où quelques pilules seraient vomies. Vers midi, un purgatif, dont voici la formule :

> *Pr.*   Extrait de racine de grenadier, 2 gr. 50.
> Huile de ricin, 10 gr.
> Mucilage de gomme arabique, 10 gr.
> Eau de menthe poivrée, 30 gr.

À prendre la moitié à la fois.

Si l'on se sert du *cousso*, on peut le prescrire de plusieurs manières. On donnera 3 à 4 gr. de coussine (1 gr. à la fois) ou des fleurs de cousso en électuaire à la dose de 30 gr., ou encore 8 ou 10 gr. en deux portions, à demi-heure d'intervalle, dans du café ou du lait : on pourra aussi prescrire une infusion de 4, 8, 12 gr. sur 150 d'eau chaude : on laisse infuser pendant un quart d'heure, on agite et on donne au malade le tout en 2 ou 3 fois.

> *Pr.* Fleurs de cousso, 20 gr.
> Huile de ricin, 20 gr.

Gomme adragante, q. s. pour faire XX pastilles, à conserver dans de l'oléosaccharure de citron. A prendre en quatre fois, de demi-heure en demi-heure.

L'extrait de fougère mâle ne se montrera efficace que si la préparation est fraîche, si la racine qui a servi à sa confection offre une cassure vert pistache, et si cette dernière a été cueillie au printemps ou aux premiers jours d'été.

> *Pr.* Extrait éthéré de fougère mâle, 6 à 10 gr.

Poudre de racine de fougère mâle, q. s. pour faire X bols. Prendre les bols un à un, à un quart d'heure d'intervalle.

> *Pr.* Extrait éthéré de fougère mâle, 6 à 10 gr.

Divisez en 6 à 10 doses : encapsulez à la gélatine.

Les pilules de Peschier, venant de Genève, sont composées de :

> *Pr.* Extrait éthéré de fougère mâle, 2 gr. 50.
> Poudre de racine de fougère mâle, 2 gr. 50.

Pour faire dix pilules.

L'extrait est aussi donné mélangé au Kamala :

> *Pr.* Poudre de Kamala, 20 gr.
> Extrait éthéré de fougère mâle, 10 gr.
> Sirop d'écorces d'oranges.

Poudre de gomme, q. s. de chaque pour faire un électuaire : à prendre en cachets (enfants plus âgés).

Oxyuris vermicularis.

On commence avec un laxatif.

> *Pr.* Follicules de séné, 12 à 18 gr.
> Tanaisie, 12 à 18 gr.

Faites infuser dans eau chaude pendant une demi-heure pour obtenir :

Colature, 100 gr.

Ajoutez :

Sirop simple, 12 gr.

(Pour enfants plus âgés ajoutez : sulfate de magnésie, 2 gr.)

Prendre la moitié à la fois, à jeun.

Si l'on n'a pas obtenu d'évacuation suffisante, on administrera la seconde moitié le soir. Quand le rectum est vidé, clystères deux fois par jour, composés d'une poignée d'ail pour 1 1/2 litre d'eau. L'oignon a un effet semblable, ainsi que l'eau de chaux, parties égales avec de l'eau dist. ; on emploiera aussi le foie de soufre (6 gr. par clystère), l'acide phénique (cinq centigr. pour 100 gr.). Dans les cas graves, le professeur Monti emploie des clystères glacés pendant 15 jours de suite.

A l'intérieur :

> Pr.   Limaille de fer porphyrisée, 25 gr.
>   Sucre blanc, 25 gr.

3 fois par jour une pointe de couteau.

Ascarides.

D'abord, un laxatif, de l'huile de ricin, du jalap ou du calomel. Le jalap sera donné en biscuit laxatif, un gr. de poudre de jalap par biscuit. Une fois le rectum vidé, donner de la santonine ou de la semence de semen-contra :

> Pr.   Santonine, sept centigr. par jour, pendant
>   3 à 4 jours.

On peut aussi prescrire :

> Pr.   Semen-contra, 6 gr.
>   Poudre de jalap, 25 gr.

Mélez et divisez en quatre doses. Une dose par jour.

Affections du larynx.

Laryngite catarrhale.

Température égale, chambre de malade chargée de vapeur d'eau, enveloppements de Priessnitz, tièdes, autour du cou, boissons chaudes, telles que : eau sucrée, thé de sureau. Inhalations de vapeur d'eau chaude ou de solutions médicamenteuses.

> *Pr.* Alun pulvérisé, 2 gr.
> Eau dist., 200 gr.
> (*Us. ext.*)

Pour inhalations.

> *Pr.* Chlorate de potasse, 2 gr.
> Eau dist., 200 gr.
> (*Us. ext.*)

Pour inhalations.

> *Pr.* Bicarbonate de soude, 2 gr.
> Eau dist., 200 gr.
> (*Us. ext.*)

Même emploi.

> *Pr.* Acide borique, 2 gr.
> Eau dist., 200 gr.
> (*Us. ext.*)

Même emploi.

> *Pr.* Benzoate de soude, 6 gr.
> Eau dist., 200 gr.
> (*Us. ext.*)

Même emploi.

> *Pr.* Glycérine pure, 20 gr.
> Eau dist., 200 gr.
> (*Us. ext.*)

Même emploi.

> Pr. Acide phénique, 2 gr.
> Eau dist., 200 gr.
> (*Us. ext.*)

Même emploi.

> Pr. Sublimé corrosif, un centigr.
> Eau dist., 100 gr.
> (*Us. ext.*)

Même emploi.

Dans les cas très graves de sténose laryngée, quand les accidents durent depuis plusieurs heures et proviennent probablement de mucosités accumulées :

> Pr. Tartre stibié, dix à vingt centigr.
> Looch blanc, 30 gr.

Une cuiller à soupe, et, s'il y a lieu, deuxième cuiller un quart d'heure après.

> Pr. Infusion de poudre de racine d'ipéca, 1 gr.
> sur 50 gr.
> Sirop simple, 10 gr.

Vomitif.

> Pr. Chlorhydrate d'apomorphine, dix centigr.
> Eau dist., 10 gr.
> (*Us. ext.*)

Pour injections.

> Pr. Chlorhydrate d'apomorphine, deux centigr.
> Acide chlorhydrique dilué, III gouttes.
> Sirop de polygala ou d'ipéca, 20 gr.
> Eau dist., 30 gr.

A donner dans un flacon de couleur foncée, une cuiller à café toutes les heures.

S'il y a toux continuelle, mais sans trouble respiratoire appréciable :

> Pr. Poudre de Dower, dix à cinquante centigr.
> Sucre blanc, 3 gr.

Mêlez et divisez en X poudres : une poudre toutes les deux heures.

Pr.   Poudre de Dower, dix à cinquante centigr.
Sucre blanc, 3 gr.

Divisez en X doses, comme ci-dessus.

Pr.   Codéine, trois à dix centigr.
Sucre blanc, 3 gr.

Mélez et divisez en X poudres : 4 poudres par jour.

Pour activer l'expectoration, en agissant sur les muqueuses :

Pr.   Bicarbonate de soude, 2 gr.
Eau dist., 200 gr.
Sirop de capillaire, 25 gr.

Toutes les deux heures une cuiller à soupe.

Pr.   Sel ammoniac purifié, soixante à
quatre-vingts centigr.
Eau dist., 200 gr.
Sirop simple, 25 gr.

Toutes les heures une cuiller à soupe.

Pr.   Iodure de potassium, 1 à 2 gr.
Eau dist., 90 gr.
Sirop de polygala, 10 gr.

Toutes les deux heures une cuiller à soupe.

Pr.   Infusion de poudre de racine d'ipéca, douze à
vingt centigr. sur :
Eau, q. s. pour faire colature, 100 gr.
Ammoniaque anisée, X gouttes.
Sirop simple, 10 gr.

Toutes les deux heures une cuiller à entremets.

Comme mesure prophylactique, si les amygdales sont hypertrophiées, amygdalotomie.

En cas de catarrhe chronique du pharynx.

Pr.   Alun, 5 gr.
Sucre blanc, 5 gr.

En insufflations, 2 fois par jour.

> *Pr.* Alun, 1 gr.
> Eau dist., 100 gr.
> (*Us. ext.*)

Pour injections.

L'anémie, la scrofule, les troubles de la nutrition seront améliorés par le régime lacté, les toniques, les bains ferrugineux, les bains de mer ou d'eaux-mères de salines : les eaux minérales de Gleichenberg, de Pyrmont, de Schwalbach, de Spa, les ablutions froides seront utiles. En hiver, séjour dans des stations spéciales.

Laryngite fibrineuse.

Pour combattre l'inflammation, employer avec persévérance le froid, en pilules de glace ou en boissons glacées : à l'extérieur, compresses d'eau froide sur le larynx.

Pour éviter l'exsudation :

> *Pr.* Sublimé corrosif, un à cinq centigr.
> Blanc d'œuf, n° I.
> Eau dist., 120 gr.

Une cuiller à café toutes les heures.

> *Pr.* Sublimé corrosif, un à cinq centigr.
> Eau dist., 100 gr.
> Sirop de framboises, 10 gr.

Toutes les heures une cuiller à café.

> *Pr.* Sublimé corrosif, dix centigr.
> Eau dist., 10 gr.
> Chlorure de sodium, 3 gr.

2 à 4 fois une demi-seringue de Pravaz en injection.

On donnera dans le même but à l'intérieur, les substances suivantes : chlorate de potasse, bicarbonate de soude, carbonate de potasse, sulfate de potasse, iodure de potassium, bromure de potassium, eau de chaux, benzoate de soude, salicylate de soude en solution de 1 à 2 %.

Pr. Iodoforme, dix centigr.
Sucre blanc, 3 gr.

Mélez et divisez en X poudres : une poudre toutes les deux heures.

S'il y a forte fièvre, ou soustraira du calorique par des bains ou des linges mouillés autour du tronc : à l'intérieur :

Pr. Sulfate de quinine, 1 à 2 gr.
Sucre blanc, 3 gr.

Mélez et divisez en X doses : toutes les deux heures une poudre.

Pour faire dissoudre des exsudats formés définitivement, on fait des cataplasmes de graine de lin, ou encore des enveloppements excitants de Priessnitz. L'appareil de Leiter rend ici de grands services. Les inhalations font aussi fort bon effet :

Pr. Alun, 6 gr.
Eau dist., 200 gr.
(*Us. ext.*)

Pour inhalations.

Pr. Eau de chaux, 150 gr.
Eau dist., 50 gr.
(*Us. ext.*)

Pr. Alun, 1 gr.
Acétate de plomb, 5 gr.
Eau dist., 100 gr.
(*Us. ext.*)

Filtrez.

Pr. Brome pur, quarante centigr.
Bromure de potassium, quarante centigr.
Eau dist., 200 gr.
(*Us. ext.*)

Quelques gouttes sur une éponge en inhalations.

> *Pr.*   Acide lactique, cinquante à
>   quatre-vingts gouttes.
>   Eau dist., 200 gr.
>   (*Us. ext.*)

Inhalations.

> *Pr.*   Acide phénique, 1 à 2 gr.
>   Eau dist., 100 gr.
>   (*Us. ext.*)

> *Pr.*   Sublimé corrosif, cinq centigr.
>   Eau dist., 200 gr.
>   (*Us. ext.*)

> *Pr.*   Iodoforme, 2 gr.
>   Sucre blanc, 12 gr.

Trois fois par jour en insufflations.

Si des phénomènes de fonte des mucosités se présentent, vomitif (voir ci-dessus).

Pour activer l'expectoration :

> *Pr.*   Racine de polygala, 15 gr.
>   Faire bouillir dans eau, 250 gr.
>   Ramenez à colature, 120 gr.
>   Sirop simple, 10 gr.

Une cuiller à entremets toutes les deux heures.

> *Pr.*   Chlorhydrate de pilocarpine, un à
>   deux centigr.
>   Eau dist., 80 gr.
>   Sirop d'écorces d'oranges, 20 gr.

Toutes les heures une cuiller à café.

> *Pr.*   Chlorhydrate de pilocarpine, dix centigr.
>   Eau dist., 10 gr.

1/4 à 1/2 seringue de Pravaz en injection. Dans les cas très graves, trachéotomie.

> *Pr.*   Acide phénique, 2 gr.
>   Eau dist., 100 gr.
>   (*Us. ext.*)

En compresses sur la partie antérieure du cou.

Après l'opération de la trachéotomie, s'il y a de la fièvre et qu'on craigne que l'exsudat ne se reproduise :

> *Pr.*   Tannate de quinine, 2 à 3 gr.
>   Sucre blanc, 3 gr.

Mêlez et divisez en X poudres : une poudre toutes les deux heures.

> *Pr.*   Ferrocitrate de quinine, 2 gr.
>   Sucre blanc, 3 gr.

Mêlez et divisez en X poudres, 3 à 4 poudres par jour.

S'il y a bronchite capillaire concomitante, inhalations de vapeurs térébenthinées ; s'il y a bronchite exsudative, inhalations d'eau de chaux et eau, parties égales, d'acide lactique ou de sublimé, à travers une canule (voir ci-dessus).

Pour activer l'expectoration :

> *Pr.*   Carbonate d'ammoniaque sec,
>   soixante centigr.
>   Eau dist., 100 gr.
>   Sirop de capillaire, 12 gr.

Une cuiller à entremets par heure.

S'il y a dyspnée avec phénomènes d'insuffisance respiratoire :

> *Pr.*   Infusion de polygala, 12 gr.
>   Pour faire colature, 100 gr.
>   Carbonate d'ammoniaque sec, 1 gr.
>   Sirop de capillaire, 12 gr.

Toutes les heures une cuiller à entremets : on peut remplacer le carbonate par l'ammoniaque anisée, 1 gr., ou la teinture de Bestuschef, 2 gr.

Angine diphtéritique.

Prophylaxie : séparer les enfants malades des bien portants ;
désinfection des chambres des malades, avant que les non
atteints n'y rentrent. Éviter tous les médicaments qui affai-
blissent.

Traitement local : combattre l'inflammation pharyngée au
moyen de pilules de glace et d'eau glacée. Appareil de Leiter.

Pour désinfecter la gorge : chlorate de potasse 1 % ; sel de
cuisine 1/2 % ; salicylate de soude 2 % ; benzoate de soude
5 % ; permanganate de potasse 1 % ; acide phénique 1/2 % ;
hyposulfite de soude 2 % ; thymol 1 % ; sublimé corrosif,
trois centigr. sur 100 gr. d'eau dist. ; eau de chaux et eau
dist. (parties égales) ; eau chlorée au dixième.

En insufflations : fleur de soufre, alun, chlorate de potasse
(2 gr. pour 8 gr. de sucre blanc), benzoate de soude, salicylate
de soude, borax, parties égales avec sucre blanc, ou enfin iodoforme, 1 gr. ; carbonate de soude, 5 gr.

Si les fausses membranes se putréfient rapidement et ont
une tendance à la gangrène :

> *Pr.*   Alcool rectifié.
> Eau dist., parties égales.
> (*Us. ext.*)

Pour faire des irrigations.

> *Pr.*   Sublimé corrosif, trois centigr.
> Alcool rectifié, 100 gr.
> Eau dist., 100 gr.
> (*Us. ext.*)

Comme ci-dessus.

En inhalations :

> *Pr.*   Acide phénique, 1 à 3 gr.
> Eau dist., 100 gr.
> (*Us. ext.*)

Pr.   Sublimé corrosif, un centigr.
      Eau dist., 100 gr.
         (*Us. ext.*)

Pr.   Benzoate de soude, 3 gr.
      Eau dist., 100 gr.
         (*Us. ext.*)

Pour aider au traitement local, on donne les boissons suivantes :

Pr.   Chlorate de potasse, 2 à 3 gr.
      Eau dist., 300 gr.
      Sirop de framboises, 25 gr.

Boisson tonique.

Pr.   Eau de chaux, 150 gr.
      Eau de fontaine, 150 gr.

Comme ci-dessus.

Pr.   Bicarbonate de soude, 6 gr.
      Eau dist., 300 gr.
      Sirop simple, 25 gr.

Comme ci-dessus.

Le traitement général se guide sur la fièvre ; si celle-ci dépasse 40°, on donnera des bains froids. Si on observe des phénomènes d'intoxication, du collapsus, si la température monte
entre 38°,5 et 39°,5, on fera des enveloppements avec des
linges mouillés de la température de 18 à 24°.

A l'intérieur on donnera :

Pr.   Salicylate de soude, 1 à 4 gr.
      Eau dist., 100 gr.
      Sirop simple, 10 gr.

Une cuiller toutes les deux heures.

Pr.   Chlorhydrate de quinine ou sulfate neutre,
         cinquante centigr. à un gr.
      Sucre blanc, 3 gr.

Divisez en X doses : une dose toutes les deux heures.

Pr. Ferrocitrate de quinine, cinquante centigr. à 1 gr.
Sucre blanc, 3 gr.

Mêlez, divisez en X poudres : une poudre toutes les deux heures.

Au début de l'angine diphtéritique :

Pr. Sublimé corrosif, un à cinq centigr.
Eau dist., 90 gr.
Sirop simple, 10 gr.

Une cuiller à entremets toutes les deux heures.

Pr. Iodoforme pur, cinq centigr.
Sucre blanc, 3 gr.

Mêlez, divisez en X poudres : trois à quatre poudres par jour.

En cas d'anémie et d'intoxication septicémique on prescrira un régime tonique.

Pr. Oxyde de fer dialysé, 1 gr.
Eau dist., 80 gr.
Eau de menthe poivrée, 10 gr.
Sirop d'écorces d'oranges, 10 gr.

4 à 5 cuillers à café par jour.

Pr. Albuminate de fer saccharifié soluble, 2 gr.
Sucre blanc, 3 gr.

Mêlez et divisez en X doses : une dose toutes les deux heures.

S'il y a collapsus, bains chauds, puis enveloppements chauds et humides, et excitants.

Pr. Teinture de Bestuscheff, 1 à 2 gr.
Potion gommeuse, 80 gr.
Eau de menthe poivrée, 10 gr.
Sirop simple, 10 gr.

Toutes les demi-heures une cuiller à café.

Pr. Infusion de café, 10 gr. sur 80 gr.
Extrait de quinquina préparé à froid, 12 gr.
Sirop simple, 10 gr.

Comme ci-dessus.

Pr. Camphre en poudre, cinquante centigr.
Potion gommeuse, 80 gr.
Sirop simple, 20 gr.

Toutes les deux heures une cuiller à entremets.

Pr. Camphre, 2 gr.
Alcool rectifié, 10 gr.
(*Us. ext.*)

Injecter cinq à dix gouttes à la fois.

Pr. Éther acétique, 5 gr.
Essence de cannelle, 1 gr. 50.

Toutes les deux heures trois à cinq gouttes.

Coqueluche.

Au début, un changement d'air est utile ; en outre, le catarrhe sera alors modifié par des inhalations de vapeur d'eau, avec ou sans un peu de benzine ; on respirera le mélange pendant 5 minutes. Les inhalations phéniquées à 1 % avec l'appareil de Siegle rendent aussi de grands services. On donnera de la belladone à l'intérieur.

Pr. Teinture de belladone, 5 gr.

1 à 4 gouttes par jour, en augmentant lentement la dose primitive.

Les enfants plus âgés prendront :

Pr. Poudre de racine de belladone, dix centigr.
Bicarbonate de soude, 1 gr. 50.
Sucre blanc, 1 gr. 50.

Mêlez et divisez en dix poudres : une, deux ou trois poudres par jour.

Le chloral est recommandable aussi.

Pr. Hydrate de chloral, vingt à cinquante centigr.
Eau dist., 100 gr.

Toutes les deux à trois heures une cuiller à entremets pour

les nourrissons; les *enfants plus grands* prendront une potion avec soixante centigr. à un gr. de chloral.

La quinine réussit surtout chez les *enfants plus âgés.*

> *Pr.* Chlorhydrate de quinine, quarante à
>   soixante-dix centigr.
>   Bicarbonate de soude, 1 gr. 50.
>   Sucre blanc, 1 gr. 50.

Mêlez et divisez en X poudres : une poudre toutes les deux heures.

Pour les nourrissons et les enfants au-dessus de deux ans :

> *Pr.* Tannate de quinine, 1 gr.
>   Bicarbonate de soude, 1 gr.
>   Sucre blanc, 1 gr.

Mêlez et divisez en dix poudres : voir ci-dessus.

Les insufflations de quinine par la bouche, le larynx ou le nez ont été essayées dans ces derniers temps : le professeur Monti a constaté que la méthode ne peut s'appliquer qu'aux enfants plus âgés : on fait trois à quatre insufflations par jour.

On essayera aussi :

> *Pr.* Benzoate de soude, 2 gr.
>   Eau dist., 100 gr.

Toutes les deux heures une cuiller à entremets.

En cas de broncho-pneumonie concomitante, inhalations de térébenthine, ou à l'intérieur :

> *Pr.* Tannate de quinine, 1 gr.
>   Fleurs de benjoin, cinquante centigr.
>   Sucre blanc, 2 gr.

Mêlez et divisez en X poudres : une poudre toutes les deux heures.

On fera dans la chambre du malade des fumigations d'acide sulfureux : on fera inhaler de l'eau de goudron ; les badigeonnages de cocaïne dans la gorge produisent, à ce qu'il paraît, une atténuation des accès.

CLINIQUE

DU

Professeur Neumann.

I. SYPHILIS.

A. Traitement général. — 1º Mercure.

α. Frictions hydrargyriques.

Pr.   Onguent napolitain, 3, 4, 8 grammes.
      (*Us. ext.*)

Pour une dose : donnez cinq doses semblables pour frictions.

C'est la préparation la plus fréquemment employée. Elle se compose de :

Pr.   Mercure métallique, 2 gr.
      Suif et axonge, 1 gr. de chaque :

On triture et on ajoute 2 gr. d'axonge.

Sigmund a donné les préceptes suivants pour l'emploi des frictions.

1er jour : les deux mollets.

2e jour : faces internes et externes des deux cuisses, en évitant la région de l'aine, où l'eczéma se développe d'ordinaire à la suite des frictions.

3e jour : parties latérales du tronc et abdomen, en évitant la région mammaire.

4ᵉ jour : surfaces de flexion des bras en évitant le pli du coude.

5ᵉ jour : dos, c'est la dernière région soumise au traitement cyclique.

Le 6ᵉ jour : bain de propreté, puis on recommence au 7ᵉ jour par les deux mollets.

Les frictions, sauf celles sur le dos, peuvent être faites par le patient lui-même. Le malade prend gros comme un pois de la dose prescrite, et frictionne avec la paume de la main posée à plat, la peau, jusqu'à ce qu'elle soit sèche : à ce moment, seconde dose et même procédé de friction.

Si, lorsqu'on passe le doigt sur la peau, celle-ci ne perd pas sa couleur grise, la friction est bien réussie : les orifices pilo-sébacés et les pores de la peau doivent apparaître comme des points noirs.

Le meilleur moment pour les frictions est le matin : il ne faut jamais les faire avant de se coucher, ne jamais se soumettre, après les frictions, à un exercice intensif ou à des travaux corporels pénibles. Les travaux de ce genre augmentent en effet l'activité des glandes sudoripares, et de cette façon le mercure absorbé serait éliminé à nouveau, et le traitement fortement compromis. Les individus mal nourris ou scrofuleux ne supportent pas le mercure : on emploiera dans ce cas des toniques ou de l'iode. Les malades en trouveront si grand bénéfice qu'on pourra les soumettre plus tard sans danger à un traitement hydrargyrique.

Les hautes doses de 4 à 8 gr. d'onguent sont presque uniquement employées dans les cas graves de syphilis tertiaire.

Au lieu d'onguent gris on emploiera aussi :

Pr. Oléate de mercure, 1 à 2 gr.

Pour une dose : faire cinq doses pareilles.

C'est une masse jaune-brunâtre qui présente une action rapide et dont l'application est moins salissante.

En outre, on possède diverses préparations semblables à l'onguent gris, dont la base est différente; au lieu d'axonge, on utilisera la lanoline, à laquelle il faudra toujours ajouter au moins 10 % de graisse, ou encore la molline ou des savons mous.

Il est de toute importance de diriger l'attention la plus minutieuse sur les soins à donner aux dents et aux gencives, chaque fois qu'on prescrira du mercure, et quel que soit le mode d'absorption utilisé. *Les remarques que nous faisons ci-dessous s'appliquent par conséquent à toutes les préparations hydrargyriques, quel que soit leur mode d'emploi.*

La muqueuse buccale doit être saine au début de chaque cure : la stomatite, les processus ulcéreux doivent être au préalable guéris : les dents cariées, les chicots seront extraits ou plombés, s'il y a lieu. A côté de ces mesures prophylactiques, il y a lieu d'agir sur la muqueuse avec des médicaments.

Le malade se gargarisera au moins deux fois par jour à l'eau froide, puis il badigeonnera au pinceau les gencives avec :

> *Pr.* Goudron végétal, 50 gr.
> (*Us. ext.*)

Avec une brosse à dents neuve et dure, on enlève les masses noirâtres restées attachées à la gencive ; puis, on nettoie les dents sur toutes leurs faces avec une autre brosse couverte de :

> *Pr.* Charbon végétal préparé, 40 gr.
> Poudre dentifrice (1).
> (*Us. ext.*)

Ensuite, les gencives seront badigeonnées avec une eau dentifrice astringente :

> *Pr.* Teinture de noix de galle, 50 gr.
> Teinture de ratanhia, 30 gr.
> (*Us. ext.*)

Enfin, le malade se gargarisera à l'eau froide, et utilisera pour le pharynx la solution suivante :

---

(1) Le charbon végétal ne doit pas être utilisé longtemps comme dentifrice, car il provoque des caries du collet de la dent et s'incruste, sous forme de bordure noirâtre, dans le bord libre de la gencive.

> *Pr.* Chlorate de potasse, 3 à 6 gr.
> Eau, 300 gr.
> (*Us. ext.*)

Ce procédé est capable d'empêcher le développement de la stomatite, car des milliers de cas en font foi ; l'application de la méthode n'est cependant possible que sur des malades à l'hôpital. Dans la clientèle privée, le patient se nettoiera ses gencives après chaque repas avec une des poudres dentifrices usuelles, au moyen d'une brosse rude.

Poudres dentifrices :

> *Pr.* Rhizomes d'iris de Florence en poudre, 5 gr.
> Poudre de carbonate de magnésie, 5 gr.
> Carbonate de chaux pulvérisé, 40 gr.
> Huile volatile de menthe poivrée, IV gouttes.
> (*Us. ext.*)

Poudre blanche.

La pharmacopée autrichienne prescrit en outre les deux poudres suivantes :

> *Pr.* Poudre d'écorce de quinquina calisaya, 20 gr.
> Poudre de feuilles de sauge, 20 gr.
> Poudre de charbon végétal purifié, 20 gr.
> (*Us. ext.*)

Poudre noire.

> *Pr.* Poudre d'os de seiche, 40 gr.
> Poudre d'Iris de Florence, 5 gr.
> Carbonate de magnésie en poudre, 5 gr.
> Huile de menthe poivrée, V gouttes.
> (*Us. ext.*)

Dentifrice de Heider.

> *Pr.* Carbonate de chaux pulvérisé, 30 gr.
> Huile de menthe poivrée, V gouttes.
> (*Us. ext.*)

Dentifrice.

Pr. Poudre d'os de seiche, 50 gr.
Carbonate de magnésie, 10 gr.
Savon médicinal, 10 gr.
Huile de menthe poivrée, V gouttes.
(*Us. ext.*)

Dentifrice.

Les dents seront brossées dans le sens vertical et non pas, comme on le fait d'habitude, dans le sens horizontal. En dehors de cette poudre il faut encore employer une pâte dentifrice, ainsi que le chlorate de potasse en gargarismes. Les gencives seront badigeonnées avec la teinture composée au ratanhia, citée ci-dessus.

Pour badigeonner les gencives :

Pr. Teinture d'abécédaire, 10 gr.
Teinture d'opium simple, 10 gr.
Eau dist., 20 gr.
(*Us. ext.*)

Pour badigeonnages.

Pr. Chloroforme pur, 4, 8, 12 gr.
Mucilage de gomme arabique, 30 gr.
(*Us. ext.*)

Voir ci-dessus.

Si les gencives sont molles et en mauvais état :

Pr. Huile de cade, 10 gr.
Alcool, 10 gr.
Teinture d'opium, 2 gr.
(*Us. ext.*)

Voir ci-dessus.

Les gargarismes suivants sont utiles :

Pr. Acide phénique, 1 gr. 50.
Esprit-de-vin, 75 gr.
Eau dist., 75 gr.

Une cuiller à café pour un verre d'eau.

> *Pr.* Créosote, 10 gr.
> Alcool, 100 gr.
> Eau dist., 100 gr.
> (*Us. ext.*)

Voir ci-dessus.

> *Pr.* Teinture d'iode, 2 gr.
> Eau, 200 gr.
> (*Us. ext.*)

Eau dentifrice.

> *Pr.* Tanin, 2 gr.
> Eau, 200 gr.
> (*Us. ext.*)

Comme ci-dessus.

> *Pr.* Alun, 4 à 8 gr.
> Eau, 400 gr.
> (*Us. ext.*)

Gargarisme.

> *Pr.* Acide salicylique, 2 gr.
> Eau dist., 400 gr.
> (*Us. ext.*)

Gargarisme.

> *Pr.* Teinture de noix de galle, 4 à 12 gr.
> Eau, 300 gr.
> (*Us. ext.*)

Gargarisme.

> *Pr.* Teinture de ratanhia, 6 à 12 gr.
> Eau, 300 gr.
> (*Us. ext.*)

Gargarisme.

Si la stomatite s'est développée et que des processus ulcéreux aient envahi les gencives, badigeonnages des parties avec :

> *Pr.* Teinture d'iode, 15 gr.
> (*Us. ext.*)

Une autre méthode d'introduction de l'hydrargyre dans l'économie, est celle des bains, surtout au sublimé.

> *Pr.* Sublimé corrosif, 10 à 15 gr.
> Eau dist., 400 gr.
> (*Us. ext.*)

Pour verser dans un bain complet.

> *Pr.* Sublimé corrosif, 10 à 15 gr.
> Chlorure d'ammonium, 10 à 15 gr.
> Eau, 200 gr.
> (*Us. ext.*).

> *Pr.* Sublimé corrosif, 1 à 5 gr.
> Chlorure d'ammonium, 1 à 5 gr.
> Eau, 200 gr.
> (*Us. ext.*)

Pour enfants.

Il faut toujours prescrire le sublimé en solution pour les bains, car si on l'incorpore en substance aux bains, il ne se dissoudra que lentement et difficilement ; de cette façon la quantité entière ne serait pas utilisée, et d'un autre côté les cristaux non dissous pourraient cautériser la peau du malade.

La solution est ajoutée à un bain complet à 35° ; le malade restera 1 à 2 heures dans la baignoire, qui ne doit pas être en métal, ce dernier serait en effet bientôt corrodé.

Les bains de sublimé sont surtout indiqués dans les formes ulcéreuses ou pustuleuses, en lieu et place des frictions qu'on ne peut employer par suite du grand nombre de plaies. Les effets du bain sont excellents dans les cas de gommes nécrosées de la peau.

On peut aussi choisir cette méthode, sous forme de maniluves ou de pédiluves : la dose sera dans ce cas diminuée de moitié.

Le troisième procédé endermique d'absorption d'hydrargyre consiste dans les fumigations, que l'on n'emploie plus à Vienne.

> *Pr.* Cinnabre factice, 5 gr.
> Calomel, 5 gr.
> (*Us. ext.*)

Pour fumigations.

On assied le malade dépouillé de ses vêtements sur une chaise dont le siège est perforé ; le tout est entouré d'un treillage et recouvert d'un manteau de caoutchouc qui va jusqu'à terre, et monte d'autre part jusqu'au cou du malade. Sous la chaise se trouve une lampe à alcool, et au-dessus de la lampe la poudre indiquée ci-dessus dans une petite cupule : les vapeurs qui se dégagent par l'influence de la chaleur agissent alors sur le malade. La durée d'une fumigation est de 15 minutes : le malade est ensuite porté à son lit, et y reste quelques heures. Cette procédure sera chaque jour renouvelée.

β. *Méthode hypodermique.*

Avantages de la méthode : 1º grande commodité pour le patient, qui peut aller à ses affaires, ce qui n'est guère possible avec les frictions ; 2º dosage exact ; 3º emploi facile, grande propreté.

Inconvénients : violentes douleurs provoquées par les injections, formation d'abcès fréquents.

Les injections seront faites dans les régions abdominale, axillaire, dorsale et fessière. Dans cette dernière région, l'injection sera parenchymateuse, l'aiguille de la seringue de Pravaz enfoncée perpendiculairement et entièrement. Dans les autres points du corps on soulève un gros repli de la peau entre le pouce et l'index, puis on enfonce perpendiculairement la canule dans la base du repli et on fait l'injection.

Cela fait, on applique un doigt sur la piqûre et on masse la région avec l'autre main.

Le meilleur moyen d'éviter les abcès est de désinfecter soigneusement la seringue avant et après son emploi.

Les douleurs très violentes après l'injection seront calmées par des injections immédiates de cocaïne ou par l'addition de morphine au liquide à injecter.

Pr.   Chlorhydrate de cocaïne, vingt-cinq centigr.
 Eau dist., 5 gr.
   (*Us. ext.*)

Pour injection.

Préparation à injecter :

Pr.   Sublimé corrosif, dix centigr.
 Eau dist., 10 gr.
 Chlorure de sodium, 2 gr. 50.
 Chlorhydrate de morphine, dix centigr.

Pour injections : une seringue de Pravaz pleine contiendra environ un centigr. de sublimé.

Pr.   Sublimé, vingt centigr.
 Eau dist., 20 gr.

Tous les jours, injecter une seringue de Pravaz pleine.

Pr.   Solution de sublimé à 5 %, 60 gr.
 Blanc d'œuf, 100 gr.
 Solution de chlorure de sodium à 20 %, 60 gr.
 Eau dist., 80 gr.

Une seringue par jour. Une seringue de Pravaz pleine contiendra un centigr. de sublimé.

Pr.   Peptone, 1 gr.

Faire dissoudre dans :

 Eau dist., 50 gr.

Filtrer et ajouter :

 Solution de sublimé à 50 %, 20 gr.
 Solution de chlorure de sodium à 20 %, 15 gr.

Ajouter :

 Eau dist., q. s.

Pour faire une solution de 100 gr.

Comme ci-dessus.

Ces deux dernières préparations, si elles sont habilement faites, seront fort bien supportées, sans réaction aucune : il faudra cependant les renouveler toutes les 24 heures, à cause de leur grande altérabilité.

Pr.   Sublimé corrosif, 1 gr.
Eau chaude, 100 gr.
Urée, cinquante centigr.

Comme ci-dessus.

Pr.   Calomel préparé à la vapeur, 10 gr.
Poudre de gomme arabique, 5 gr.
Eau dist., 100 gr.

Pour injections hypodermiques.

Toutes ces préparations contenant le calomel en suspension dans l'eau doivent être fortement agitées au moment de l'emploi, et seront injectées dans la région abdominale ou fessière. Toutes les préparations au calomel donnent facilement naissance à des abcès ; on ne les injectera qu'une seule fois par semaine.

Pr.   Calomel à la vapeur, 5 gr.
Chlorure de sodium, 5 gr.
Eau dist., 50 gr.
Mucilage de gomme arabique, 2 gr. 50.

Comme ci-dessus.

Pr.   Calomel à la vapeur, 4 gr.
Eau dist., 40 gr.
Chlorure de sodium, 1 gr.
Mucilage de gomme arabique, 10 gr.

Comme ci-dessus.

Pr.   Calomel très bien préparé, 2 gr.
Glycérine pure, 20 gr.

Comme ci-dessus.

Pr.   Mercure pur, 1 gr.
Axonge, cinquante centigr.
Suif, cinquante centigr.

Éteindre le mercure complètement et ajouter :

Huile d'olives, 3 gr.

Mêler exactement. Injecter une à deux divisions de la seringue de Pravaz une à deux fois par jour. Localement, on en injectera une à deux gouttes dans le pourtour des gommes : on recommencera tous les 8 à 10 jours.

> *Pr.*   Biiodure d'hydrargyre, 1 gr.
> Iodure de potassium, 1 gr.
> Phosphate de soude tribasique, 2 gr.
> Eau dist., 50 gr.

Pour injections.

> *Pr.*   Cyanure de mercure, dix centigr.
> Eau dist., 20 gr.

Une seringue de Pravaz pleine en injection.

> *Pr.*   Chlorhydrate de cocaïne, cinq · centigr.
> Cyanure de mercure, un centigr.
> Eau dist., 1 gr.

Pour deux injections.

Cette préparation est peu recommandable, le cyanogène ayant des effets désagréables sur le tube digestif.

γ. *Traitement interne.*

Le tube digestif ne supporte que de petites quantités de mercure, car presque toutes les préparations ont des effets drastiques et irritent l'intestin. En outre, une petite partie seulement du mercure sera absorbée. Dans les formes graves de syphilides, ou dans les cas d'exanthèmes secs et squameux, il ne faut jamais y avoir recours. Le traitement interne chez l'adulte est indiqué dans les formes très légères, les récidives légères, et aussi dans les cas où, toutes les manifestations spécifiques ayant disparu, on désire donner au malade de l'hydrargyre pendant un certain temps et dans la période de latence (1).

> *Pr.*   Mercure pur, 5 gr.
> Suif, 5 gr.

______

(1) C'est chez les enfants surtout qu'on donnera les préparations mercurielles à l'intérieur, en dehors des bains : les frictions produisent trop facilement de l'eczéma, et les injections des abcès, car la peau de l'enfant est trop délicate.

Éteindre et ajouter ensuite :

> Poudre d'opium, cinquante centigr.
> Poudre de réglisse, 7 gr.

Pour faire cent pilules : 2 à 3 pilules par jour.

> *Pr.*   Tannate de mercure oxydulé, 3 gr.
> Sucre blanc, 3 gr.

Mêlez et divisez en XXX poudres : 3 par jour.

> *Pr.*   Tannate de mercure oxydulé, vingt centigr.
> Sucre de lait, 5 gr.

Divisez en X poudres pareilles : 2 à 3 poudres par jour pour un enfant.

> *Pr.*   Calomel pur, trente centigr.
> Sucre de lait, 2 gr.

Mêlez et divisez en X poudres : 3 poudres par jour pour les enfants.

> *Pr.*   Sublimé, dix centigr.
> Eau dist., 200 gr.

1 à 3 cuillers à soupe par jour.

> *Pr.*   Sublimé, dix centigr.
> Chlorure de sodium, 25 gr.
> Eau dist., 150 gr.

2 à 3 cuillers à café par jour.

> *Pr.*   Sublimé, dix centigr.
> Alcool, 100 gr.

2 à 3 cuillers à café dans du lait ou du vin. (Correspond à la liqueur de van Swieten.)

> *Pr.*   Sublimé, dix centigr.
> Rhum de la Jamaïque, 100 gr.

1 à 3 fois par jour 1/2 cuiller à bouche dans du thé russe.

> *Pr.*   Sublimé, vingt centigr.
> Extrait d'opium, sept centigr.

Poudre et extrait d'acore, q. s. pour faire vingt pilules : 2 pilules par jour ; le quatrième jour on augmente d'une pilule, et on monte à cinq par jour : cette dose sera continuée jusqu'à cessation des phénomènes morbides , puis on redescendra de même d'une pilule tous les quatre jours.

> *Pr.* Calomel, 2 gr., 50.
> Résine de gaïac, 5 gr.
> Opium en poudre, vingt-cinq centigr.

Mucilage de gomme arabique, q. s. pour faire cinquante pilules : 2 à 3 par jour.

> *Pr.* Protoiodure d'hydrargyre, cinquante centigr.
> Poudre d'opium, cinquante centigr.

Poudre et extrait d'acore, q. s. pour faire vingt-cinq pilules ; 2 à 4 par jour.

> *Pr.* Sublimé, vingt-cinq centigr.

Faire dissoudre dans un peu d'éther sulfurique et ajoutez :

Poudre et extrait d'acore, q. s. pour faire cinquante pilules ; 1 à 3 par jour.

> *Pr.* Sublimé, soixante-douze centigr.
> Faire dissoudre dans eau dist., q. s.

Ajoutez :

> Mie de pain blanc, 6 gr.
> Sucre blanc, 6 gr.

Mêlez et faites 240 pilules : voir ci-dessus.

Pilules de Dzondi.

> *Pr.* Protoiodure d'hydrargyre, 3 gr.
> Thridace, 3 gr.
> Extrait d'opium, 1 gr.
> Extrait de ciguë, 6 gr.

Mêlez et divisez en soixante pilules ; une pilule le soir. (Formule de Ricord.)

2. Préparations iodées.

L'iode n'est pas un véritable spécifique comme le mercure : sa valeur thérapeutique provient de ce que ce médicament active les échanges nutritifs et provoque ainsi une élimination plus rapide du virus. Les indications sont : 1° les formes papuleuses récidivantes, sans squames, si auparavant on a fait déjà un traitement mercuriel énergique.

2° Formes légères de syphilis tertiaire.

3° Fièvre et symptômes douloureux à tous les degrés.

4° Période d'accalmie de l'affection.

Dans les cas graves de syphilis tertiaire (viscérale, sensorielle, ou des centres nerveux), on utilisera avec avantage la méthode combinée (iode et mercure simultanément).

Les inconvénients de l'iode, qui obligent à en supprimer parfois l'emploi pendant quelques jours, sont l'acné, la rhinite, la laryngite, la bronchite, la conjonctivite, souvent avec œdème considérable des paupières supérieures, les douleurs sur le trajet du trijumeau et douleurs intra-crâniennes.

Les phénomènes s'expliquent par l'hypérémie que l'iode provoque dans les capillaires des muqueuses et du périoste : Les conséquences consistent en phénomènes de catarrhe des muqueuses et compression exercée par le périoste épaissi sur les étroits canalicules où passent les branches du trijumeau, ce qui produit la névralgie.

Il ne faut pas insuffler de calomel sur la conjonctive d'un malade qui prend de l'iodure de potassium : au bout de quelques instants, cette dernière substance passe par les glandes larcymales ; les larmes transformeront le calomel en protoiodure ou biiodure d'hydrargyre ; ces deux substances exerceront une action caustique sur la conjonctive.

> *Pr.* Iodure de potassium, 4 à 6 gr.
> Eau dist., 80 gr.
> Sirop de mûres, 20 gr.

A prendre le soir en 3 fois, à une heure d'intervalle entre chaque dose.

> *Pr.* Iodure de potassium, 10 gr.
> Eau dist., 200 gr.

Une cuiller à soupe matin et soir dans de l'eau sucrée.

Pr. Iodure de potassium, 5 à 10 gr.
Eau dist., 200 gr.
Sirop de framboises, 20 gr.

8 cuillers à soupe par jour.

Pr. Iodure de potassium, 5 gr.

Poudre et extrait de racine d'acore, q. s. pour faire cinquante pilules; 5 à 10 pilules par jour.

L'iodure de sodium, aux mêmes doses, peut aussi s'employer : il ne gâte pas l'appétit comme son congénère, mais coûte plus cher.

Pr. Iodure de lithium, 1 gr. 50.

Poudre et extrait d'acore, q. s. pour faire quarante-cinq pilules : 6 par jour. Ces pilules sont difficiles à digérer, mais d'un effet excellent, à cause de la grande quantité d'iode que la préparation contient.

Pr. Teinture d'iode, 1 gr.
Eau dist., 200 gr.
Sirop d'écorces d'oranges, 15 gr.

3 à 4 cuillers à soupe par jour.

Pr. Iodoforme, 5 gr.
Extrait et poudre de racine d'acore, q. s.

Pour faire 50 pilules : 2 à 10 par jour.

Ces pilules sont mal supportées, aussi préférera-t-on employer l'iodoforme en injections hypodermiques.

Pr. Iodoforme pur, 1 gr.
Huile d'olives, 20 gr.

Une seringue de Pravaz en injections.

Pr. Iodoforme, 1 gr.
Huile de ricin, 15 gr.

Comme ci-dessus.

Pr. Iodoforme, 1 gr.
Éther sulfurique, 6 gr.

Comme ci-dessus.

> *Pr.*   Iodoforme, 1 gr.
> Éther sulfurique, 5 gr.
> Huile d'olives, 5 gr.

Comme ci-dessus.

> *Pr.*   Iodoforme porphyrisé, 1 gr.
> Glycérine, 3 gr.

Mélez très exactement. A injecter en 2 fois.

> *Pr.*   Iodoforme porphyrisé, 2 gr.
> Mucilage de gomme arabique, 5 gr.

Mêler exactement : comme ci-dessus.

Les deux dernières formules représentent des émulsions et non des solutions : il faudra en conséquence se servir de canules plus grosses.

L'iode est souvent ajouté à d'autres remèdes toniques et fortifiants ; on peut donner souvent ces dernières préparations seules, si le syphilitique est cachectique.

> *Pr.*   Fer porphyrisé, 2 gr.
> Iode métalloïde, 4 gr.
> Sucre blanc, 3 gr. 50.
> Poudre de réglisse, 7 gr.
> Eau dist., 2 gr. 50.

Mélez et faites cent pilules : 3 à 6 par jour.

> *Pr.*   Sirop d'iodure de fer 1 à 5 gr. (1).
> Sirop de mûres, 20 gr.

A prendre dans la journée.

> *Pr.*   Sirop d'iodure de fer, 30 gr.
> Sirop simple, 30 gr.
> Eau dist., 150 gr.

3 à 4 cuillers à soupe par jour.

> *Pr.*   Iodure de fer, 5 à 8 gr.

Poudre et extrait d'acore, q. s. pour faire cinquante pilules : 6 par jour.

---

(1) Ce sirop contient 1 gr. 20 d'iodure de fer pour 10 grammes de sirop : il est donc environ deux cents fois plus fort que le sirop français ! (Note du traducteur.)

Pr.   Iode métalloïde, sept centigr.
        Huile de foie de morue, 50 gr.

3 cuillers à soupe par jour.

Les toniques simples sont : le fer, l'huile de foie de morue, la quinine, l'arsenic, etc.; pour la syphilis, les formules n'ont rien de caractéristique; aussi renvoyons-nous aux chapitres qui donnent les formules usitées pour d'autres maladies.

3. Médicaments d'origine végétale.

Ces médicaments, autrefois fort employés, le sont moins de nos jours, et ils conviennent à des malades cachectiques et faibles, dans les formes malignes de la syphilis, et dans les accidents tardifs, s'il y a des ulcérations torpides.

Ces remèdes sont donc surtout aussi des toniques.

Décoction forte de Zittmann.

Pr.   Racine de salsepareille, 20 gr.

Faites digérer dans eau, q. s., pendant 24 heures et ajoutez dans un nouet :

        Sucre en poudre, 1 gr.
        Alun pulvérisé, 1 gr.
        Calomel, quatre-vingts centigr.
        Cinnabre factice, vingt centigr.

Ajoutez eau, q. s., pour faire bouillir pendant 2 heures, et vers la fin du temps de cuisson ajoutez :

        Anis, quatre-vingts centigr.
        Fenouil, quatre-vingts centigr.
        Follicules de séné, 5 gr.
        Racine de réglisse, 2 gr. 50.

Exprimez et passez pour obtenir :

        Colature, 500 gr.

Décoction faible de Zittmann.

Pr.   Racine de salsepareille, 10 gr.

Ajoutez au résidu de l'opération précédente et faites bouillir avec eau, q. s., pendant 2 heures.

Ajoutez à la fin de l'opération :

> Écorces de citron, cinquante centigr.
> Essences de cardamome, cinquante centigr.
> Cannelle, cinquante centigr.
> Racine de réglisse, cinquante centigr.

Exprimez et passez pour obtenir :

> Colature, 500 gr.

On prescrit ces deux décoctions à la dose de 250 grammes par jour. Le matin, le malade prend à jeun la dose du décocté fort, chauffé, et l'après-midi le décocté faible froid. Il faut s'astreindre à un régime non épicé, et on évitera toutes les substances qui provoquent la diarrhée : dans la règle, en effet, les décoctions purgent au début du traitement.

Décoction de Pollini.

> *Pr.*   Racine de salsepareille, 15 gr.
> Squine, 15 gr.
> Brou de noix sec, 75 gr.
> Pierre ponce pulvérisée, 7 gr. 50.
> Sulfure d'antimoine, 7 gr., 50.

Faire bouillir dans :

> Eau, 1.050 gr.
> Réduisez à 350 gr.

A prendre en un jour (1).

Moins active que celles de Zittmann.

On a modifié la formule de Pollini de la façon suivante :

> *Pr.*   Racine de salseparcille, 30 gr.
> Gaïac, 25 gr.
> Brou de noix, 8 gr.
> Sulfure d'antimoine, 2 gr. 50.

Faites une décoction, ramenez à :

> Colature, 700 gr.

----

(1) Ces trois formules diffèrent par quelques menus détails des formules françaises. (Note du traducteur.)

Filtrez et ajoutez :

> Eau de cannelle, 30 gr.
> Sirop d'écorces d'oranges, 30 gr.

Comme ci-dessus.

Pr. Racine de salsepareille, 20 à 30 gr.

Macérez pendant 2 heures et faites une décoction de 500 gr.

Comme ci-dessus.

Pr. Racine de salsepareille, 300 gr.

Faites macérer pendant deux heures dans eau, 2.000 gr.

> Faites une décoction de 300 gr.

Ajoutez :

> Glycérine, 30 gr.
> Sirop simple, 100 gr.
> Miel, 100 gr.

2 à 3 cuillers à soupe par jour.

Le même nombre de cuillers à café sera donné aux enfants dans le cours de la journée.

Pr. Salsepareille, 150 gr.

Faites macérer pendant deux heures dans

> Eau, 1,000 gr.
> Puis faites une décoction de 200 gr.
> Glycérine, 20 gr.
> Sirop simple, 20 gr.
> Miel purifié, 20 gr.

Comme ci-dessus.

B. Traitement local des syphilides.

Le traitement local s'applique à l'accident primaire et aux éruptions variées qui paraissent dans le cours de la maladie, telles que papules, pustules, gommes, etc.

On a essayé par deux moyens d'empêcher la maladie générale de se déclarer au moment où paraît le chancre initial (sclérose, papule, œdème et induration) :

a) En commençant de suite le traitement spécifique (frictions ou injections). Jamais on n'a rien obtenu par ces cures préventives. L'apparition de la roséole en sera retardée, mais non supprimée. Si le traitement préventif n'a pas été fait, on verra plutôt apparaître l'exanthème accompagné de tuméfaction glandulaire : si on a institué le traitement préventif, ce sera plutôt la muqueuse buccale et pharyngée qui présentera une éruption, et cela malgré des soins minutieux (1).

Les cures préventives sont indiquées :

1° Quand l'accident initial siège à un endroit apparent, par exemple sur le visage (lèvres, paupières, etc.).

2° Quand le chancre siège dans le repli préputial ou dans le sillon, qu'il y a du phimosis et que le malade ne veut pas accepter d'incision ou de circoncision, et qu'on craint une destruction étendue du gland.

3° Si le chancre se trouve dans l'urèthre.

4° Chez les femmes enceintes, pour empêcher l'influence sur le fœtus du virus syphilitique ou pour diminuer l'énergie de ce dernier, et pour que le nouveau-né ne s'infecte pas en traversant le vagin et la vulve.

b) Excision du chancre et de l'induration, et même des ganglions inguinaux déjà tuméfiés. Cette opération ne peut s'exécuter que si la sclérose n'a pas envahi trop profondément le corps caverneux, que les ganglions ne sont pas trop pris et que le diagnostic a pu être fait de bonne heure. L'opération est alors facile, et sans douleur, si l'on a fait au préalable une injection de cocaïne. Dans la règle, cette pratique ne supprime pas l'éclosion des accidents secondaires (2).

On traitera le chancre localement : si le fond de la plaie a bonne apparence, il suffit de faire, avec de l'ouate de Bruns un pansement par jour. L'ouate sera saturée de :

> *Pr.*   Acide phénique, 2 gr.
> Eau dist., 200 gr.
> (*Us. ext.*)

(1) V. Neumann : *Wiener Medicinische Bluetter*, 1886 n° 30 à 36.
(2) Neumann, *ibid.*

Si le fond du cratère est irrégulier, lardacé, on emploiera :

> *Pr.* Sulfate de cuivre, 3 gr.
> Eau dist., 30 gr.
>   (*Us. ext.*)

Comme ci-dessus.

> *Pr.* Iodure de potassium, 1 gr.
> Iode métalloïde, dix centigr.
> Eau dist., 50 gr.
>   (*Us. ext.*)

Comme ci-dessus.

> *Pr.* Iodoforme porphyrisé, 2 gr.
>   (*Us. ext.*)

On saupoudre l'ulcère, on met de l'ouate par-dessus : l'action du médicament est rapide et sûre, mais l'odeur répandue est fort désagréable. Nous dirons plus bas, au chapitre du chancre mou, de quelle façon cette odeur peut être dissimulée et quelles sont les autres prescriptions à l'iodoforme qu'on peut employer.

> *Pr.* Sublimé corrosif, dix centigr.
> Eau dist., 30 gr.
>   (*Us. ext.*)

A appliquer sur les ulcérations déjà débarrassées de leurs exsudats.

> *Pr.* Précipité rouge, dix centigr.
> Vaseline, 20 gr.
>   (*Us. ext.*)

A appliquer au moyen d'ouate.

> *Pr.* Emplâtre de Vigo, 10 gr.
> Emplâtre diachylon, 10 gr.
>   (*Us. ext.*)

Faire un emplâtre.

> *Pr.*   Emplâtre de Vigo, 10 gr.
>   Emplâtre de savon, 10 gr.
>   (*Us. ext.*)

Faire un emplâtre.

> *Pr.*   Emplâtre de Vigo, 10 gr.
>   Emplâtre diachylon, 10 gr.
>   Huile d'olives, q. s.
>   (*Us. ext.*)

Pour faire une pâte molle.

Ces trois derniers emplâtres seront préparés au moment de s'en servir, étalés avec une spatule sur un vieux morceau de toile souple et appliqués sur l'ulcération : on peut aussi les utiliser dans les cas de papules, de pustules, de gommes, de condylomes, etc. — Les chancres et les plaques de la cavité buccale seront cautérisés au crayon de nitrate ou badigeonnés avec une des solutions suivantes :

> *Pr.*   Sublimé corrosif de cinq ou vingt
>   centigr. à 1 gr.
>   Alcool, 20 gr.
>   (*Us. ext.*)

En badigeonnages.

> *Pr.*   Sublimé de cinq ou vingt centigr. à 1 gr.
>   Éther sulfurique, 20 gr.
>   (*Us. ext.*)

Comme ci-dessus.

> *Pr.*   Sublimé, dix centigr.
>   Esprit-de-vin, 150 gr.
>   Eau dist., 150 gr.

Une cuiller à café pour un verre d'eau en gargarismes.

> *Pr.*   Sublimé corrosif, cinq à vingt centigr.
>   Huile d'olives, vingt centigr.
>   Collodion, 20 gr.
>   (*Us. ext.*)

Pour badigeonnages.

> *Pr.* Iodoforme, 2 gr.
> Éther sulfurique, 20 gr.
> (*Us. ext.*)

Comme ci-dessus.

A employer aussi au moyen de l'appareil de Richardson. Les papules sèches seront recouvertes d'emplâtre de Vigo ou de pommade au calomel.

> *Pr.* Calomel, 5 gr.
> Onguent simple (lanoline), 20 gr.
> (*Us. ext.*)

On peut aussi l'employer s'il y a des croûtes sur les papules, ou bien, dans ce dernier cas :

> *Pr.* Calomel, 1 à 2 gr.
> Onguent simple, 20 gr.
> (*Us. ext.*)

Comme ci-dessus.

Les plaques végétantes, ou condylomes étendus, siégeant à la face interne de la cuisse, aux grandes lèvres, seront soumises au traitement suivant :

> *Pr.* Sublimé, 5 gr.
> Alun, 5 gr.
> Céruse, 5 gr.
> Camphre en poudre, 5 gr.
> Alcool rectifié, 5 gr.
> Vinaigre de vin, 5 gr.
> (*Us. ext.*)

Solution de Plenck.

La solution, au repos, présente deux couches : la supérieure, fluide, sera décantée ; on se servira de la couche inférieure, sorte de pâte, qu'on appliquera au pinceau ou avec un petit bâtonnet de bois.

> *Pr.* Chlore liquide, 10 gr.
> Eau dist., 100 gr.
> (*Us. ext.*)

Pour badigeonnages.

> *Pr.* Calomel, 10 à 25 gr.
> Poudre d'amidon, 50 à 100 gr.
> (*Us. ext.*)

Pour saupoudrer.

Ces deux préparations réunies constituent le *pansement de Labarraque.* On touche d'abord la plaque muqueuse avec l'eau chlorée, puis on saupoudre fortement avec la poudre au calomel. Il se forme alors du sublimé qui cautérise énergiquement, mais sans causer de trop grandes douleurs.

> *Pr.* Sublimé, 2 gr.
> Collodion élastique, 12 gr. 50
> Huile de ricin, 1 gr. 50
> (*Us. ext.*)

Collodion au sublimé.

> *Pr.* Sublimé, 5 gr.
> Collodion, 40 gr.
> Éther sulfurique, 10 gr.
> (*Us. ext.*)

Comme ci-dessus. Les deux formules seront utilisées dans les cas de plaques confluentes.

II. CHANCRE MOU.

Bubons.

> *Pr.* Iodoforme pur, 5 gr.
> (*Us. ext.*)

On applique la poudre, au moyen du pinceau ou d'un insufflateur spécial, sur l'ulcération, et on recouvre d'ouate. Ce médicament est précieux pour le traitement de toutes espèces de plaies, et aussi des chancres mous, surtout si ces plaies sont d'aspect sale, et granulent peu ou ne granulent pas du tout : tous les autres topiques sont pour ainsi dire inutiles. L'odeur désagréable et pénétrante de l'iodoforme peut être supprimée par l'emploi du café torréfié.

> *Pr.* Iodoforme pur, 3 gr.
> Café torréfié, 3 gr.
> (*Us. ext.*)

Comme ci-dessus.

Le café torréfié est lui-même un désinfectant, et ne s'oppose par conséquent pas à l'action de l'iodoforme : au bout de quelque temps, l'odeur primitive de cette dernière poudre reparaît.

> *Pr.* Iodol, 3 gr.
> (*Us. ext.*)

Comme ci-dessus.

Cette poudre brunâtre sans aucune odeur a été préconisée comme succédané de l'iodoforme, mais n'a pas une action aussi énergique que celui-ci.

> *Pr.* Iodoforme, 5 gr.
> Éther sulfurique, 35 gr.

A pulvériser avec l'appareil de Richardson sur la plaie. Ce procédé a l'avantage de recouvrir tout l'ulcère, avec ses replis et anfractuosités, d'une couche médicamenteuse iodoformée.

> *Pr.* Acide phénique, 2 gr.
> Eau dist., 100 gr.
> (*Us. ext.*)

On appliquera sur le chanvre au moyen d'ouate, s'il y a déjà des granulations, le topique suivant :

> *Pr.* Sulfate de cuivre, 5 gr.
> Eau dist., 15 gr.
> (*Us. ext.*)

Comme ci-dessus.

A déposer sur la plaie au moyen d'ouate ; on changera le pansement toutes les deux heures. Il se formera une escarre bleue, sous laquelle on trouvera les granulations, après la chute de l'escarre.

On emploiera aussi comme caustique : l'acide nitrique, fumant ou non, l'acide sulfurique, la potasse caustique, en substance ou avec parties égales d'eau, etc., etc. Ces médicaments agissent tous en profondeur, aussi faut-il leur préférer le sulfate de cuivre. Il faut éviter le *nitrate d'argent en quelque forme que ce soit.* Il donne naissance à une escarre superficielle qui ne sert qu'à retenir les sécrétions de la chancrelle. C'est le nitrate d'argent qui est souvent la cause des bubons inguinaux.

> *Pr.* Goudron de hêtre, 10 gr.
> Sulfate de chaux, 50 gr.
> (*Us. ext.*)

C'est le gypse bitumé, qui a un excellent effet sur les ulcères phagédéniques et gangréneux, lorsqu'il y a sécrétion ichoreuse : la poudre est appliquée en couche épaisse, et le pansement sera changé deux fois par jour.

Les substances suivantes peuvent être employées pour déterger rapidement les ulcérations, en cas de complication ganglionnaire.

> *Pr.* Sulfate de cuivre, vingt centigr.
> Vaseline, 20 gr.
> (*Us. ext.*)

> *Pr.* Potasse caustique, vingt centigr.
> Eau dist., 20 gr.
> (*Us. ext.*)

> *Pr.* Précipité rouge, vingt centigr.
> Vaseline, 20 gr.
> (*Us. ext.*)

> *Pr.* Nitrate d'argent, 1 gr.
> Vaseline, 20 gr.
> (*Us. ext.*)

Ces topiques seront étendus sur de la toile ou de l'ouate et placés sur l'ulcère.

> *Pr.* Acétate de plomb basique soluble, 10 gr.
> Eau dist., 300 gr.
> (*Us. ext.*)

Pr. Eau de Goulard, 10 gr.
Eau dist., 300 gr.
(*Us. ext.*)

Comme ci-dessus.

A placer en compresse sur les ganglions tuméfiés, aussi longtemps qu'il n'y a pas de suppuration. Un morceau de linge fenêtré sera trempé dans le liquide, placé sur le bubon, et par-dessus on appliquera une compresse repliée en plusieurs doubles. Toutes les 2 heures on change le pansement. On peut aussi employer ce procédé dans les cas d'œdème du pénis ou du prépuce, à la suite d'ulcérations, de blennorrhagie, etc.

Pr. Teinture d'iode, 15 gr.
Teinture de noix de galle, 15 gr.
(*Us. ext.*)

Badigeonnages.

Il faut badigeonner le bubon non fluctuant, pour obtenir la résorption. L'addition de teinture de noix de galle a pour but de tanner la peau et de la rendre plus résistante à l'inflammation si fréquente que produit l'iode en applications externes.

Pr. Iode métalloïde, trente centigr.
Iodure de potassium, 3 gr.
Vaseline (onguent simple), 30 gr.
(*Us. ext.*)

Comme ci-dessus.

La résorption de bubons non encore fluctuants sera obtenue par un bandage compressif au moyen de sacs de grenaille ou de plaques de plomb. Toutes ces méthodes exigent un repos absolu au lit.

S'il y a fluctuation, que la peau soit rouge au-dessus de l'abcès, on fera une incision qu'on pansera suivant les règles usitées en pareil cas.

Pr. Potasse caustique, 6 gr.
Chaux vive, 6 gr.

Mêlez et ajoutez :

> Esprit-de-vin, q. s.
> (*Us. ext.*)

Pour faire une pâte molle.

On prépare cette pâte au moment de l'emploi : on s'en servira chez les malades pusillanimes. On applique sur la peau saine un rempart de bandes de sparadrap, puis on étend la pâte sur un morceau de toile de la grandeur de la surface à cautériser, et on applique cette pâte sur la partie enflammée. Au bout de cinq ou dix minutes, de violentes douleurs se font ressentir, on enlève la toile, et on trouve dessous la peau momifiée. On peut alors, sans que le malade ne ressente aucune douleur, enlever l'escarre, et traiter la plaie.

Si, une fois l'abcès vidé, on trouve encore des fistules allant dans la profondeur, on introduira des bâtonnets d'iodoforme dans les trajets des fusées purulentes.

> *Pr.* Iodoforme, 1 à 3 gr.
> Beurre de cacao, q. s.
> (*Us. ext.*)

Pour faire X bâtonnets.

> *Pr.* Iodoforme, 1 à 3 gr.
> Gomme adragante,
> Amidon,
> Glycérine, q. s. de chaque.
> (*Us. ext.*)

Pour faire X bâtonnets.

Comme ci-dessus.

Ces bâtonnets sont plus solides que les précédents.

Les granulations exubérantes seront traitées par le nitrate en substance ou avec des pommades au nitrate d'argent, ou enfin avec des solutions de nitrate.

Pr.   Nitrate d'argent, 1, 2, 4 gr.
   Onguent simple, 60 gr.
      (*Us. ext.*)

Pr.   Nitrate d'argent, 1 à 5 gr.
   Eau dist., 10 gr.
      (*Us. ext.*)

III. BLENNORRHAGIE ET SES COMPLICATIONS.

. Il n'y a pas de traitement prophylactique certain. Les préservatifs en baudruche, que l'on ne peut toujours utiliser, se déchirent souvent. Le meilleur procédé est de laver le membre, de suite après le coït, avec une solution phéniquée à 2 %, d'uriner de suite et d'injecter de la solution phéniquée dans l'urèthre.

Il faut rejeter les traitements abortifs (Ricord : injection de nitrate d'argent 2 à 3 %), car on n'en obtient que des complications désagréables, telles que cystite et épididymite, sans que la maladie soit enrayée. Ces solutions concentrées cautérisent en outre la muqueuse et provoquent le développement de rétrécissements.

Pendant ces trois à quatre premiers jours d'écoulement, quand les phénomènes inflammatoires sont très accusés, il est recommandable de prescrire au malade le repos et un régime sévère : le patient évitera les mets épicés, les boissons alcooliques ou gazeuses. Le membre sera enveloppé de compresses d'eau blanche ; on applique par-dessus des compresses à l'eau glacée, et on fait des injections d'eau froide dans l'urèthre. Pour combattre les érections fréquentes et douloureuses :

Pr.   Bromure de potassium, 10 gr.
   Lupulin, 1 gr.
   Camphre, dix centigr.

Divisez en X poudres. Prendre 2 poudres avant de coucher, à une demi-heure d'intervalle.

Pr. Bromure de potassium, 2 gr.
Lupulin, cinquante centigr.
Camphre en poudre, cinq centigr.
Chlorhydrate de morphine, un centigr.
Suc de réglisse, cinquante centigr.

Mêlez et divisez en II poudres : une poudre avant de se coucher.

Si la miction est douloureuse par suite du gonflement de la muqueuse, ou devenue, par suite de contractions réflexes du compresseur de l'urèthre, presque impossible, des bains de siège chauds d'une heure et davantage donneront de fort bons résultats. On prescrira aussi des suppositoires :

Pr. Chlorhydrate de morphine, cinq centigr.
Beurre de cacao, q. s.

Pour faire cinq suppositoires.

Pr. Extrait de belladone, dix centigr.
Beurre de cacao, q. s.

Pour faire cinq suppositoires comme ci-dessus.

On ne donnera d'injections que lorsque le stade aigu de la blennorrhagie est passé, qu'il n'y a plus de douleurs du tout, c'est-à-dire au bout de deux à trois semaines ; en attendant, des balsamiques, qui passent dans l'urine et la modifient, seront à recommander.

Pr. Baume de copahu, 15 gr.

3 fois par jour, 15 gouttes sur du sucre en poudre, à la fin du repas.

Pr. Baume de copahu, dix à quinze gouttes.

A mettre dans une capsule de gélatine.
Faire capsules semblables n° XXX. 3 à 6 capsules par jour.
C'est la meilleure méthode d'administration du copahu, car le patient ne sentira pas le goût désagréable du médicament.

Pr. Baume de copahu, 40 gr.
Huile d'amandes douces.
Mucilage de gomme arabique,
Sirop simple, q. s. de chaque.

Pour faire une mixture du poids de 300 gr. 2, 3, 6 cuillers à café par jour, chaque cuiller contenant X gouttes.

> *Pr.* Baume de copahu, 4 à 8 gr.
> Jus de réglisse, 16 gr.
> Eau dist., 180 gr.

3 à 6 cuillers à soupe par jour.

> *Pr.* Baume de copahu, 5 gr.
> Magnésie calcinée, q. s.

Pour faire des pilules du poids de trente centigr.; 4 fois par jour 6 à 8 pilules.

> *Pr.* Baume de copahu, 30 gr.
> Sirop de tolu, 30 gr.
> Eau de menthe poivrée, 30 gr.
> Alcool rectifié, 30 gr.
> Acide nitrique dilué, 2 gr.

3 à 6 cuillers à soupe par jour.

(Mixture de Choppart) (1).

Le baume de copahu n'est pas supporté par tous les malades. On voit apparaître de l'anorexie, des vomissements, des selles diarrhéiques ; la peau se couvre d'urticaire ou d'érythème. Ces phénomènes exigent la suppression du médicament.

Quand le malade prend du baume de copahu, l'urine en présence de l'acide nitrique montre un précipité blanc, qu'on peut confondre dans certains cas avec celui que produit l'albumine ; ce précipité est cependant soluble dans un excès d'acide. Si l'on ajoute de l'acide chlorhydrique à l'urine, on voit apparaître une belle couleur rouge, qui passe au violet si on chauffe l'urine. En même temps, on sentira une odeur résineuse très nette.

> *Pr.* Poudre de poivre de cubèbe, 30 gr.
> Extrait de gentiane, 2 gr.

Mêlez et faites une poudre. 3 fois par jour une pointe de couteau à la fin du repas.

(1) Plus concentrée que celle du Codex français. (Note du traducteur.)

Pr. Poivre de cubèbe, 5 gr.
Extrait alcoolique de cubèbe, 5 gr.

Mêlez et divisez en cinquante pilules : 3 fois par jour 3 pilules.

Pr. Baume de tolu, 3 gr.
Poudre de cubèbe, 3 gr.

Extrait d'acore, q. s. pour faire trente pilules, 3 fois par jour trois pilules.

Pr. Baume de copahu, 3 gr.
Poivre de cubèbe pulvérisé, 3 gr.

Extrait d'acore, q. s. pour faire trente pilules, 3 fois par jour 3 pilules.

Le cubèbe est considéré en général comme devant aider l'action des injections : il ne sera donc donné qu'après cessation complète des phénomènes d'irritation, lorsqu'il y a beaucoup de sécrétion.

C'est dans ce stade que les injections sont indiquées. Le malade les fait de la façon suivante : il commence par uriner, puis il injecte de l'eau tiède, pour éliminer toutes les sécrétions uréthrales. Ceci fait, le patient injecte la solution médicamenteuse, avec une seringue faite d'une seule pièce, en zinc ou en verre, qui doit être toujours très proprement tenue. *Il faut toujours rappeler au malade le danger de l'infection oculaire.* Pour faire l'injection, il faut remplir la seringue (les patients sont souvent fort bornés et on ne saurait trop donner de détails), et s'asseoir sur le bord d'une chaise, fermer le méat sur l'extrémité conique de la seringue avec la main gauche, et chasser doucement avec la main droite le piston à travers la seringue. Aussitôt qu'une résistance un peu énergique se montre, la seringue est retirée, l'orifice fermé et le liquide laissé 1, 2 à 5 minutes dans le canal uréthral. Une bonne injection se reconnaît à ce que le liquide s'échappe en un fort jet aussitôt qu'on ne tient plus le méat fermé.

Cette manœuvre s'exécute trois fois par jour.

On n'emploiera pas plus de 8 à 15 jours un médicament

dans le même état de concentration, car la muqueuse s'y habitue rapidement, et l'effet devient nul.

Formules d'injections.

Pr. Permanganate de potasse, deux, quatre, six centigr.
Eau dist., 200 gr.
   (*Us. ext.*)

 Pr. Sulfate de zinc, vingt, quarante, soixante centigr.
Eau dist., 200 gr.
   (*Us. ext.*)

Pr. Sulfophénate de zinc, vingt, quarante, soixante
   centigr.
Eau dist., 200 gr.
   (*Us. ext.*)

   Pr. Tanin, vingt centigr. à 1 gr.
   Eau dist., 200 gr.
      (*Us. ext.*)

Cette préparation fait sur les linges des taches indélébiles.

   Pr. Alun, cinquante centigr. à 1 gr.
   Eau dist., 200 gr.
      (*Us. ext.*)

 Pr. Sulfate de cuivre, deux à quatre centigr.
Eau dist., 200 gr.
   (*Us. ext.*)

Pr. Sous-nitrate de bismuth, cinquante centigr. à 1 gr.
Eau dist., 200 gr.
   (*Us. ext.*)

   Pr. Nitrate d'argent, deux à dix centigr.
   Eau dist., 200 gr.
      (*Us. ext.*)

   Pr. Acétate de plomb liquide, 1 à 2 gr.
   Eau dist., 200 gr.
      (*Us. ext.*)

Pr. Sulfate de cadmium , vingt à cinquante centigr.
Eau dist., 200 gr.
   (*Us. ext.*)

Pr. Kaolin pulvérisé, cinquante centigr.
Eau dist.,·200 gr.
   (*Us. ext.*)

Pr. Acétate de zinc, vingt à cinquante centigr.
Eau dist., 200 gr.
   (*Us. ext.*)

Pr. Sulfate de zinc trente centigr., à 1 gr.
Acétate de plomb, 1 gr.
Eau dist., 200 gr.
   (*Us. ext.*)

Pr. Sulfate de zinc, trente centigr. à 1 gr.
Acétate de plomb, 1 gr.
Eau dist., 200 gr.
   (*Us. ext.*)

Bien agiter avant de s'en servir.

Pr. Sulfate de zinc, quarante centigr.
Iodoforme, 3 gr.
Eau dist., 200 gr.
   (*Us. ext.*)

Pr. Sulfate de zinc, trente à soixante centigr.
Alun, trente à soixante centigr.
Eau dist., 200 gr.
   (*Us. ext.*)

Pr. Sulfate de cuivre, deux centigr.
Alun, cinquante centigr.
Eau dist., 200 gr.

Pr. Nitrate d'argent, cinquante centigr., 1 ou 2 gr.
Eau dist., 50 gr.
   (*Us. ext.*)

Au moyen de l'injecteur uréthral de Ultzmann, on injecte

1 à 2 divisions de la seringue de Pravaz dans la portion membraneuse. En cas d'uréthrite postérieure chronique :

Pr.   Sulfate de cuivre, cinquante centigr. à 5 gr.
  Eau dist., 50 gr.
    (*Us. ext.*)

Comme ci-dessus.

Pr.   Sulfate de zinc, 1 à 5 gr.
  Eau dist., 50 gr.
    (*Us. ext.*)

Comme ci-dessus.

Pour irriguer la partie postérieure de l'urèthre et la vessie avec le cathéter à irrigation d'Ultzmann, on emploiera :

Pr.   Acide phénique, 1 gr.
  Eau dist., 500 gr.
    (*Us. ext.*)

Pour injection.

Pr. Acide phénique, 1 gr.
  Sulfate de zinc, 1 gr.
  Eau dist., 500 gr.
    (*Us. ext.*)

Pr.   Permanganate de potasse, vingt à cinquante centigr.
  Eau dist., 500 gr.
    (*Us. ext.*)

Pr.   Nitrate d'argent, dix centigr. à 1 gr.
  Eau dist., 500 gr.
    (*Us. ext.*)

Pour produire un effet local, on prescrira aussi des bougies uréthrales. La gélatine doit être ici préférée au beurre de cacao.

Pr.   Sulfate de zinc vingt centigr.

Gélatine, q. s. pour faire vingt bougies coniques de 6 centimètres de long et de 5 millimètres d'épaisseur.

2 bougies par jour.

> *Pr.*   Tannin pur, vingt centigr.
>   Gélatine, q. s., voir ci-dessus.

> *Pr.*   Iodoforme, cinquante centigr.
>   Gélatine, q. s., voir ci-dessus.

> *Pr.*   Sulfate de cuivre, dix centigr.
>   Gélatine, q. s., voir ci-dessus.

> *Pr.*   Nitrate d'argent, cinq centigr.
>   Gélatine, q. s., voir ci-dessus.

On introduira au moyen du porte-remède de Dittel :

> *Pr.*   Sulfate de zinc dix centigr.
>   Beurre de cacao, q. s. pour faire des
>   suppositoires uréthraux de la taille
>   d'un grain d'orge.

> *Pr.*   Nitrate d'argent, deux centigr.
>   Beurre de cacao, q. s., voir ci-dessus.

Pour traiter les complications de l'uréthrite, il faut s'inspirer du principe fondamental suivant : *Repos au lit et suppression immédiate de tout traitement antiblennorrhagique local.*

> *Pr.*   Onguent napolitain, 20 gr.
>   Extrait de belladone, 1 gr.

3 fois par jour gros comme un pois en frictions.

Pour faire disparaître les infiltrations du corps caverneux ou du pourtour de l'urèthre, quand les phénomènes inflammatoires aigus ont cédé à un traitement antiphlogistique, et qu'il n'y a pas de fluctuation appréciable.

> *Pr.*   Iode métalloïde, trente centigr.
>   Iodure de potassium, 3 gr.
>   Onguent simple, 30 gr.
>   (*Us. ext.*)

Comme ci-dessus.

S'il y a un abcès, on l'incisera.

En cas de prostatite, appareil d'Arzberg, qui permet de faire agir sur la prostate un courant d'eau de 35 à 40°; en outre, suppositoires.

Pr. Iode métalloïde, cinq centigr.
Iodure de potassium, 2 gr.
Extrait de belladone, quinze centigr.

Beurre de cacao, q. s. pour faire X suppositoires. Un le matin et un le soir.

Pour empêcher le développement de l'épididymite, il faut prescrire le repos et le port d'un bon suspensoir, surtout celui de Langlebert. En cas de douleurs vives, eau blanche et par-dessus applications de compresses à l'eau glacée : éviter la constipation, et faire des frictions avec :

Pr. Extrait d'opium, 2 gr.
Onguent simple, 30 gr.
(*Us. ext.*)

Pr. Extrait de belladone, 1 gr.
Onguent napolitain, 20 gr.
(*Us. ext.*)

Pour faire résorber les infiltrations douloureuses on emploie le pansement de Friquet, avec port permanent du suspensoir de Langlebert, ou des pommades iodurées, de la teinture d'iode mélangée à parties égales de teinture de noix de galle, ou encore :

Pr. Iodure de plomb, 5 gr.
Onguent simple, 30 gr.
(*Us. ext.*)

Si à l'uréthrite vient s'ajouter une cystite, il faudra prescrire le repos au lit et des bains de siège chauds matin et soir, de trois quarts d'heure à une heure de durée. En cas de dysurie, on se servira des suppositoires morphinés ou belladonés décrits plus haut. A l'intérieur, boissons mucilagineuses, baumes variés.

Pr. Feuilles d'uva ursi, 30 gr.
Herniole, 30 gr.

Mettre matin et soir une poignée de cette tisane dans une tasse d'eau bouillante et boire l'infusion.

Pr. Décoction de graine de lin, 15 gr. sur 200 gr.
Eau d'amandes amères, 5 gr.

Une cuiller à potage toutes les deux heures.

Pr. Essence de térébenthine rectifiée, 10 gr.

6 gouttes en une fois, dans la journée, sur un morceau de sucre.

Pr. Térébenthine pure, 3 gr.
Extrait de .gentiane, 3 gr.

Mêlez et divisez en XXX pilules : une pilule 3 fois par jour après le repas.

Pr. Eau de chaux, 100 gr.

A prendre en trois fois dans le cours de la journée, dans du lait.

On donne en général la térébenthine en premier lieu, puis l'eau de chaux ; au lieu de cette dernière, on peut prendre aussi :

Pr. Chlorate de potasse, 3 gr.
Eau dist., 300 gr.
Eau de laurier-cerise, 1 gr.

A prendre dans la journée par cuillers à soupe.

Pr. Acide benzoïque, 5 gr.
Eau dist., 300 gr.
Sirop d'écorces d'oranges, 20 gr.

Toutes les 2 heures une cuiller à soupe.

Pr. Acide benzoïque, 5 gr.

Glycérine, q. s. pour faire XX pilules ; 5 à 10 pilules par jour.

Si tous les phénomènes irritatifs ont disparu, on recommandera les eaux minérales de Preblau, Giesshübl, Carlsbad (Mühlbrunn), etc.

En cas d'hématurie :

Pr. Ergotine, cinquante centigr.
Eau dist., 80 gr.
Sirop de framboises, 20 gr.

Toutes les heures une cuiller à soupe.

Pr. Ergotine, cinquante centigr.
Oléosaccharure de cannelle, cinquante centigr.
Sucre blanc, 3 gr.

Mêlez et divisez en X poudres : une poudre toutes les 2 heures.

Si la cystite est devenue chronique, il faudra vider une à deux fois par jour la vessie avec la sonde de Nélaton, et laver l'organe avec de l'eau chaude pure jusqu'à ce que l'eau ressorte claire. Puis on injectera une des solutions suivantes (éviter d'injecter de l'air dans la vessie !), et on laissera sé-journer le liquide pendant une demi-heure, après quoi on permettra au malade d'uriner.

Pr. Nitrate d'argent vingt-cinq à cinquante centigr.
Eau dist., 500 gr.
(*Us. ext.*)

Pour lavages.

> *Pr.* Acide borique, 25 gr.
> Eau dist., 500 gr.
> (*Us. ext.*)

> *Pr.* Résorcine, 5 à 15 gr.
> Eau dist., 500 gr.
> (*Us. ext.*)

> *Pr.* Acide salicylique, 1 à 2 gr.
> Eau dist., 500 gr.
> (*Us. ext.*)

> *Pr.* Alun, 1 à 2 gr.
> Eau dist., 500 gr.
> (*Us. ext.*)

Pour la femme, même traitement : c'est du reste le vagin qui est le plus souvent atteint chez elle.

> *Pr.* Alun, 100 gr.
> (*Us. ext.*)

2 grandes cuillers pour un litre d'eau tiède.

La malade se fera, trois fois par jour, des injections avec

l'irrigateur. Après chaque injection, introduire un tampon attaché à un fil. On peut employer d'autres substances :

Pr. Sulfate de zinc, 20 gr.

1 à 2 cuillers à soupe pour un litre d'eau.

Pr. Permanganate de potasse, 10 gr.
Eau dist., 300 gr.

1 à 2 grandes cuillers pour un litre d'eau.

Dans les cas invétérés, on badigeonnera le vagin avec :

Pr. Teinture d'iode, 15 gr.
(*Us. ext.*)

Badigeonnages tous les trois jours ; se servir du spéculum pour introduire le pinceau.

Pr. Perchlorure de fer liquide, 10 gr.
Eau dist., 10 gr.
(*Us. ext.*)

Les érosions du col seront badigeonnées avec : nitrate d'argent à 10 %, acide nitrique dilué, perchlorure de fer liquide pur, teinture d'iode. Par-dessus, on place un tampon.

Souvent on verra, chez l'homme, l'uréthrite et les chancres mous s'accompagner de balanite et de condylomes acuminés (végétations). La balanite guérit si on lave bien le gland et le feuillet interne du prépuce ; à cet effet, employer les liquides suivants :

Pr. Acide phénique, 1 gr.
Eau dist., 200 gr.
(*Us. ext.*)

Pr. Chlorate de potasse, 2 gr.
Eau dist., 200 gr.
(*Us. ext.*)

Cela fait, on sèche bien le pénis et on le saupoudre ; par-dessus, de l'ouate.

Pr. Amidon pur, 50 gr.
(*Us. ext.*)

Pr. Acide salicylique, 1 gr.
Talc de Venise, 50 gr.
(*Us. ext.*)

Pr. Tannin pur, 30 gr.
Poudre d'amidon, 30 gr.
(*Us. ext.*) .

Cette dernière poudre sert à combattre la séborrhée, qui est fréquemment une cause de balanite ; il ne faut cependant l'employer que lorsque la balanite est guérie. Dans les cas rebelles, quand il y a phimosis, il faudra détruire ce dernier par voie opératoire (incision ou circoncision), et la balanite guérira consécutivement.

Les condylomes (végétations) seront dans la règle opérés chirurgicalement, au moyen d'une paire de ciseaux, de la curette, de l'anse galvanocaustique, du thermocautère, de la ligature élastique, etc.

Les végétations plus petites céderont à l'application locale d'acides concentrés, aux badigeonnages de teinture d'iode ou de perchlorure de fer. On emploiera aussi des poudres :

Pr. Poudre de sabine, 5 gr.
Sulfate de fer, 8 gr.
Alun calciné, 8 gr.
(*Us. ext.*)

2 fois par jour, on saupoudre le condylome et on le recouvre d'ouate.

Pr. Poudre de sabine, 10 gr.
Alun calciné, 10 gr.
Sulfate de cuivre, 1 gr.
(*Us. ext.*)

Comme ci-dessus.

Pr. Résorcine, 8 gr.
Sucre de lait, 1 gr.

Une fois par jour : sera appliquée par le médecin lui-même.

Pr.   Résorcine, 5 gr.
     Onguent simple, 15 gr.
       (*Us. ext.*)

Comme ci-dessus.

Pr.   Acide arsénieux, vingt-cinq centigr.
     Chlorhydrate de morphine, vingt-cinq centigr.
     Calomel, 2 gr.
     Gomme arabique pulvérisée, 12 gr.
       (*Us. ext.*)

Comme ci-dessus.

POLYCLINIQUE

DE

M. le Conseiller et Professeur, le Docteur Schnitzler.

Angine catarrhale.

Enveloppements excitants autour du cou. Alimentation liquide froide. Pilules de glace, sorbets à la glace.

Gargarismes ou mieux encore inhalations avec l'appareil spécial de Schnitzler :

> *Pr.* Chlorate de potasse, 5 gr.
> Eau dist., 300 gr.
> (*Us. ext.*)

Gargarisme.

> *Pr.* Acide borique, 5 gr.
> Glycérine, 15 gr.
> Eau dist., 300 gr.
> (*Us. ext.*)

Gargarisme.

> *Pr.* Chlorhydrate de cocaïne, vingt centigr.
> Eau dist., 100 gr.
> (*Us. ext.*)

Pour inhalations.

Angine phlegmoneuse.

Au début, réfrigération externe, obtenue par des compresses souvent renouvelées, appareil de Leiter avec de l'eau à 8-10°; à l'intérieur glaces aux fruits et pilules de glace.

Si la résorption n'est plus à espérer, enveloppements de Priessnitz. Gargarismes à l'eau tiède ou au thé.

> *Pr.*   Décoction de guimauve, 200 gr.
> Teinture de belladone, 2 gr.
> Glycérine, 10 gr.
> (*Us. ext.*)

Gargarisme.

Dès qu'on trouve la fluctuation, faire l'incision; ensuite, gargarismes antiseptiques.

> *Pr.*   Salicylate de soude, 2 gr. 50
> Borate de soude, 2 gr. 50
> Eau dist., 100 gr.
> Eau de laurier-cerise, 2 gr. 50 gr.
> (*Us. ext.*)

Gargarisme.

> *Pr.*   Acide salicylique, 1 gr.
> Eau dist., 300 gr.
> Glycérine, 15 gr.
> (*Us. ext.*)

Gargarisme.

Catarrhe chronique du pharynx.

Gargarismes et inhalations comme ci-dessus.

Traitement local et badigeonnages avec :

> *Pr.*   Nitrate d'argent, 2 à 5 gr.
> Eau dist., 50 gr.
> (*Us. ext.*)

Pour badigeonner la gorge.

> *Pr.*   Iode métalloïde, dix centigr.
> Iodure de potassium, 1 gr.
> Glycérine, 10 gr.
> (*Us. ext.*)

Pour badigeonner la gorge.

En cas de *pharyngite granuleuse*. Cautérisations à l'acide chromique, fixé par fusion au bout d'une sonde en argent, puis gargarismes, de suite, avec une solution bicarbonatée sodique. Destruction galvanocaustique des granulations.

Dans les *pharyngites chroniques,* présentant une sensation de sécheresse, il ne faudra pas employer l'alun, qui ne ferait qu'augmenter les accidents, mais bien s'en tenir aux résolutifs, en gargarismes ou inhalations.

Angine croupale et diphtéritique.

Enveloppements de Priessnitz.

Gargarismes et inhalations avec :

> *Pr.* Chlorate de potasse, 10 gr.
> Eau dist., 500 gr.
>   (*Us. ext.*)

> *Pr.* Acide lactique, 10 gr.
> Eau dist., 200 gr.
>   (*Us. ext.*)

> *Pr.* Sublimé, 1 gr.
> Alcool rectifié, 50 gr.
> Eau dist., 950 gr.
>   (*Us. ext.*)

Pour inhalations.

Pas de cautérisations.

Ulcérations pharyngées.

Gargarismes désinfectants : lavages avec l'inhalateur de Schnitzler.

Cautérisations au nitrate d'argent en substance, badigeonnages de glycérine iodée.

Insufflation d'iodoforme :

> *Pr.* Iodoforme porphyrisé, 10 gr.
> Café torréfié et pulvérisé, 10 gr.
>   (*Us. ext.*)

Hyperesthésie du pharynx.

Badigeonnages.

>*Pr.* Chlorhydrate de cocaïne, vingt centigr.
> Glycérine, 2 gr.
> Eau dist., 8 gr.
> (*Us. ext.*)

Inhalation et gargarismes avec :

>*Pr.* Bromure de potassium, 10 gr.
> Eau dist., 200 gr.
> (*Us. ext.*)

A l'intérieur, bromure de sodium, gargarismes alcoolisés. Il faudrait se garder de cautérisations énergiques, car les malades hyperesthésiques se plaignent toujours de quelque malaise ; il suffira de faire de temps en temps des badigeonnages à la cocaïne.

Coryza.

>*Pr.* Chlorhydrate de cocaïne, vingt centigr.
> Eau, 200 gr.
> Chlorate de potasse, 5 gr.
> Eau de laurier-cerise, 5 gr.
> Essence de menthe, III gouttes.
> (*Us. ext.*)

A injecter dans le nez au moyen de l'appareil de Schnitzler. En général, on coupera la solution de la même quantité d'eau.

>*Pr.* Chlorhydrate de cocaïne, vingt centigr.
> Café torréfié, 5 gr.
> Sucre blanc, 5 gr.

Poudre à priser.

>*Pr.* Menthol, vingt centigr.
> Café torréfié, 5 gr.
> Sucre blanc, 5 gr.

Poudre à priser.

Dans les cas chroniques, douches nasales avec de l'eau salée ou une solution bicarbonatée sodique.

Ozène.

Pr. Sel ammoniac purifié, 10 gr.
Bicarbonate de soude, 15 gr.
Acide phénique, six gouttes.
Eau dist., 500 gr.

A mélanger à 5 fois son volume d'eau pour lavages du nez. Spray au sublimé avec l'appareil de Schnitzler.

Pr. Sublimé, 1 gr.
Eau, 1.000 gr.
(*Us ext.*)

Pr. Acide borique, 5 gr.
Eau de laurier-cerise, 5 gr.
Eau, 250 gr.
(*Us. ext.*)

Par aspirer par le nez.

Pr. Chlorure de zinc, 1 gr.
Eau dist., 15 gr.
Glycérine, 15 gr.
(*Us. ext.*)

Badigeonnage.

Pr. Iodoforme, 5 gr.
Benzoate de soude, 5 gr.
Goudron de pinus pumilio, cinq gouttes.
(*Us. ext.*)

En insufflations.

Pr. Iodoforme porphyrisé, 10 gr.
Café torréfié pulvérisé, 10 gr.
(*Us. ext.*)

En insufflations.

Cette dernière préparation sert surtout à masquer l'odeur que répand l'ozène.

Catarrhe aigu du larynx.

Inhalations de vapeurs d'eau chaude ou d'eau salée : on peut aussi se servir de solutions de carbonate de soude ou de chlorhydrate d'ammoniaque. Enveloppements de Priessnitz.

Si les accès de toux sont violents :

> *Pr.*   Eau de laurier-cerise, 10 gr.
> Chlorhydrate de morphine, dix cent.

10 gouttes, 3 fois par jour.

> *Pr.*   Extrait de belladone, dix centigr.
> Eau de laurier-cerise, 10 gr.

Comme ci-dessus.

Le professeur Schnitzler recommande comme le remède le plus efficace la solution suivante, à employer au moyen de son appareil :

> *Pr.*   Chlorhydrate de cocaïne, vingt-cinq centigr.
> Eau, 250 gr.
> Chlorate de potasse, 5 gr.
> Eau de laurier-cerise, 5 gr.
> Essence de menthe, trois gouttes.

Température égale de la chambre (15°). Parler le moins possible, éviter la fumée et la poussière.

Œdème de la glotte.

Froid, pilules de glace.

> *Pr.*   Onguent napolitain, 10 gr.
> Extrait de belladone, 2 gr.
> (*Us. ext.*)

Frictionner, gros comme un pois, sur le cou.

Scarifications avec un instrument spécial. Trachéotomie comme dernière ressource.

Laryngite catarrhale chronique.

Ménager l'appareil vocal. Éviter les spiritueux et les mets épicés. — Pratiquer le massage de la région du cou, en avant et sur les côtés, les doigts de l'opérateur étant bien graissés, pendant deux à trois minutes. Eaux d'Ems et de Gleichenberg.

Inhalations :

> *Pr.*   Alun, 10 gr.
> Eau dist., 500 gr.
> (*Us. ext.*)

Inhalations avec de l'eau de Gleichenberg ou des eaux-mères d'Ems.

Insufflations de :

> *Pr.*   Alun, 10 gr.
> Sucre de lait, 10 gr.
> (*Us. ext.*)

> *Pr.*   Tanin, 10 gr.
> Sucre de lait, 10 gr.
> (*Us. ext.*)

> *Pr.*   Acide borique, 10 gr.
> Sucre blanc, 10 gr.
> (*Us. ext.*)

Badigeonnages avec :

> *Pr.*   Nitrate d'argent cristallisé, 1 à 5 gr.
> Eau dist., 50 gr.
> (*Us. ext.*)

> *Pr.*   Glycérine iodée.
> (*Us. ext.*)

Phtisie laryngée.

Inhalations de chlorate de potasse, d'acide borique ou emploi des astringents :

> *a*) *Pr.*   Alun, 2 à 5 gr.
> Eau dist., 100 gr.
> (*Us. ext.*)

> *Pr.* Tanin, 1 à 4 gr.
> Eau dist., 100 gr.
> (*Us. ext.*)

> *Pr.* Perchlorure de fer liquide,
> cinquante centigr. à 2 gr.
> Eau dist., 100 gr.
> (*Us. ext.*)

b) Résolutifs et désinfectants :

> *Pr.* Benzoate de soude, 5 gr.
> Eau dist., 100 gr.
> (*Us. ext.*)

Inhalation.

Insufflation de :

> *Pr.* Iodoforme porphyrisé, 10 gr.
> Carbonate de magnésie, 10 gr.
> Essence de menthe poivrée, trois gouttes.
> (*Us. ext.*)

> *Pr.* Chlorhydrate de morphine, 1 gr.
> Acétate de plomb, 10 gr.
> Sucre de lait, 100 gr.
> (*Us. ext.*)

> *Pr.* Acide borique, 10 gr.
> Chlorhydrate de morphine, 1 gr.
> Sucre de lait, 100 gr.
> (*Us. ext.*)

> *Pr.* Chlorhydrate de morphine, vingt centigr.
> Sous-nitrate de bismuth, 5 gr.
> Sucre de lait, 5 gr.
> (*Us. ext.*)

> *Pr.* Chlorhydrate de cocaïne, trente centigr.
> Acétate de plomb, 2 gr.
> Sucre blanc, 8 gr.
> (*Us. ext.*)

Badigeonnages de :

Pr. Chlorhydrate de morphine, vingt-cinq centigr.
Glycérine, 10 gr.
(*Us. ext.*)

Pr. Acide phénique, cinquante centigr. à 1 gr.
Alcool rectifié, 10 gr.
Glycérine, 40 gr.
(*Us. ext.*)

Pr. Créosote, cinquante centigr. à 1 gr.
·Alcool rectifié, 10 gr.
Glycérine, 40 gr.
(*Us. ext.*)

Pr. Iodoforme, 2 gr.
Éther sulfurique, 10 gr.
Glycérine, 10 gr.
Essence de menthe poivrée, X gouttes.
(*Us. ext.*)

Pr. Acide borique, 10 gr.
Glycérine, 50 gr.
(*Us. ext.*)

Pr. Acide salicylique, 1 gr.
Glycérine, 30 gr.
(*Us. ext.*)

Pr. Cocaïne, vingt à cinquante centigr.
Glycérine, 5 gr.
Eau dist., 5 gr.
Chlorhydrate de morphine, vingt centigr.
(*Us. ext.*)

Pr. Acide lactique, 20 à 50 %.
(*Us. ext.*)

Syphilis laryngée.

Inhalations de :

> *Pr.* Sublimé, 1 gr.
> Alcool rectifié, 50 gr.
> Eau dist., 950 gr.
> (*Us. ext.*)

Badigeonnages de glycérine iodée ou de solution de nitrate d'argent. Traitement général énergique au moyen de frictions d'onguent napolitain ou d'iodure à l'intérieur :

> *Pr.* Onguent napolitain, 2 à 4 gr.

Pour un paquet. Faire dix paquets semblables : un paquet par jour.

> *Pr.* Iodure de potassium, 10 gr.
> Eau dist., 200 gr.

2 cuillers à soupe par jour.

Spasme de la glotte.

Dans les intervalles de crises : bromure de potassium, hydrate de chloral. Traitement général, électricité, faradisation locale et centrale ou galvanisation. Hydrothérapie à l'eau froide.

Trachéobronchite.

Air pur, sans poussière autant que possible. Les inhalations n'ont que peu de valeur, car elles n'atteignent qu'à peine le point atteint. Les balsamiques, goudron ou térébenthine, peuvent seuls rendre des services.

> *Pr.* Essence de térébenthine, 15 gr.
> Huile de cade, 15 gr.
> (*Us. ext.*)

Dix gouttes dans de l'eau bouillante, en inhalations.

> *Pr.* Goudron de pinus pumilio, 20 gr.
> (*Us. ext.*)

Vingt gouttes dans de l'eau bouillante, en inhalations.

Pr. Infusion et racine d'ipéca, cinquante
centigr. sur 150 gr. eau.
Chlorhydrate d'ammoniaque, 3 gr.
Sirop simple, 15 gr.

Toutes les deux heures une cuiller à soupe.

Pr. Infusion de racine de polygala, 10 à
20 gr. sur 200 gr. d'eau.
Ammoniaque anisée, 3 gr.
Sirop simple, 15 gr.
(ou oxymel scillitique), 15 gr.

Toutes les deux heures une cuiller à soupe.

Si la toux est très violente :

Pr. Infusion de racine d'ipéca, cinquante
centigr. sur 150 gr. d'eau.
Extrait aqueux d'opium, dix centigr.
Sirop de framboises, 15 gr.

Toutes les deux heures une cuiller à soupe.

Pr. Chlorhydrate d'apomorphine cristallisé,
cinq centigr.
Acide chlorhydrique, V gouttes.
Eau dist., 150 gr.

Toutes les deux heures une cuiller à soupe.

Les diaphorétiques ont, au début, souvent de bons effets.
Fleurs de sureau, feuilles de jaborandi en infusion.

Pr. Salicylate de soude, 8 gr.
Eau dist., 100 gr.
Sirop d'écorces d'oranges, 15 gr.

4 fois par jour une cuiller à soupe.

Pr. Essence de térébenthine, dix gouttes.

A mettre dans une capsule de gélatine. Faire capsules
semblables, n° cinquante ; 4 capsules par jour.

> Pr. Baume du Pérou, 5 gr.
> Gomme arabique, 10 gr.
> Eau dist., 160 gr.

Faire une émulsion et ajouter :

> Sirop de polygala, 20 gr.

Agiter avant de s'en servir : toutes les deux heures une cuiller à soupe.

> Pr. Terpine hydratée, 2 gr.
> Sucre blanc, 2 gr.

Mêlez et divisez en X poudres : une poudre toutes les deux à quatre heures.

Bronchite exsudative.

Même traitement que pour la bronchite catarrhale simple. Inhalations avec de l'eau de chaux ou :

> Pr. Acide lactique, 20 gr.
> Eau dist., 400 gr.
> (Us. ext.)

Enveloppements de Priessnitz.

Traitement hydrargyrique. Expiration dans l'air raréfié. Sels iodés.

> Pr. Iodure de potassium, 5 à 10 gr.
> Eau dist., 200 gr.

Une cuiller à soupe toutes les deux heures.

> Pr. Chlorhydrate d'apomorphine dilué, cinq centigr.
> Acide chlorhydrique dilué, cinq gouttes.
> Eau dist., 150 gr.

Toutes les deux heures une cuiller à soupe. Le cas échéant, traitement par les frictions d'onguent napolitain.

Phtisie pulmonaire.

Air pur, frais, sans poussière. Alimentation appropriée, abondante. Donner, outre la viande, beaucoup d'hydrocarbures et de graisses. Lait sous toutes les formes.

Kéfir, beaucoup de liquides alcooliques.

En cas de fièvre :

> *Pr.* Chlorhydrate de quinine, 1 gr.
> Salicylate de soude, 2 gr.
> Bicarbonate de soude, 3 gr.

Divisez en X poudres : 2 à 3 poudres par jour.

> *Pr.* Antipyrine, 2 à 4 gr.

Divisez en IV poudres : 2 par jour.

> *Pr.* Antifébrine, 2 gr.

Divisez en X poudres : 2 par jour.

> *Pr.* Salol, 5 gr.

Divisez en X poudres : une poudre toutes les trois heures, en cas de fièvre.

> *Pr.* Liqueur de Fowler, 2 gr.
> Teinture de malate de fer, 10 gr.
> Glycérine, 10 gr.

2 fois par jour, 15 gouttes après le repas.

En cas de sueurs nocturnes :

> *Pr.* Sulfate d'atropine un centigr.
> Eau dist., 10 gr.

6 à 10 gouttes, à prendre le soir.

Diarrhées :

> *Pr.* Décoction de racine de Colombo,
> 10 gr., sur 150 gr. d'eau.
> Extrait thébaïque, dix centigr.
> Sirop d'écorces d'oranges, 20 gr.

Toutes les deux heures une cuiller à soupe.

> *Pr.* Sous-nitrate de bismuth, 2 gr.
> Extrait aqueux d'opium, vingt centigr.

Mêlez et divisez en X doses.

Hémoptysie.

Repos, régime non excitant. Séjour dans un air pur et frais. Alimentation liquide. Régime lacté.

Petites vessies de glace dans la région des sommets, placées sur des compresses humides ; ne jamais poser directement les vessies sur la peau. Pilules de glace. Morphine.

> *Pr.*   Ergotine, 2 gr.
> Chlorhydrate de morphine, dix centigr.
> Poudre de gomme arabique, 3 gr.

Divisez en X poudres : 3 poudres par jour.

> *Pr.*   Ergotine dialysée de Bombelon.

A mélanger avec parties égales d'eau distillée pour injection sous-cutanée : injecter une seringue de Pravaz pleine.

> *Pr.*   Essence de térébenthine, 20 gr.

Prendre 8 à 10 gouttes dans du lait, plusieurs fois par jour.

> *Pr.*   Infusion de seigle ergoté, 5 gr., sur 200 gr.
> Acide sulfurique dilué, 4 gr.
> Sirop simple, 30 gr.

Une cuiller à soupe toutes les heures ou toutes les deux heures.

Emphysème pulmonaire.

Traitement par la pneumothérapie : expiration dans l'air raréfié.

Traitement du catarrhe concomitant.

> *Pr.*   Teinture de digitale, 5 gr.
> Teinture de quebracho, 30 gr.

3 fois par jour une cuiller à thé.

Asthme bronchique.

Au moment de l'accès, narcotiques. Injection de morphine.

> *Pr.*   Hydrate de chloral, 4 gr.
>   Eau dist., 80 gr.
>   Sirop d'écorces d'oranges, 20 gr.

A diviser en quatre doses.

> *Pr.*   Hydrate de chloral, 1 gr. 50.
>   Iodure de potassium, 1 gr. 50.
>   Eau dist., 100 gr.
>   Sirop simple, 15 gr.

Voir ci-dessus.

> *Pr.*   Nitrite d'amyle, 5 gr.
>   Essence de fenouil, 5 gr.

Respirer 2 à 5 gouttes.

Traitement à suivre dans l'intervalle des accès :

> *Pr.*   Iodure de potassium, 10 gr.
>   Eau dist., 300 gr.

Voir plus haut.

> *Pr.*   Extrait de quebracho, 60 gr.

3 fois par jour une cuiller à café.

En outre, quinine, arsenic pendant quelque temps.

Traitement par expiration dans l'air raréfié. Si les fosses nasales ne sont pas normales, il faudra en premier lieu songer à les traiter.

Affections cardiaques.

Éviter les fatigues excessives, les émotions et l'usage du tabac. (L'abus du tabac produit, surtout chez les cardiaques, des palpitations et d'autres troubles encore ; il en est de même de l'abus des spiritueux.) Bonne alimentation.

En cas de palpitations :

Pr. Teinture de digitale, 4 gr.
Teinture de valériane, 4 gr.
Teinture éthérée d'acétate de fer, 6 gr.

3 fois par jour, 25 gouttes.

Pr. Extrait fluide d'adonis vernalis, 30 gr.

3 fois par jour 20 gouttes.

Pr. Nitrate d'argent, dix centigr.
Faire dissoudre dans très peu d'eau distillée
Argile, q. s. pour faire 50 pilules.

Une pilule 3 fois par jour.

Pr. Extrait de belladone, dix centigr.
Teinture de digitale, 5 gr.
Eau de laurier-cerise, 10 gr.

Dix gouttes, 3 fois par jour.

En cas d'atonie cardiaque :

Pr. Poudre de feuilles de digitale, vingt centigr.
Sulfate de quinine, 1 gr.
Poudre de racine de rhubarbe, 1 gr.
Bicarbonate de soude, 1 gr.

Divisez en dix poudres : 2 par jour.

Pr. Infusion de feuilles de digitale,
quatre-vingts centigr., à 1 gr.

Sur :

Eau dist., 150 gr.
Oxymel scillitique, 20 gr.

Une cuiller à soupe toutes les deux heures.

Pr. Infusion d'adonis vernalis, 4 gr. sur 150 gr.
Essence de menthe poivrée, deux gouttes.

4 cuillers à soupe par jour.

Pr. Solution alcoolique de nitroglycérine à 0,3 %, 5 gr.

3 fois par jour trois gouttes.

Pr. Nitroglycérine, un milligramme.

A mettre dans une tablette de chocolat.

Faire tablettes semblables n° X.

1 à 2 par jour.

Palpitations nerveuses : traitement de l'affection générale, hystérie, neurasthénie, etc.

Pr. Bromure de sodium, 15 gr.

Divisez en X poudres : une poudre matin et soir dans un verre d'eau sucrée.

Au moment de l'accès, on recourra de préférence aux compresses à l'eau froide et à la morphine en petites doses.

En cas de chloro-anémie : pilules de Blaud.

Angine de poitrine. Excitants cutanés sur la région du cœur. Injection de morphine à petite dose, nitrite d'amyle.

Dans l'intervalle des accès, essayer l'iodure de sodium.

CLINIQUE ET CONSULTATION LARYNGO-LOGIQUE

DU

Professeur Dʳ Léopold de Schrœtter.

Angine catarrhale.

Réfrigération locale.

> *Pr.* Décoction de guimauve, 200 gr.
> Teinture d'opium simple, 5 à 10 gr.
> Sirop diacode, 20 gr.
> (*Us. ext.*)

Gargarisme.

Pr. Permanganate de potasse cristallisé, trois centigr.
Eau, 300 gr.
(*Us. ext.*)

Gargarisme.

Angine phlegmoneuse.

Réfrigération externe : pilules de glace.

Gargarismes au permanganate de potasse. Injection hypodermique de morphine dans le voile du palais, les piliers ou dans les glandes tuméfiées de la région du maxillaire inférieur, en cas de gêne considérable de la déglutition.

> *Pr.* Chlorhydrate de morphine, vingt centigr.
> Eau dist., 10 gr.
> (*Us. ext.*)

Pour injections.

Badigeonnages avec :

> *Pr.*   Cocaïne, 1 gr.
>   Alcool, 2 gr.
>   Eau dist., 3 gr.

Scarifications, incision (voir le « Vademecum de Czuberka » Vienne, chez Fromme, 1881).

Pharyngite catarrhale chronique.

> *Pr.*   Alun, 5 gr.
>   Eau, 200 gr.
>   Sirop diacode, 20 gr.
>   (*Us. ext.*)

Gargarismes.

> *Pr.*   Tanin, 2 gr.
>   Alcool de grain, 20 gr.
>   Eau dist., 200 gr.
>   Sirop diacode, 20 gr.
>   (*Us. ext.*)

Gargarisme.

> *Pr.*   Alcool de grain, 20 gr.
>   Teinture d'opium simple, 5 gr.
>   Eau, 200 gr.
>   Sirop diacode, 20 gr.
>   (*Us. ext.*)

Gargarisme.

> *Pr.*   Eau-de-vie de grains, 40 gr.
>   Chloroforme rectifié, 40 gr.
>   Teinture d'opium simple, 5 gr.
>   (*Us. ext.*)

Une cuiller à café dans un verre d'eau en gargarismes.

Badigeonnages de :

> *Pr.*   Nitrate d'argent, 2 à 4 gr.
>   Eau dist., 50 gr.

A utiliser dans les cas seulement où toutes les parties sont également atteintes.

Cautérisations de nitrate d'argent en substance ou avec le galvanocautère, dans les cas de pharyngite granuleuse.

Badigeonnages de :

Pr. Iode pur, trente centigr.
Iodure de potassium, cinquante centigr.
Glycérine pure, 50 gr.
(*Us. ext.*)

En badigeonnages.

Angine diphtéritique.

Réfrigération. — Dans les cas légers, gargarismes au permanganate de potasse.

Pr. Acide chlorhydrique, 5 gr.
Eau dist., 50 gr.
(*Us. ext.*)

Badigeonnages.

Pr. Hydrate de chloral, 5 gr.
Glycérine, 20 gr.

Badigeonnages toutes les heures ou toutes les deux heures.

Pr. Eau de chaux, 100 gr.
Eau dist., 100 gr.
(*Us. ext.*)

Gargarisme.

Ulcérations du pharynx.

Gargarisme de permanganate ou de chlorate de potasse. Cautérisation de nitrate d'argent en nature, badigeonnages de glycérine iodée ou de teinture d'iode pure (voir plus haut).

Hyperesthésie du pharynx.

Gargarismes et badigeonnages d'eau-de-vie de grains avec de la teinture d'opium, ou d'eau-de-vie de grains avec chloroforme (voir plus haut). Badigeonnages de cocaïne. (Voir plus haut.)

Coryza.

Lavages des fosses nasales avec une solution de chlorure de sodium à 1 %.

Quand le nez est bien nettoyé, aspirer le liquide suivant :

> *Pr.* Sublimé, deux centigr.
> Eau dist., 150 gr.
> Laudanum de Sydenham, six à dix gouttes.
> Eau de laurier-cerise, dix gouttes.

Pendant qu'on aspire ce liquide, pencher la tête alternativement dans tous les sens.

Ozène.

Examen minutieux au speculum et au stylet ; extraire, s'il y a lieu, un morceau d'os nécrosé. Laver les fosses. nasales au permanganate de potasse, en aspirer en solution, ou employer la solution de chlorure de sodium (voir ci-dessus).

> *Pr.* Acide phénique cristallisé, vingt à
> quatre-vingts centigr.
> Glycérine pure, 5 à 10 gr.
> Eau, 200 gr.

Ou bien :

> *Pr.* Iode métalloïde, dix à quinze centigr.
> Iodure de potassium, cinquante centigr.
> Glycérine pure, 5 gr.
> Eau, 200 gr.

Bougies nasales à l'iodoforme, au tanin, au sulfate de cuivre ou au sulfate de zinc, à un centigramme par dose.

> *Pr.* Faire dix bougies nasales contenant
> chacune un centigramme d'iodoforme.
> (*Us. ext.*)

Le nez bien nettoyé, on introduit la bougie, on ferme la narine avec de l'ouate et on laisse le tout en place pendant 1 à 2 heures.

Traitement étiologique de l'affection primitive, syphilis ou scrofule (voir Braun, Sigmund, Zeissl).

Laryngite catarrhale aiguë.

Pr. Chlorhydrate de morphine, cinq centigr.
Sucre blanc, 5 gr.

Mêlez et divisez en X poudres. 2 à 4 poudres par jour.

Aspirations de vapeur d'eau ou de vapeurs d'infusion de fleurs de sureau : une grosse pincée pour un demi-litre d'eau.

Pr. Alcool rectifié, 100 gr.
Eau de laurier-cerise, 5 gr.

Prendre matin et soir une inhalation avec une cuiller à soupe de ce mélange.

Aspirer de l'eau pulvérisée pure ou avec addition de teinture thébaïque, à la dose de dix à trente gouttes pour 40 grammes d'eau, au moyen de l'appareil à inhalations modifié par le Pr Schrötter.

Ces inhalations sont surtout recommandables dans les cas de sensation de prurit, de brûlure ou de plaie dans la gorge. Les aspirations seront faites suivant les cas, 2 à 4 fois par jour.

Œdème de la glotte.

Pilules de glace, enveloppements de linges trempés dans l'eau froide.

Pr. Iodoforme pur, 2 gr.
Vaseline, 20 gr.
Poudre de café torréfié, cinquante centigr.
(*Us. ext.*)

Pour frictionner à l'extérieur sur la région du larynx.

On fera des frictions plusieurs fois par jour : recouvrir la partie enduite de pommade, de papier à la gutta-percha.

Pr. Onguent napolitain, 2 gr.

Pour une dose : faire six paquets semblables. Un paquet pour une friction.
(*Us. ext.*)

Ce dernier traitement trouve surtout son indication en cas d'ulcérations syphilitiques ou à la suite de périchondrite spécifique.

Scarifications ou trachéotomie, dans les cas d'œdème très étendu avec accès d'étouffement.

Laryngite catarrhale chronique.

Pr.   Chlorhydrate de morphine, cinq centigr.
Bicarbonate de soude, 5 gr.

Divisez en dix poudres : une poudre matin et soir.

Inhalations de térébenthine rectifiée au moyen de l'appareil de Mudge, modifié par Czuberka : on commence par six gouttes pour monter à vingt, puis on redescend à six.

Pr.   Alun, cinquante centigr. à 1 gr.
Eau, 50 gr.
(*Us. ext.*)

Pour inhalations.

Pr.   Tanin, cinquante centigr. à 1 gr.
Alcool rectifié, 10 gr.
Eau, 50 gr.
(*Us. ext.*)

Pour inhalations.

Pr.   Sulfate de zinc, cinq à quinze centigr.
Eau, 50 gr.
(*Us. ext.*)

Pour inhalations.

Toutes ces inhalations peuvent être faites avec addition de teinture thébaïque (dix à trente gouttes).

Insufflations, avec un tube de verre incurvé, d'alun en poudre très fine ou de tanin seul ou additionné de chlorhydrate de morphine, de poudre de gomme ou de sucre blanc, dans la proportion de un sur trois, ou à parties égales. Badigeonnages de :

>   *Pr.* Nitrate d'argent cristallisé, 1 à 12 gr.
>   Eau dist., 50 gr.
>   (*Us. ext.*)

Ulcères tuberculeux du larynx.

Inhalations d'alun, de tanin, de sulfate de zinc (voir laryngite catarrhale chronique) pour s'opposer à l'œdème collatéral.

>   *Pr.* Borate de soude, 1 gr.

Ou :

>   Sulfate de zinc, vingt centigr.
>   Eau dist., 200 gr.
>   Eau de laurier-cerise, 2 gr.

Inhalations avec l'appareil de Schrötter ou celui de Sigle.

S'il y a difficulté à avaler, ajouter de la teinture thébaïque, mais on fera mieux encore d'insuffler du chlorhydrate de morphine mélangé à du sucre ou à de la gomme arabique, parties égales, une demi-heure avant chaque repas. De cette façon, les aliments seront pris plus facilement ainsi que les boissons, ou ils ne provoqueront peut-être même aucune douleur. On peut aussi badigeonner à la cocaïne. Tous les jours, deux insufflations d'iodoforme et poudre d'amidon, parties égales, ou d'iodol pur. Badigeonnage du larynx avec de l'acide lactique, à la dose de 20, 50, ou 80 %

Laryngite ulcéreuse syphilitique.

Dans les cas légers, traitement général spécifique ; dans les cas graves, faire en outre des cautérisations au nitrate d'argent cristallisé, en substance, avec un porte-caustique, badigeonnages de teinture d'iode ou :

Pr.　Iode métalloïde, trente centigr.
　　Iodure de potassium, cinquante centigr.
　　Glycérine pure, 50. gr.
　　　(*Us. ext.*)

En badigeonnages, dans la région laryngée.

Laryngite diphtéritique.

Pilules de glace, enveloppements froids, humides.

Inhalations d'eau de chaux et eau distillée mélangées, 100 grammes de chaque substance, en alternant avec de l'acide phénique à 1 % ou avec la térébenthine. Pour les petits enfants, 2 à 3 cuillers à café de térébenthine avec de l'eau bouillante, qu'on laisse évaporer près du lit.

Injections sous-cutanées de pilocarpine à un ou deux centigrammes par dose.

Pr.　Émétique, quinze centigr.
　　Eau, 150 gr.
　　Sirop de framboises, 10 gr.

A prendre la moitié à la fois, puis tous les quarts d'heure, une cuiller à café, jusqu'à effet vomitif.

Injections sous-cutanées d'apomorphine, cinq milligrammes à un centigramme par dose.

Pr.　Bisulfate de quinine, 2 gr.
　　Sucre blanc, 4 gr.

Divisez en six poudres : 3 poudres par jour. Laryngotomie en cas de danger de suffocation.

CLINIQUE ET CONSULTATION

POUR LES MALADIES DES YEUX

Professeur : le conseiller aulique, docteur Carl Stellwag de Carion.

Blépharite et eczéma des paupières.

Enlever soigneusement les croûtes, en les ramollissant à l'eau chaude ; essuyer ensuite avec de l'ouate de Bruns : puis badigeonnages avec :

> *Pr.* Précipité jaune, dix centigr.
> Vaseline, 5 gr.
> (*Us. ext.*)

A étendre matin et soir sur les paupières. S'il y a en outre eczéma des paupières :

> *Pr.* Acide salicylique, 1 gr.
> Oxyde de zinc, 5 gr.
> Amidon pur, 5 gr.
> Vaseline pure, 10 gr.
> (*Us. ext.*)

Pommade pour les paupières.

Dans les cas d'eczéma aigu des paupières :

> *Pr.* Céruse, vingt centigr.
> Vaseline pure, 20 gr.
> (*Us. ext.*)

Pommade pour les paupières.

Ou bien :

> *Pr.*   Onguent diacbylon d'Hébra fraîchement
>   préparé, 10 gr.
>   (*Us. ext.*)

Cette dernière pommade sera étendue sur un morceau de toile grand comme un verre de lunette ; on coupe ensuite la toile par le milieu et on en place une moitié sur chaque paupière en fixant le tout par un bandage.

En cas de blépharite ulcéreuse : enlever soigneusement les cils malades, cautériser la surface ulcérée au nitrate d'argent et application de pommade.

En cas de phtirius pubis ayant envahi les cils :

> *Pr.*   Onguent napolitain, 5 gr.
>   Axonge, 5 gr.
>   (*Us. ext.*)

Mêlez.

Pour frictionner la région ciliaire.

En cas de syphilis, et s'il y a blépharite ulcéreuse et infiltration du bord des paupières, ne jamais négliger le traitement antisyphilitique.

Orgeolet.

Compresses à l'eau chaude ou cataplasmes, incision aussitôt que possible, et en cas d'induration, ce qui est fréquent, pommade au précipité jaune.

Dacryocystite aiguë.

Il faut avant tout essayer d'exprimer par pression le pus contenu dans le sac lacrymal : s'il y a lieu, dilatation du canal lacrymal inférieur avec une sonde conique.

L'introduction d'un cathéter de Bowman dans le canal lacrymal ne doit pas être essayée.

Compresses à l'eau glacée : si au bout de deux à trois heures, elles n'ont pas amené de disparition de l'œdème, il faudra

se servir de cataplasmes, ce qui produira une perforation : dans
d'autres cas, on incisera pour provoquer l'écoulement du pus.
Dans l'ouverture on placera un petit drain, ou une petite
bande de gaze. Bandage légèrement compressif. Les cataplasmes seront utilisés encore quelques jours après la perforation.

Si la peau est infiltrée dans le voisinage de la cicatrice
produite par l'incision, et cela longtemps après l'opération,
il faudra recourir à l'emplâtre de Vigo.

Si l'on est appelé à donner des soins dans un cas de dacryocystite aiguë au début, on essaiera d'appliquer un bandage compressif pour empêcher la suppuration de se développer.

Blennorrhée chronique du sac lacrymal.

En dehors de la question d'étiologie, les insufflations
d'iodoforme dans l'angle interne de l'œil sont indiquées. Si,
après le cathétérisme, se produit un épaississement plus considérable de la muqueuse, que le tissu devienne plus sensible,
on fera bien de recourir à l'emploi de la chaleur humide en
applications locales, deux fois par jour.

Conjonctivite catarrhale.

a) *Forme aiguë.* Éviter les influences nocives extérieures,
la fumée, la poussière, le séjour dans des locaux mal aérés, etc.
Cautérisations avec une solution de nitrate de 1/2 à 1 %.

La conjonctive palpébrale et le point où elle rejoint la
conjonctive bulbaire seront badigeonnées avec un pinceau fin
trempé dans la solution ci-dessus ; puis on fera un bon lavage à l'eau pure.

Si l'irritation est très considérable, instillations de :

> *Pr.* Sulfate d'atropine; cinq centigr.
> Eau dist., 5 gr.
> (*Us. ext*).

Collyre : à employer par le médecin seul.

Dans les cas de ce genre on évitera les cautérisations ; on fera en revanche des applications de compresses trempées de :

> *Pr.*   Acétate de plomb basique soluble, 1 gr.
> Eau dist., 100 gr.
> (*Us. ext.*).

Matin et soir faire pendant une demi-heure des applications. Il faut pendant le traitement changer souvent les compresses, pour obtenir une action rafraîchissante.

b) *Forme chronique.* Si le cas est léger et que la sécrétion ne soit que peu augmentée, avec absence d'hyperthrophie :

> *Pr.*   Sulfate de zinc, cinquante centigr.
> Eau dist., 50 gr.
> (*Us. ext.*)

Collyre.

Instiller le matin quelques gouttes dans le cul-de-sac conjonctival. Il ne faut pas oublier de s'assurer s'il n'y a pas d'hypermétropie, ou si une blépharite légère n'est pas la cause occasionnelle.

Si la conjonctive est déjà hypertrophiée, cautérisations avec la solution de nitrate.

Si le catarrhe est limité à un seul œil et invétéré, qu'il y ait en même temps blépharite, il faudra toujours soupçonner une blennorrhée du sac lacrymal.

En cas de catarrhe sec, appliquer sur le rebord des paupières l'onguent suivant :

> *Pr.*   Vaseline pure, 5 gr.
> Eau de laurier-cerise, V gouttes.
> (*Us. ext.*)

Ou encore insufflation avec :

> *Pr.*   Iodoforme porphyrisé, 5 gr.
> Coumarine, dix centigr.
> (*Us. ext.*)

Conjonctivite blennorrhagique.

Si un seul œil est atteint, garantir l'œil sain au moyen
d'un pansement au collodion ou au sparadrap ; si la peau est
trop sensible, que le pansement soit mal supporté, ou que l'œil
semble déjà être pris à son tour, recouvrir l'œil avec une
compresse graissée avec de l'axonge pure, et application d'un
bandage compressif bien assujetti.

Dès qu'il y a accumulation de sécrétion, lavages réguliers
du cul-de-sac conjonctival, nuit et jour, avec une solution à
1 % de permanganate de potasse. Badigeonnages une ou deux
fois de suite, de la conjonctive, avec une solution de nitrate
d'argent (1 à 2 %) : même, dans les cas où la conjonctive
présente des dépôts fibrineux, on utilisera ces badigeonnages.

Après la cautérisation, on fera faire pendant 1 1/2 à 2 heures
des applications de compresses à l'eau glacée.

Si l'infiltration est considérable, les parties atteintes dures au toucher, on n'ordonnera que des compresses à l'eau
glacée, de l'atropine, ou bien on appliquera six à huit sangsues sur la région temporale.

Les médecins et infirmiers garantiront leurs yeux au moyen
de lunettes.

Si on note la présence d'ulcérations avec prolapsus de l'iris,
on applique, une heure après le badigeonnage, un bandage
qu'on renouvellera fréquemment.

Il ne faut jamais négliger de soigner l'alimentation, et
veiller à la régularité des selles.

Conjonctivite diphtéritique.

S'il y a beaucoup d'infiltration des paupières, compresses
à l'eau glacée, plus tard cautérisations avec la solution de nitrate d'argent.

Hémorragie de la conjonctive.

L'hémorragie disparaît en général d'elle-même.

On peut cependant appliquer des compresses, surtout si
on les humecte d'alcool dilué.

Traumatismes de la conjonctive.

Enlever le corps étranger.

En cas de brûlures produites par des parcelles de mortier, bien essuyer le cul-de-sac, avec un morceau de linge *bien sec*. Instillation d'une solution concentrée de sucre : atropine ; bandage.

On ne peut modifier la tendance au symblépharon.

En cas de cautérisations légères avec des acides faibles : nettoyage du cul-de-sac conjonctival, instillations d'atropine, puis instillations d'huile et pansement. Si l'irritation est considérable, compresses à l'eau glacée pendant quelques heures. En cas de brûlures par le sublimé : compresses à l'eau glacée continuellement appliquées.

Granulations.

Cette affection se montre après des opérations ou à la suite de perforation d'un chalazion spontané, s'étant vidé dans le cul-de-sac.

Il faudra instiller fréquemment quelques gouttes de laudanum.

Trachomes.

Au début de l'affection, cautérisations avec la solution de nitrate d'argent à 2 %.

Plus tard, quand la sécrétion diminue : sulfate de cuivre en substance.

Il ne faudra *jamais employer* le sulfate de cuivre en cas d'ulcérations de la cornée.

En cas d'argyrisme de la conjonctive, il ne faudra cautériser avec le nitrate que s'il y a urgence extrême : dans les autres cas, recourir au crayon de sulfate de cuivre. Si l'irritation de la cornée va jusqu'à l'ulcération, on laisse de côté le traitement de conjonctive, on instille de l'atropine et on applique un bandage.

Si le processus ulcératif de la cornée continue sa marche malgré cela, on pourra cautériser la conjonctive avec une solution de nitrate à 1 % : une heure après, instillation d'atropine et bandage.

Le pannus ou la kératite superficielle n'exigent pas de traitement spécial.

Les opacités anciennes seront seules traitées (voir *Opacités*).

En cas de trachome cicatriciel sans granulations :

Employer le sulfate de cuivre, mais dans la règle on n'aura guère de bons résultats, et l'on fera bien alors de ramollir les tissus par des cataplasmes : au bout de quelques jours, cautérisation légère de la conjonctive.

En cas de xérophtalmie de la conjonctive et de la cornée, s'il existe en outre des anciens trachomes cicatriciels et de la photophobie :

> *Pr.* Iodoforme, 1 gr.
>   Acide oléique, 20 gr.
>   Vaseline pure, 9 gr. 50.
>   (*Us. ext.*)

Tous les jours, frictionner l'intérieur du cul-de-sac conjonctival avec gros comme un pois de la pommade.

L'emploi de l'infusion de jequiriti n'a pas donné de bons résultats au professeur von Stellwag ; le succès a été plus marqué en inoculant du pus d'ophtalmie purulente, pris sur un nouveau-né, à des malades atteints de trachomes anciens avec opacités cornéennes étendues. En tous cas, il faudra ne pas laisser ignorer aux personnes qui entourent les malades atteints de trachome que l'affection est contagieuse.

Herpès de la conjonctive et de la cornée.

Instillations d'atropine, bandage.

Éloigner toute influence nocive et régulariser l'alimentation. Si les enfants sont faibles, vin de Malaga, ablutions froides, bains de mer s'il y a lieu. Traiter l'eczéma palpébral et la blépharite (voir plus haut).

Si l'on constate en même temps la présence de pediculi capitis :

> *Pr.*   Pétrole,
>   Huile d'olive, parties égales.
>   (*Us. ext.*)

Pour faire une onction prudente du cuir chevelu.

Ulcères de la cornée.

Instillations d'atropine, bandage. En cas d'ulcère périphérique, avec menace de perforation, ou bien si la perforation existe déjà, ésérine, bandage, repos au lit.

En cas d'ulcère profond, toujours laisser le malade au lit.

Dans les cas d'ulcères de la zone moyenne, il est préférable d'instiller en tous cas de l'atropine, pour éloigner le sphincter de la région ulcérée.

En cas d'ulcère infectieux, il faut avant tout tenir compte de l'origine de l'infection. S'il y a dacryocystite purulente, il faut traiter cette dernière par le cathétérisme et l'insufflation d'iodoforme dans l'angle interne de l'œil.

Si l'on constate d'autre part l'existence d'inflammations de la conjonctive, de trachome par exemple, on cautérise la conjonctive avec une solution de nitrate à 1 %, puis on instille une heure après de l'atropine et on applique un bandage. Ce dernier est contre-indiqué s'il y a sécrétion abondante ; on fera dans ce cas des lavages fréquents avec la solution de permanganate de potasse ou d'acide borique à 2 ou 3 %.

S'il n'y a pas trace d'infection, on détergera souvent le cul-de-sac conjonctival avec les liquides ci-dessus et on insufflera de l'iodoforme.

Si l'ulcère progresse rapidement, appliquer le fer rouge ou faire la paracentèse de la cornée.

Si l'ulcère guérit mal et que l'œil soit très douloureux : compresses à l'eau chaude.

S'il y a ulcération suite de xérophtalmie de la cornée :

Appliquer un petit linge huilé ; essayer s'il y a lieu de fermer la fente palpébrale avec du sparadrap, en appliquant les deux paupières l'une contre l'autre.

Kératite interstitielle.

Atropine, bandage : ce dernier sera ôté, s'il y a danger d'aplatissement de la cornée.

Cataplasmes, massage en cas de diminution de l'irritation. En cas de syphilis congénitale, traitement spécifique, bains de sublimé, eau iodée de Hall.

Aux enfants faibles et dont la nutrition se fait mal, on appliquera le traitement de l'herpès de la conjonctive et de la cornée (voir plus haut). Il en est de même s'il reste des opacités dans la cornée : on les traitera selon la méthode ordinaire. — Dans les cas désespérés, où l'on a à craindre l'atrophie du bulbe, l'œil peut être sauvé par une iridectomie faite à propos.

a) *Opacités superficielles cornéennes.* Saupoudrer à la surface avec :

> *Pr.* Calomel. 5 gr.
> (*Us. ext.*)

On prend un petit pinceau et on saupoudre, avec un léger nuage de cette poudre, la cornée malade.

On peut aussi faire une onction dans le cul-de-sac conjonctival avec la pommade au précipité jaune (cinq à dix centigr. pour 10 gr. de vaseline).

· b) *Opacités profondes.* Si l'on espère obtenir quelque résultat, massage avec ou sans pommade au précipité jaune. — 2 à 3 cataplasmes par jour pendant une demi-heure. Quelquefois, cette médication devra être appliquée avec plus de persévérance encore.

Staphylome.

S'il est la suite d'un pannus ou d'une kératite superficielle, bandage compressif ; s'il y a augmentation de pression à l'intérieur du globe oculaire : éserine ou pilocarpine.

Épisclérite.

a) Bonnet d'ouate sur la tête; température égale de la chambre, atropine.

> *Pr.* Salicylate de soude, 5 gr.
> Eau, 200 gr.
> Sirop de framboises, 25 gr.

A prendre dans la journée.

> *Pr.* Salicylate de soude, 2 gr.

Prendre une poudre, et une demi-heure plus tard une tasse d'infusion chaude de tilleul, ce qui provoquera une diaphorèse énergique.

Dans les cas rebelles, on ordonnera le massage fait au moyen de la pommade au précipité jaune (au cinquantième).

b) Spécifiques : traitement de l'affection primaire et instillations d'atropine.

Hémorragies de la chambre antérieure.

Injections sous-cutanées de pilocarpine ou diaphorèse obtenue par le salicylate de soude (voir ci-dessus). Cataplasmes.

Mydriase.

Tenir compte de l'affection fondamentale (syphilis, rhumatisme). Dans ce dernier cas, diaphorèse comme ci-dessus. Instillations journalières de :

> *Pr.* Sulfate ou salicylate d'ésérine, cinq centigr.
> Eau dist., 5 gr.
> (*Us. ext.*)

Collyre.

> *Pr.* Chlorhydrate de pilocarpine, cinq centigr.
> Eau dist., 5 gr.
> (*Us. ext.*)

Collyre.

Iridocyclite.

Atropine localement. Craindre chez les malades âgés avec sclérotique rigide, le développement d'un glaucome. Le ma

lade évitera la lumière vive (bandage ou lunettes protectrices), restera dans une chambre légèrement assombrie, présentant une température constante, et se gardera de fatiguer
l'organe visuel.

En cas de douleurs violentes :

> *Pr.* Onguent napolitain, 5 gr.
> Extrait de belladone, cinquante centigr.
> Extrait thébaïque, dix centigr.
> (*Us. ext.*)

Enduire le front avec gros comme un pois de cette pommade.

On donnera aussi de la morphine à l'intérieur ou en injections hypodermiques. ·

Dans les cas où une suppuration profuse n'est pas à craindre : cataplasmes.

Ne jamais négliger l'étiologie.

1º Forme rhumatismale : Diaphorèse avec le salicylate de
soude (voir plus haut), ou encore injections sous-cutanées de
pilocarpine. Tenir le corps au chaud. Repos à la chambre,
et s'il y a lieu au lit.

2º Forme spécifique : Frictions d'onguent napolitain, comme
dans la choroïdite ou, dans certains cas, injections sous-cutanées de peptones mercuriques solubles, selon Bamberger.
Iodure de potassium.

3º Forme blennorrhagique : Iodure de potassium 1 à 2 gr.
par jour ; bains chauds. Envoi du malade à des thermes indifférents, et à Hall comme complément de la cure.

4º Forme traumatique : Extraire le corps étranger. Si on
a affaire à une forme violente sans cause connue, et s'il y a
danger à pratiquer l'expectation, frictions d'onguent napolitain.

Choroïdite, rétinite, névrite.

Tenir compte de l'étiologie.

Garantir l'œil contre la lumière, garder au besoin le malade dans l'obscurité ; veiller à la régularité des selles.

Même s'il n'y a pas trace de syphilis, faire en présence de ces affections inflammatoires du fond de l'œil des frictions d'onguent napolitain. Voici le mode d'application :

> *Pr.*   Onguent napolitain, 10 gr.
> (*Us. ext.*)

Divisez en cinq paquets.

Le malade procède lui-même aux frictions, et chaque jour il emploiera 2 gr., pendant quatre jours de suite, tantôt aux extrémités supérieures, tantôt aux inférieures.

Au bout de quatre frictions, le malade prend un bain chaud et on continue ensuite la cure.

Il est fort important de surveiller la cavité buccale pendant le traitement. On prescrira des gargarismes astringents, des eaux dentifrices, du chlorate de potasse, ou encore :

> *Pr.*   Teinture de ratanhia ;
> Teinture de cachou, parties égales.

On dissout ce mélange dans de l'eau pour nettoyer les gencives ; la meilleure poudre dentifrice est la poudre blanche (*voir* Neumann).

Inflammation de la membrane de Tenon.

Repos au lit, bandage, diaphorèse au salicylate de soude (voir *Épisclérite*).

Phlegmon de l'œil.

Cataplasmes pour accélérer la production du pus ; s'il y a lieu, section de la sclérotique.

Glaucome.

En cas de glaucome aigu :

Instillations de solutions d'ésérine et de pilocarpine ; ce procédé n'agit que temporairement.

L'iridectomie est le seul procédé recommandable.

En cas d'excavation pathologique du nerf optique, si la pression intra-oculaire n'a pas augmenté, l'iridectomie ne donnera pas de résultats. Dans cette dernière affection on ne peut utiliser que les instillations d'ésérine ou de pilocarpine.

Opacités du corps vitré et hémorragies du corps vitré.

Injections sous-cutanées de pilocarpine, frictions d'onguent napolitain, diaphorèse au moyen du salicylate de soude.

Amblyopie.

a) Sans cause connue : Repos de l'organe. Injections sous-cutanées de strychnine dans la région temporale.

> *Pr.* Nitrate de strychnine, dix centigr.
> Eau dist., 10 gr.
> (*Us. ext.*)

On injectera tous les trois jours 1/2 à 1 seringue de Pravaz dans la région temporale.

b) Par abus de l'alcool ou du tabac : s'abstenir complètement de ces deux poisons; repos de l'œil; strychnine (voir ci-dessus).

> *Pr.* Iodure de potassium, 5 gr.
> Eau dist., 200 gr.

Prendre une cuiller à soupe matin et soir.

c) Dans d'autres cas, s'inspirer de l'étiologie.

Paralysie des muscles de l'œil.

Tenir compte de l'étiologie : rhumatisme, syphilis, etc. Électricité.

TRAITEMENT DES MALADIES

LES PLUS COMMUNES DE L'APPAREIL

GÉNITO-URINAIRE, PRÉCONISÉ

PAR

le Professeur Dr Robert Ultzmann.

———

Blennorrhagie aiguë.

Très peu marcher. Régime lacté, manger peu de viande.
S'abstenir de spiritueux, de toute espèce de boissons gazeuses, d'épices et de café fort. Porter un suspensoir. Dans les
premiers temps, quand l'inflammation est violente, on applique des compresses d'eau froide sur le pénis et on fait des
injections d'eau froide ou des injections avec de l'acide phénique en solution au millième.

Quand les phénomènes inflammatoires ont diminué, ou que
l'urèthre devient moins sensible, on pourra injecter des solutions légèrement astringentes :

Pr.   Alun, trente centigr.
     Sulfate de zinc, trente centigr.
     Acide phénique, trente centigr.
     Eau dist., 200 gr.
       (*Us. ext.*)

Pour injections.

Ou encore :

> *Pr.*   Permanganate de potasse, deux centigr.
> Eau dist., 200 gr.
> (*Us. ext.*)

On injectera 3 à 6 fois cette solution ; le patient devra auparavant uriner pour évacuer le pus contenu dans le canal.

Plus tard, on augmente le titre de la substance active des injections, en faisant ces injections deux ou trois fois plus fortes : on continue ainsi jusqu'à la fin du processus blennorrhagique.

Gonorrhée chronique antérieure.

Cathétérisme avec des sondes légèrement coniques, lourdes, métalliques. On commence par les calibres faibles et on augmente peu à peu, en suivant la filière Charrière ; tous les jours ou tous les deux jours, on passe à un numéro plus fort, et on laisse l'instrument quelques instants en place.

On monte ainsi jusqu'aux numéros 27, 28, 29 et 30. Dans la plupart des cas, cette médication suffit, mais quelquefois on devra recourir à un traitement médicamenteux local.

Les médicaments servant aux injections peuvent être liquides, mous mais solides, et tout à fait solides.

Les médicaments liquides seront dilués ou concentrés. Dans le premier cas, on fait une injection en masse, c'est l'*injection profonde* ou irrigation de l'urèthre antérieur. On procède ainsi : le malade étant debout, on introduit jusqu'à la région bulbaire un cathéter coudé de Mercier (n° 14 filière Charrière). Puis on injecte lentement le médicament, qui traverse les yeux du cathéter, pour déterger le bulbe, et finit par ressortir le long de la sonde. Le bulbe, siège de prédilection de la gonorrhée, est ainsi directement modifié.

> *Pr.*   Alun, 1 à 2 gr.
> Sulfate de zinc, 1 à 2 gr.
> Acide phénique, 1 à 2 gr.
> Eau dist., 400 gr.
> (*Us. ext.*)

Pr. Permanganate de potasse, vingt à cinquante centigr.
Sulfate de zinc, 1 à 2 gr.
Eau dist., 400 gr.
(*Us. ext.*)

L'irrigation se fera une fois par jour.

N. B. — Enduire les instruments de *glycérine* et non pas d'huile.

Dans la forme concentrée, on peut employer les médicaments de trois manières :

1º Méthode du pinceau, avec l'appareil d'Ultzmann, en solution :

Pr. Nitrate d'argent, 1 gr.
Eau dist., 30 gr.
(*Us. ext.*)

Pr. Nitrate d'argent, 1 gr.
Eau dist., 20 gr.
(*Us. ext.*)

Le badigeonnage peut être pratiqué tous les deux jours.

2º Médicaments demi-solides.

Pr. Alun, 1 gr.
Beurre de cacao, q. s.

Pour faire cinq suppositoires uréthraux (longs ou courts).

Pr. Tanin pur, trente à cinquante centigr.
Beurre de cacao, q. s.

Pour faire cinq suppositoires uréthraux.

Pr. Sulfate de zinc, quinze à trente centigr.
Beurre de cacao, q. s. pour faire cinq suppositoires uréthraux.

Un suppositoire par jour.

3º Sous forme pulvérulente, les médicaments seront insufflés dans l'urèthre.

Uréthrite postérieure. Catarrhe chronique du col de la vessie.

On dépose le topique dans la portion prostatique au moyen d'instruments spéciaux : il arrive aussi que les médicaments ne devront que traverser cette portion.

Les solutions diluées passeront par le cathéter de Mercier ou le cathéter plus court d'Ultzmann. Les fenêtres de l'instrument arriveront à la hauteur de la portion protastique, car on doit s'ingénier à traiter cette partie et non la vessie.

> *Pr.* Acide phénique, 1 gr.
> Eau dist., 500 gr.
> (*Us. ext.*)

> *Pr.* Alun, cinquante centigr. à 1 gr.
> Sulfate de zinc, cinquante centigr. à 1 gr.
> Acide phénique, cinquante centigr. à 1 gr.
> Eau dist., 500 gr.
> (*Us. ext.*)

> *Pr.* Nitrate d'argent, vingt centigr. à 1 gr.
> Eau dist., 500 gr.

Ces solutions, chauffées à 26-27° cent., seront injectées dans la partie malade.

Les solutions concentrées seront utilisées au moyen de l'injecteur uréthral d'Ultzmann ; deux à cinq gouttes d'une solution de nitrate d'argent à 5 % seront déposées dans la portion prostatique.

Ces cautérisations seront faites tous les 2 jours.

Les suppositoires, placés au moyen du porte-remède de Dittel, seront employés avec succès dans l'uréthrite postérieure.

> *Pr.* Tanin pur, cinquante centigr.
> Beurre de cacao, q. s.

Pour faire cinq suppositoires uréthraux courts.

> *Pr.* Nitrate d'argent, dix centigr.
> Beurre de cacao, q. s. (comme ci-dessus).

Ces derniers suppositoires sont douloureux.

Au commencement, on n'introduit qu'un demi-suppositoire.
Dans les catarrhes du col de la vessie on pourra introduire des
suppositoires iodoformés dans la portion prostatique.

> *Pr.* Iodoforme, pur.
> Beurre de cacao, q. s.

Pour faire six suppositoires uréthraux courts.

La portion prostatique peut aussi être cautérisée avec le
nitrate d'argent en substance, si l'on s'aide de l'endoscope.

Cystite aiguë.

Repos au lit ou sur une chaise longue ; en cas de fièvre,
quinine, en cas de fortes douleurs, cataplasmes : en cas de ténesme, narcotiques (la morphine surtout donnera des résultats).

> *Pr.* Lupulin pur, 1 gr.
> Chlorhydrate de morphine, cinq centigr.
> Sucre blanc, 3 gr.

Mêlez et divisez en VIII poudres : trois à cinq par jour.

> *Pr.* Chlorhydrate de morphine, dix centigr.
> Beurre de cacao, 12 gr.

Mêlez et faites six suppositoires : 2 à 3 par jour.

> *Pr.* Extrait aqueux d'aloès, soixante centigr.
> Chlorhydrate de morphine, cinq centigr.
> Sucre blanc, 2 gr.

Mêlez et divisez en VIII poudres : 2 poudres par jour.

Bains de siège chauds deux ou trois fois par jour, lavements mucilagineux avec 10 à 15 gouttes de teinture thébaïque. En cas de rétention d'urine on se servira avec grande
prudence d'une sonde *molle* de caoutchouc vulcanisé ;
après le cathétérisme, injection tiède d'une solution d'acide
phénique au millième.

Cystite chronique.

Le traitement de cette affection sera toujours local.
Lavages de la vessie avec un cathéter mou de caoutchouc

vulcanisé, ou un cathéter coudé. Les solutions médicamenteuses seront utilisées tièdes.

> *Pr.* Acide phénique, cristallisé, 1 gr.
> Eau dist., 200 gr.
> (*Us. ext.*)

A mélanger avec parties égales d'eau tiède pour une injection.

> *Pr.* Acide borique, 15 gr.
> Glycérine, 30 gr.
> Eau dist., 300 gr.
> (*Us. ext.*)

Comme ci-dessus.

Pr. Permanganate de potasse, dix à trente centigr.
Eau dist., 100 gr.
> (*Us. ext.*)

> *Pr.* Alun, 1 à 5 %.
> (*Us. ext.*)

Pr. Sulfate de zinc, trente centigr. à 2 gr.
Eau dist., 100 gr.
> (*Us. ext.*)

> *Pr.* Nitrate d'argent, 1 gr.
> Eau dist., 500 gr.
> (*Us. ext.*)

Comme ci-dessus.

> *Pr.* Sublimé corrosif, vingt centigr.
> Chlorure de sodium, vingt centigr.
> Eau dist., 500 gr.
> (*Us. ext.*)

Ce mélange avec parties égales d'eau pour injection.

En cas de catarrhe putride, pour faire disparaître la mauvaise odeur :

> *Pr.* Nitrite d'amyle, cinq gouttes.
> Eau dist., 150 gr.

Une cuiller à soupe pour une injection.

Ou encore :

> *Pr.*   Résorcine, 3 à 5 gr.
> Eau dist., 100 gr.
> (*Us. ext.*)

Pour obtenir une dissolution des dépôts phosphatiques dans la vessie :

> *Pr.*   Acide chlorhydrique concentré, dix centigr.
> Eau dist., 100 gr.
> (*Us. ext.*)

Plus tard, on enverra le malade à Carlsbad, Marienbad ou Wildungen ou dans un des thermes indifférents suivants : Gastein, Römerbad, Teplitz ; en cas de catarrhe chez un tuberculeux : Roznau, Gleichenberg, Reichenhall. Dans ce dernier cas, s'abstenir de traitements locaux.

Pyélite.

1° Pyélite aiguë : repos au lit ; en cas de fièvre, quinine avec morphine. Lait, lait d'amandes, eau pure.

2° Pyélite chronique : régime lacté, bains complets tièdes.

> *Pr.*   Tanin pur, 1 gr.
> Sucre blanc, 2 gr.

Mêlez et divisez en VI poudres : 3 poudres par jour.

> *Pr.*   Tannate de quinine, 1 gr.
> Sucre blanc, 2 gr.

Mêlez et divisez en VI poudres. Comme ci-dessus.

> *Pr.*   Petit-lait clarifié, 500 gr.
> Alun pulvérisé, 3 gr.

A prendre dans une journée.

> *Pr.*   Eau de chaux, 100 gr.

Une à deux cuillers à soupe pour un verre de lait.

> *Pr.*   Essence de santal, vingt-cinq centigr.

Pour mettre dans une capsule de gélatine. Faire capsules semblables n° cinquante.

3 fois par jour, 3 capsules.

Pr. Essence de térébenthine rectifiée, huit gouttes.

A mettre dans une capsule de gélatine : faire capsules semblables n° trente : 3 par jour.

Pyélite calculeuse.

S'il y a excès d'acide urique, oxalurie, donner des alcalis ou des eaux minérales alcalines.

> *Pr.* Phosphate de soude, 30 gr.
> Bicarbonate de soude, 60 gr.
> Carbonate de lithine, 10 gr.

3 fois par jour une cuiller à café dans un demi-litre d'eau.

Saison à Carlsbad ou Vichy.

En cas de pyélite tuberculeuse, prendre les mêmes mesures qu'en cas de tuberculose pulmonaire.

Gleichenberg, Meran, Italie du nord : alimentation appropriée et traitement médicamenteux.

Hématurie.

1° Repos absolu.

2° Application de réfrigérants, sous forme de linges mouillés, sur la région rénale, ou bien sur le bas-ventre ou le périnée ; on se guidera d'après le siège de l'hémorragie.

> *Pr.* Ergotine, 1 gr.
> Poudre de gomme, 2 gr.

Mêlez et divisez en VI poudres : une poudre toutes les 3 heures.

> *Pr.* Dragées d'ergotine de Bonjean.

10 dragées par jour : chaque dragée contient vingt centigrammes d'ergotine.

Les injections hypodermiques sont aussi recommandables.

> *Pr.* Ergotine, 3 gr.
> Glycérine, 7 gr. 50.
> Eau dist., 7 gr. 50.

Trois fois par jour une demi-seringue de Pravaz.]

Pr. Ergotine d'Yvon.

4 fois par jour une demi-seringue.

Pr. Ergotine dialysée de Bombelon.

Avec parties égales d'eau distillée.

Une demi à une seringue entière plusieurs fois par jour.

Pr. Alun, 3 gr.
Sucre blanc, 3 gr.

Mêlez et divisez en VI poudres : toutes les heures une poudre.

Pr. Perchlorure de fer liquide, 3 gr.
Eau de cannelle, 100 gr.

Toutes les heures une cuiller à soupe.

Si les hémorragies vésicales sont de longue durée, injections à l'eau froide.

Pr. Nitrate d'argent, dix centigr.
Eau dist., 200 gr.

Une injection par jour.

Pr. Perchlorure de fer liquide, 5 gr.
Eau dist., 200 gr.

Comme ci-dessus.

En cas d'hémorragies de l'urèthre, compresses d'eau roide, injections astringentes et compression du pénis, qu'on fixe sur un cathéter anglais au moyen de bandes de sparadrap.

Impotence.

En cas d'impotence organique, tâcher de rétablir un état normal des organes.

En cas d'impotence psychique, traitement moral, puis quinine, fer, hydrothérapie à l'eau froide, etc. Traitement local par le cathétérisme n⁰ˢ 20 à 30 de la filière Charrière pendant 5 à 10 minutes.

2° Le psychrophore, avec de l'eau à 14° ou 16°, donne de

bons résultats ; de l'eau plus chaude serait peut-être plus efficace encore.

3º Traitement de la portion prostatique avec des astringents sous forme de suppositoires :

> *Pr.* Tanin pur, cinquante centigr.
> Beurre de cacao, q. s.

Pour faire cinq suppositoires longs de deux centimètres.

On introduit d'abord un demi-suppositoire avec le porte-remède de Dittel.

On peut aussi instiller une solution à 5 % de nitrate d'argent au moyen de l'injecteur d'Ultzmann.

Dans les formes paralytiques d'impotence, on n'obtient guère de succès ; les méthodes utilisées sont les mêmes.

Hydrothérapie froide, électricité.

Faradisation du muscle bulbo-caverneux.

Pollutions et spermatorrhée.

Électrothérapie : courant constant.

En cas d'hyperesthésie de l'urèthre, traitement au cathéter ou au psychrophore.

Si la sensibilité de l'urèthre est émoussée, on cautérisera la portion prostatique (suppositoires de tanin ou de nitrate d'argent, appliqués au moyen du porte-remède).

En cas de prostatorrhée, même traitement.

Spasme vésical.

Voyages d'agrément, traitement hydrothérapique à l'eau froide, etc., Gastein, Teplitz, etc.

> *Pr.* Bromure de potassium, 20 gr.

Divisez en dix paquets : 2 par jour dans de l'eau.

> Quinine, arsenic, fer.

Le ténesme sera calmé par les suppositoires morphinés.

Si l'affection provient d'onanisme ou d'excès vénériens, ou qu'elle soit la suite d'une gonorrhée, on s'adressera à un traitement local. Cathétérisme, irrigation de l'urèthre postérieur avec des solutions astringentes.

Spasme du sphincter de la vessie.

Cathétérisme ; en cas d'érosions ou de fissures du col, instillations avec l'appareil d'Ultzmann ou le porte-remède de Dittel.

Parésie de la vessie.

Quinine, ergotine ou strychnine.

> *Pr.* Chlorhydrate de quinine, 1 gr.
> Sucre blanc, 2 gr.

Mélez et divisez en VI poudres : 3 par jour.

> *Pr.* Sulfate de strychnine, deux centigr.
> Sucre blanc, 3 gr.

Mêlez et divisez en VI poudres : tous les jours 1 à 2 poudres.

Traitement hypodermique :

> *Pr.* Nitrate de strychnine, cinq centigr.
> Eau dist., 10 gr.

Une demi à une seringue par jour.

Traitement électrique : un pôle, de la forme d'un cathéter, est introduit dans la vessie, l'autre appliqué sur la colonne vertébrale lombaire, ou introduit dans le rectum.

Ce dernier traitement n'est applicable que chez les malades déjà habitués au cathétérisme.

Le meilleur mode de traitement est un cathétérisme régulier évacuateur, au moyen de la sonde molle de Nélaton.

La vessie sera vidée peu à peu, le malade restera au lit au début du traitement.

La vessie vide, on injecte une solution d'acide phénique à 1/4 ou 1/2 %.

Si le malade, après l'emploi prolongé du cathéter, n'arrive

plus à uriner spontanément, il faudra vider la vessie trois fois par jour, et même plus souvent si c'est nécessaire : après l'évacuation de l'urine, lavage vésical.

Incontinence nocturne d'urine.

Le traitement local est le plus efficace : on s'adressera à l'électricité, dans le but de fortifier le sphincter.

Un rhéophore, gros comme un crayon, est introduit dans le rectum : l'autre pôle est appliqué sur le raphé périnéal chez le petit garçon, et dans un repli fessier chez la petite fille : pendant cinq minutes, on fait passer un courant faradique.

Le traitement durera 4 à 6 semaines.

Les névroses génito-urinaires, suites de gonorrhée, seront traitées par les méthodes ordinaires, les bromures, etc., le traitement local dépend de la lésion observée.

Phosphaturie.

Bromures, acides.

Pr. Bromure de potassium, 20 gr.

Divisez en dix paquets : 1 à 2 paquets par jour dans un demi-verre d'eau sucrée.

Pr. Bromure de potassium, 10 gr.
Salicylate de soude, 5 gr.

Divisez en dix doses. Voir ci-dessus.

Pr. Acide chlorhydrique dilué, 15 gr.

Quinze gouttes trois fois par jour dans de l'eau.

CLINIQUE

DU

Professeur Widerhofer.

AFFECTIONS DE L'APPAREIL DIGESTIF.

La première règle à observer si l'on veut voir un nourrisson se bien développer, est de l'élever au sein maternel. Si de bonnes raisons s'opposent à la réalisation de ce desideratum, on choisira pour l'enfant une nourrice ayant accouché depuis 6 à 8 semaines environ et dont les glandes mammaires donnent un lait abondant : les mamelons devront être forts, faciles à saisir et insensibles. On peut enfin recourir à l'allaitement artificiel. Parmi les innombrables succédanés du lait maternel, le lait d'une vache, nourrie au fourrage sec, ou celui de l'ânesse ou de la chèvre sont seuls à recommander. Le lait de vache sera étendu d'eau bouillie, ou de thé russe léger.

On mélangera 3 parties d'eau à une de lait dans le premier mois, deux parties d'eau à une de lait dans le troisième mois, et une partie d'eau à une de lait dans le sixième mois.

Toute autre addition, surtout celle de substances amylacées, devra être évitée, les organes digestifs n'étant pas, dans la première année, aptes à assimiler ces substances.

Dyspepsie.

L'enfant perd l'appétit, et présente des renvois, des vomissements, des coliques, des déjections diminuées ou augmentées, vert-jaunâtres, ressemblant à des œufs hachés, en général acides.

La cause de la dyspepsie peut provenir :

a) De l'enfant lui-même, par suite de modifications anatomiques subies par le tube digestif, ou d'anomalies de sécrétion (manque de pepsine).

b) De l'alimentation, qui se trouve modifiée comme quantité ou comme qualité.

Le traitement médicamenteux de la dyspepsie, suite d'anomalies dans la digestion, est fort simple. En cas d'excès d'acidité, donner des alcalins, en cas d'alcalinité des matières vomies, donner des acides; en cas d'apepsie (ce qu'on reconnaît à la quantité de caséine non digérée retrouvée dans les déjections), donner des préparations de pepsine.

> *Pr.*   Bicarbonate de soude, trente centigr.
> Eau dist., 80 gr.
> Sirop simple, 10 gr.

Une cuiller à café toutes les deux heures.

On pourra ajouter à la potion dix à vingt gouttes d'eau de laurier-cerise.

> *Pr.*   Acide chlorhydrique dilué, IV à VI gouttes.
> Eau dist., 80 gr.
> Sirop simple, 10 gr.

Toutes les deux heures une cuiller à café.

S'il y a beaucoup de selles, et des coliques violentes : ajouter une à deux gouttes de teinture thébaïque.

> *Pr.*   Pepsine allemande, 1 gr.
> Sucre de lait, 2 gr.

Mêlez et divisez en dix poudres : trois fois par jour une poudre, 5 minutes après, donner une cuiller à café de la potion chlorhydrique (voir ci-dessus).

Le professeur Widerhofer conseille surtout l'emploi de la pepsine anglaise, à prendre par pointes de couteau 3 fois par jour.

Si l'alimentation est la cause de la dyspepsie, il faut avant tout que le nourrisson ne prenne le sein que toutes les deux heures pendant le jour (toutes les trois heures pendant la nuit); il faut surtout éviter de donner le sein chaque fois que l'enfant crie, car le sein n'est pas un calmant. Il est souvent nécessaire de débarrasser le tube digestif des substances alimentaires qui l'irritent.

> *Pr.* Calomel, cinq centigr.
> Sucre blanc, 2 gr.

Mêlez et divisez en VI poudres : une poudre trois fois par jour.

En cas d'atonie de la muqueuse gastrique, en général à la suite de dyspepsie chronique, il faut donner souvent de petites quantités à la fois : 2 fois par jour, on donnera 10 à 15 gouttes de vin de Malaga ou de Tokay. Si l'enfant est plus âgé, café de glands doux ; si l'enfant est tout petit, donner du bon lait de vache ou de chèvre additionné d'eau. Potage de Liebig.

> *Pr.* Teinture de cascarille, XX gouttes.
> Eau dist., 70 gr.
> Sirop simple, 10 gr.

Une cuiller à café toutes les deux heures.

On peut y ajouter I à II gouttes de teinture thébaïque.

Si l'on observe de fortes coliques :

> *Pr.* Huile volatile de camomille (de fenouil),
>   I à II gouttes.
> Teinture de cascarille, X gouttes.
> Teinture de ratanhia, X gouttes.
> Eau dist., 70 gr.
> Sirop simple, 10 gr.

Une cuiller à café toutes les deux heures.

Entérite catarrhale.

Selles abondantes, aqueuses, d'abord brunâtres, puis vert-jaunâtres et en dernier lieu décolorées.

C'est une complication de la dyspepsie, et elle provient des mêmes causes. Prendre les mêmes mesures prophylactiques que celles indiquées plus haut.

> *Pr.* Teinture de ratanhia, XX gouttes.
> Teinture thébaïque, I à II. gouttes.
> Eau dist., 70 gr.
> Sirop simple, 10 gr.

Toutes les 2 heures, une cuiller à café.

Il faut être prudent dans l'administration de l'opium et compter une goutte par an d'âge.

> *Pr.* Nitrate d'argent, deux à quatre centigr.
> Eau dist., 70 gr.
> Sirop simple, 10 gr.
> Teinture thébaïque, I à IV gouttes.

Une cuiller à café toutes les deux heures.

> *Pr.* Décoction de bois de campêche, 1 à 5 gr. sur 70 gr.
> Sirop d'écorces d'oranges, 10 gr.

Une cuiller à café toutes les deux heures.

> *Pr.* Poudre de Dower, deux à cinq centigr.
> Sucre blanc, vingt-cinq centigr.

Pour une poudre : faire poudres semblables nᵒ X : 3 fois par jour une poudre.

> *Pr.* Sous-nitrate de bismuth, 1 gr. à 1 gr.,50.
> Teinture thébaïque, I à V gouttes.
> Sirop simple, 10 gr.

Une cuiller à café toutes les deux heures.

En cas d'entérite chronique.

> *Pr.* Décoction de Colombo, 25 gr. sur 70 gr.
> Salicylate de soude, vingt-cinq centigr. à 1 gr.
> Teinture thébaïque, I à V gouttes.
> Sirop simple, 1 gr.

> *Pr.* Paullinia sorbilis, 2 gr. 50.
> Sucre de lait, 2 gr. 50.

Mêlez et divisez en X poudres : 3 poudres par jour.

Pr. Poudre de Dower, quinze à vingt centigr.
Carbonate de fer saccharifié, quinze à vingt centigr.
Oléosaccharure d'acore, 2 gr.

Mêlez et divisez en VI poudres : une poudre 3 fois par jour.

Cette préparation est surtout indiquée dans les entérites chroniques d'enfants rachitiques.

Entérite.

L'affection siège dans les follicules du gros intestin, les selles sont muqueuses et sanguinolentes, le ténesme considérable et la fièvre marquée. Plus tard les selles contiennent des masses albuminoïdes translucides, des lambeaux de tissus épithéliaux; on contate en outre la présence de pus, de masses en forme de frai de grenouille, et l'odeur cadavérique de ces amas est très accentuée. Les enfants qui prennent de la bouillie sont surtout atteints : l'affection, reconnue et traitée à temps, est d'un pronostic bénin : si l'entérite devient chronique, le retour à la santé sera difficile à obtenir, et les enfants présentent alors l'aspect classique des athrepsiques.

L'hygiène sera la même que pour les malades susnommés. Les enfants sevrés doivent de suite reprendre le sein. Si ce procédé est impraticable, la soupe de Liebig donnera de fort beaux succès dans les deux formes, aiguë et chronique.

Voici le mode de préparation :

1er Mélange :

On prend 20 grammes de farine de froment et 200 grammes de bon lait de vache non écrémé et l'on chauffe en remuant sur un feu doux, sans permettre d'ébullition.

2e Mélange :

20 grammes de malt d'orge, 40 grammes d'eau distillée, et seize gouttes de carbonate de potasse liquide (carbonate de potasse, 1 partie, eau distillée, 2 parties [Pharm. autr.]), seront mélangés dans un vase. On laisse digérer à la température de

la chambre pendant une demi-heure. Puis on mélange les 2 solutions, on remue lentement, et quand le tout est bien liquide et homogène, on le met pendant un quart d'heure dans le bain-marie, on laisse bouillir et on passe.

Le mélange de carbonate de potasse et d'eau distillée se trouve tout préparé dans les grandes pharmacies. 20 grammes de farine de froment peuvent tenir dans une grande cuiller bien remplie, et le malt se trouve chez les pharmaciens et chez les brasseurs.

Il faut commencer par un purgatif évacuateur (huile de ricin ou poudre de rhubarbe, quarante à soixante centigrammes divisés en trois doses : une poudre toutes les 3 heures).

Pr. Tannate de quinine, 1 gr.
Poudre de Dower, dix centigr.
Sucre blanc, 2 gr.

Mêlez et divisez en X poudres : 3 à 4 fois par jour une poudre.

Pr. Poudre de guarana, 1 gr. 50.
Sucre de lait, 1 gr. 50.

Mêlez et divisez en VI poudres : trois fois par jour une poudre.

Pr. Sous-nitrate de bismuth, 1 gr. 50.
Eau dist., 70 gr.
Teinture thébaïque, II à IV gouttes.
Sirop simple, 10 gr.

Toutes les deux heures une cuiller à café.

Pr. Sous-nitrate de bismuth, 1 gr.
Extrait aqueux d'opium, quinze milligrammes.
Extrait de noix vomique, quinze milligr.
Bicarbonate de soude, 1 gr.
Sucre blanc, 1 gr.

Mêlez et divisez en X poudres : une poudre 3 fois par jour.

On se sert très régulièrement de clystères.

> *Pr.*   Décoction de guimauve, 100 gr.
>   Tanin pur, cinquante centigr.

Pour 2 lavements.

On peut y ajouter cinquante centigrammes à un gramme de salicylate de soude.

> *Pr.*   Nitrate d'argent cristallisé, dix centigr.
>   Décoction de guimauve, 100 gr.
>   (*Us. ext.*)

Pour deux lavements ; à employer, s'il y a de grandes douleurs, beaucoup de ténesme, si l'affection traîne en longueur et s'il y a du pus dans les selles. On ajoute parfois deux gouttes de teinture thébaïque pour les enfants dans la première année, et quatre à six gouttes pour les enfants plus âgés.

Choléra infantile.

Déjections considérables, profuses, décolorées. Vomissements fréquents, soif ardente, fièvre élevée, aplatissement des fontanelles, chevauchement des os du crâne, traits tirés, cyanose, faiblesse du pouls, abaissement de la température buccale.

Il faut avant tout exciter le petit malade en lui ingurgitant du thé russe chaud et fort, additionné de cognac, du café noir ou du champagne.

> *Pr.*   Ammoniaque anisée, 5 gr.
>   Éther acétique, 5 gr.

Tous les quarts d'heure 3 à 5 cinq gouttes.

En cas de danger pressant, injections sous-cutanées d'éther.

> *Pr.*   Éther sulfurique, 10 gr.
>   Camphre, 1 gr.

Pour injection : 1 à 2 seringues de Pravaz pleines.

Les bains sinapisés à 28°, de 5 minutes de durée, trois fois par jour, ont de bons effets ; l'enfant sorti du bain est frictionné avec des linges chauds et secs. Cette pratique est surtout utile dans les cas d'athrepsie commençante.

Traitement médicamenteux :

Si une dyspepsie ou un catarrhe simple de l'intestin dégénèrent en gastro-entérite aiguë :

> *Pr.*   Teinture de ratanhia, XX à XXX gouttes.
> Créosote, une goutte.
> Eau dist., 70 gr.
> Sirop simple, 10 gr.

Une cuiller à café toutes les deux heures.

> *Pr.*   Teinture de coto, I à V gouttes.
> Mucilage de gomme arabique, 70 gr.

Toutes les deux heures une cuiller à café.

Dans les cas où l'on peut reconnaître que l'intestin est envahi par des micro-organismes.

> *Pr.*   Benzoate de soude, 5 gr.
> Eau dist., 70 gr.
> Sirop simple, 20 gr.

Une cuiller à café toutes les deux heures.

> *Pr.*   Résorcine, dix à vingt centigr.
> Infusion de camomille, 70 gr.
> Teinture thébaïque, I à II gouttes.

Toutes les heures une cuiller à café.

Observer la plus grande prudence dans l'alimentation.

Chez le nourrisson on ne donnera que le sein ou de la mixture de Liebig diluée ou encore l'eau albumineuse de Demme : un blanc d'œuf pour une tasse d'eau bouillie salée. Si cette eau est aussi rejetée, on se contentera de donner jusqu'à la convalescence du thé russe avec du cognac.

Constipation.

Pour les nouveaux-nés :

Pr.   Mannite cristallisée, 5 à 10 gr.

Faire dissoudre dans eau dist., 50 à 100 gr.

Une cuiller à café toutes les 2 heures.

Si le nourrisson est atteint de constipation habituelle :

Pr.   Pain d'épices en poudre, 20 gr.

A prendre par pointes de couteau.

Si l'enfant est confié à une nourrice, la constipation provient souvent du fait que l'enfant de la nourrice est de 4 ou 5 mois plus âgé que celui qu'elle nourrit. Il faudra dans ce cas prendre une autre nourrice.

En cas de constipation habituelle on donnera plusieurs jours de suite :

Pr.   Poudre de racine de rhubarbe, 5 gr.
Carbonate de magnésie, 5 gr.
Oléosaccharure de fenouil, 5 gr.

Une pointe de couteau, 1 à 3 fois par jour.

Si l'enfant est plus âgé, on obtiendra rapidement un effet purgatif avec :

Pr.   Eau laxative de Vienne, 30 à 50 gr.
Eau de cerises, 15 gr.
Sirop de framboises, 15 gr.

A prendre en 2 ou 3 fois.

Chute du rectum.

Tenir compte de l'étiologie (diarrhée, constipation par suite d'alimentation défectueuse, ou par suite de coqueluche). Les pieds de l'enfant ne devront pas toucher le sol pendant la défécation pour éviter que l'enfant ne pousse trop violemment.

Il faut remettre le rectum en place et l'empêcher de ressortir, par un bandage au sparadrap. Les selles liquides de l'enfant passeront à travers le bandage, qu'on ne changera qu'une fois par jour. Clystères d'eau glacée : dans les cas rebelles, cautérisations du pourtour de l'anus, excision de replis muqueux hypertrophiques ou résection de l'intestin prolabé.

Un appareil dû au professeur Weinlechner, ayant la forme d'une poire, en étain, avec canal central pour laisser passer les matières, est fort recommandable dans les cas rebelles, si l'on veut éviter de faire une opération.

> *Pr.*   Guarana, vingt-cinq centigr.
> Sucre de lait, vingt-cinq centigr.

Mêlez et divisez en X doses : une dose 3 fois par jour.

> *Pr.*   Teinture de ratanhia, XX gouttes.
> Teinture d'opium, I à III gouttes.
> Eau dist., 70 gr.
> Sirop simple, 10 gr.

Une cuiller à café toutes les deux heures.

> *Pr.*   Poudre de racine de rhubarbe, 1 gr.
> Carbonate de magnésie, 1 gr.
> Sucre de lait, 1 gr.

3 fois par jour une pointe de couteau.

> *Pr.*   Eau laxative de Vienne, 30 à 50 gr.
> Eau de cerises, 15 gr.
> Sirop de framboises, 15 gr.

Toutes les deux heures une cuiller à café.

> *Pr.*   Ergotine de Bombellon, 10 gr.
> Eau, 5 gr.
> Glycérine, 5 gr.

Injecter tous les jours une seringue de Pravaz dans le pourtour du prolapsus.

> *Pr.*   Extrait de noix vomique, cinq centigr.
> Eau dist., 70 gr.
> Sirop d'écorces d'oranges, 10 gr.

Une cuiller à café trois fois par jour.

Pr. Nitrate de strychnine, un centigr.
Eau dist., 10 gr.

Injecter une seringue de Pravaz pleine de cette solution.

Fissure à l'anus.

Obtenir des selles molles par une alimentation appropriée et des laxatifs.

Cautérisation des fissures avec le crayon de nitrate d'argent.

Pr. Teinture de ratanhia, 5 gr.
Beurre de cacao, q. s.

Pour faire dix suppositoires : 2 par jour.

Péritonite chronique tuberculeuse.

Alimentation fortifiante et facile à digérer, séjour à la campagne, bains de sel iodé, huile de foie de morue, quinine, ferrugineux.

Pr. Sulfate de quinine, quinze à vingt-cinq centigr.

Pour une poudre : 2 poudres par jour.

Si une entérite catarrhale complique l'affection :

Pr. Tannate de quinine, quinze
à vingt-cinq centigr.

Pour une poudre ; 3 poudres par jour.

Pr. Tannate de quinine, 1 gr.
Poudre de Dower, cinq
à dix centigr.
Sucre blanc, 2 gr.

Mêlez et divisez en V poudres : une poudre 3 fois par jour.

Pr. Décoction d'écorce de quinquina
5 gr. sur 70 gr.
Teinture de Bestucheff, XV gouttes.
Sirop d'écorces d'oranges, 10 gr.

Toutes les deux heures une cuiller à café.

Pr. Mixture d'huile de foie de morue (1)
10 gr. sur 100 gr.
Sucre blanc, 10 gr.

Toutes les deux heures une cuiller à café.

Pr. Sulfate de quinine, cinq centigr.
Carbonate de fer saccharifié, trois centigr.
Poudre d'acore, vingt-cinq centigr.

Mêlez et faites une poudre : faire poudres pareilles n° dix :
3 par jour.

Pr. Teinture amère, 15 gr.
Teinture de malate de fer, 15 gr.

Dix gouttes, 3 fois par jour.

Ictère catarrhal.

Régime approprié, bains chauds, irrigations avec une
forte pression, purgatifs légers (Carlsbad, Mühlbrunnen), 1
à 2 verres par jour.

Pr. Poudre de racine de rhubarbe, 1 gr.

Divisez en quatre poudres : 2 par jour.

Pr. Poudre de racine de rhubarbe, 3 gr.
Bicarbonate de soude, 3 gr.
Oléosaccharure d'acore, 3 gr.

3 fois par jour une pointe de couteau.

Hémorragies gastro-intestinales du nouveau-né.

Repos absolu, enveloppements froids, s'il y a lieu vessie
de glace sur l'abdomen, enveloppements de flanelle autour
des extrémités. Quand l'enfant n'est pas au sein, donner
par cuillers à café du lait glacé.

Pr. Perchlorure de fer liquide, 1 gr.
Eau dist., 70 gr.
Sirop de cannelle, 10 gr.

Toutes les deux heures une cuiller à café.

(1) Voir page 346.

Pr.   Extrait aqueux de seigle ergoté, 1 gr. 50.
        Eau dist., 70 gr.
        Sirop simple, 10 gr.

Toutes les deux heures une cuiller à café.

Pr.   Ergotine de Bombellon, X à XV gouttes.
        Eau dist., 70 gr.
        Sirop d'écorces d'oranges, 10 gr.

Toutes les deux heures une cuiller à café.

> *Pr.*   Ergotine de Bombellon, 5 gr.
>   Eau dist., 5 gr.

Injecter une seringue de Pravaz pleine dans la peau de l'abdomen.

Maladie de Werlhoff ou purpura hémorragique.

Repos au lit, régime fortifiant, facile à digérer. Médication interne comme dans le mélaena, et préparations de fer et de quinine.

Affections des voies respiratoires.

Les maladies des voies respiratoires sont, en dehors du croup, de la diphtérie et de la coqueluche, ou des affections essentielles, ou des complications d'autres maladies (rachitis, syphilis, scrofulose). Elles peuvent aussi accompagner des affections pleuro-pulmonaires, et enfin n'être que le prodrome d'un exanthème rubéolique.

La maladie est d'autant plus grave que l'enfant est plus jeune ; la cause en est à l'étroitesse des voies respiratoires rendues encore moins perméables par le gonflement de la muqueuse. En outre, l'enfant aura ainsi de la peine à teter, et ses muscles respiratoires sont trop faibles.

Le traitement sera donc institué d'après les données ci-dessus, et dans le cas d'anomalies constitutionnelles il faudra tenir compte de cette particularité.

Les formes essentielles seront plus ou moins étendues et violentes, on trouve tous les degrés, depuis le catarrhe bronchique sans fièvre jusqu'à la bronchite asphyctique. Le traitement sera toujours excitant et résolutif et favorisera l'expectoration. Seuls, les enfants plus âgés, bien musclés, présentant des sécrétions peu abondantes et des accès de toux fréquents, pourront absorber des narcotiques.

Chez les nourrissons, il suffira de donner :

> *Pr.* Bicarbonate de soude, trente centigr.
> Eau dist., 70 gr.
> Ammoniaque anisée, XV à XX gouttes.
> Sirop simple, 10 gr.

Toutes les deux heures une cuiller à café.

S'il y a quelque complication, provenant de la muqueuse nasale, on fera plusieurs fois par jour, dans les deux narines, des badigeonnages avec :

> *Pr.* Précipité jaune, dix centigr.
> Onguent émollient, 10 gr.
> (*Us. ext.*)

Si la sécrétion de la muqueuse bronchique a diminué, on pourra remplacer, dans la potion ci-dessus, l'ammoniaque anisée par dix à quinze gouttes d'eau de laurier-cerise.

Si la sécrétion augmente ; si l'expectoration est défectueuse et que la respiration soit accélérée et artificielle :

> *Pr.* Infusion de racine d'ipéca,
> quinze centigr. sur 70 gr.
> Ammoniaque anisée, XV à XX gouttes.
> Sirop simple, 10 gr.

Ce traitement aura pour adjuvant efficace l'enveloppement de Priessnitz autour du thorax : on portera souvent l'enfant et on le changera fréquemment de position.

Pour combattre l'adynamie, 3 à 5 gouttes de cognac dans du lait, ou thé russe.

Si l'enfant est plus âgé, les dangers en seront diminués. Le traitement est le même, et la dose ne sera augmentée que si l'affection est généralisée.

Pr. Infusion d'ipéca, quinze à vingt centigr.
sur 70 gr.
Ammoniaque anisée, XV à XX gouttes.
Sirop simple, 10 gr.

Toutes les deux heures une cuiller à café.

Pr. Infusion de polygala, 3 à 5 gr. sur 70 gr.
Ammoniaque anisée, XX gouttes.
Sirop simple, 10 gr.

Toutes les deux heures une cuiller à café.

En cas de rachitisme :

Pr. Infusion d'ipéca, quinze centigr. sur 70 gr.
Teinture de Bestucheff, XV à XX gouttes.
Sirop simple, 10 gr.

Toutes les deux heures une cuiller à café.

Si la bronchite se complique de diarrhée, surveiller l'alimentation et prescrire :

Pr. Infusion d'ipéca, quinze centigr. sur 70 gr.
Teinture de ratanhia, XX à XXX gouttes.
Sirop simple, 10 gr.

Toutes les deux heures une cuiller à café.

Si l'enfant est encore tout jeune :

Pr. Ammoniaque anisée, X à XV gouttes.
Teinture de ratanhia, X à XV gouttes.
Eau dist., 70 gr.
Sirop simple, 10 gr.

Toutes les deux heures une cuiller à café.

Si la bronchite s'accompagne de forte fièvre :

Pr. Infusion de racine d'ipéca, quinze centigr.
sur 70 gr.
Teinture de quinquina, XV à XX gouttes.
Sirop d'écorces d'oranges, 10 gr.

Toutes les deux heures une cuiller à café.

En même temps :

>Sulfate de quinine, dix à vingt centigr.

Pour une poudre ; donner deux poudres semblables par jour.

Le tannate de quinine sera indiqué en cas de diarrhée concomitante ; on donne trois fois par jour quinze à vingt-cinq centigr. à la fois. On s'en servira aux mêmes doses s'il y a une complication rénale.

L'antipyrine et l'antifébrine abaissent rapidement la température d'une façon accentuée, mais le dernier produit donne lieu souvent à des sueurs profuses et à du collapsus.

L'antipyrine se donnera chez l'enfant de deux à cinq ans à la dose de vingt-cinq centigr., trois fois par jour s'il y a lieu : au-dessus de 5 ans, on peut donner jusqu'à trois poudres de cinquante centigr. chaque par jour.

L'antifébrine ne sera donnée qu'une seule fois par jour, et les doses seront de cinq, dix et quinze centigr. dans les mêmes cas que ci-dessus.

Si la toux est très forte et la sécrétion minime :

>*Pr.*   Infusion d'ipéca, quinze centigr. sur 70 gr.
>Extrait de jusquiame, quatre à huit centigr.
>Sirop simple, 10 gr.

Toutes les deux heures une cuiller à café.

>*Pr.*   Infusion d'ipéca, quinze centigr. sur 70 gr.
>Eau de laurier-cerise, X à XX gouttes.
>Sirop simple, 10 gr.

Toutes les deux heures une cuiller à café.

Pour les enfants plus âgés :

>*Pr.*   Extrait de jusquiame, dix à quinze centigr.
>Eau dist., 70 gr.
>Sirop simple, 10 gr.

Toutes les deux heures une cuiller à café.

>*Pr.*   Potion gommeuse, 70 gr.
>Eau de laurier-cerise, X à XX gouttes.
>Sirop simple, 10 gr.

Une cuiller à café toutes les deux heures.

Pr. Bicarbonate de soude, trente à
    cinquante centigr.
    Eau de laurier-cerise, X à XX gouttes.
    Sirop simple, 10 gr.
    Eau dist., 70 gr.

Toutes les deux heures une cuiller à café.

Pr. Poudre de Dower un demi à cinq centigr.
    Sucre blanc, vingt-cinq centigr.

Pour une poudre ; faire poudres semblables n° X : 3 fois
par jour une poudre.

Pr. Potion gommeuse, 70 gr.
    Chlorhydrate de morphine, un
        demi centigr. à un centigr. et demi.

Toutes les deux heures une cuiller à café.

Là viennent se ranger les affections *pleuro-pulmonaires*.

Pneumonie franche.

Elle est extrêmement rare dans la première enfance et ne
s'observe fréquemment qu'à partir de la troisième année.
Tant que la crise n'est pas imminente, il faut combattre surtout la fièvre par l'antipyrine, l'antifébrine, la quinine, les enveloppements froids, et tonifier l'organisme au moyen de
vin.

Pr. Décoction d'écorce de quinquina, 5 gr. sur 70 gr.
    Sirop d'écorces d'oranges, 10 gr.

Toutes les deux heures une cuiller à café.

Dès que l'exsudat semble vouloir se détacher, on donnera
les expectorants indiqués plus haut.

On rencontre beaucoup plus souvent la broncho-pneumonie.

Il faudra, dès l'abord, s'adresser aux expectorants, aux excitants et aux antithermiques.

Le traitement de la tuberculose pulmonaire repose sur les
mêmes principes.

Pr. Sulfate de quinine, quinze à vingt-cinq centigr.

Pour une poudre ; deux poudres semblables par jour.

    Pr. Décoction d'écorce de quinquina,
        5 gr. sur 70 gr.
        Teinture de Bestucheff, XV à XX gouttes.
        Sirop d'écorces d'oranges, 10 gr.

Toutes les deux heures une cuiller à café.

    Pr. Infusion d'ipéca, quinze centigr. sur 70 gr.
        Teinture de Bestuscheff, XV gouttes.

En hiver, huile de foie de morue, etc.

Pleurésie.

Quinine et antipyrine contre la fièvre : enveloppements humides autour du thorax en cas de douleurs.

    Pr. Infusion de digitale, quinze centigr. sur 70 gr.
        Acétate de potasse, 1 à 3 gr.
        Sirop simple, 10 gr.

Une cuiller à café toutes les deux heures.

    Pr. Décoction de quinquina, 5 gr. sur 70 gr.
        Acétate de potasse, 1 à 3 gr.
        Sirop d'écorces d'oranges, 10 gr.

Toutes les deux heures une cuiller à café.

      Pr. Iode métalloïde, dix centigr.
        Iodure de potassium, 10 gr.
        Glycérine, 50 gr.
        (*Us. ext.*)

      Pr. Huile de jusquiame, 25 gr. .
        Chloroforme, 25 gr.
        (*Us. ext.*)

Si l'exsudat augmente rapidement, que la dyspepsie soit forte, ou si l'exsudat est purulent (on s'en sera assuré par une ponction exploratrice), il faudra faire la thoracentèse, qui peut presque toujours réussir sans résection de côtes.

Laryngite catarrhale ou faux croup.

L'enfant, atteint d'un léger rhume de cerveau, va se coucher gaiement et se réveille, en général à minuit, en proie à un véritable accès de suffocation, accompagné de toux rauque, aboyante, et d'aphonie : l'enfant se roule sur son lit, rougit et même se cyanose. Cet accès des plus violents, qui effraie l'entourage, dure quinze à trente minutes. Il faut être très réservé sur la signification de cette attaque : si on l'observe pour la première fois chez le petit malade, on donnera (car la muqueuse laryngée n'est pas atteinte, mais bien les parties pharyngiennes de la muqueuse), des boissons chaudes, de la limonade tiède, de l'eau sucrée, de l'infusion de sureau, par cuillers à soupe toutes les deux à trois minutes. On appliquera aussi, autour du cou, des compresses tièdes imbibées d'eau ou d'huile, on fera prendre des inhalations de vapeur d'eau et on entretiendra l'humidité de l'air de la chambre, en laissant en hiver de l'eau s'évaporer sur le poêle. On maintiendra de la sorte l'enfant éveillé pendant une heure ou deux et on éloignera ainsi la cause première de l'accès, qui est le desséchement du pharynx pendant le sommeil. En général, cette pratique suffit : l'enfant dormira jusqu'au matin et se réveillera sans aucun symptôme morbide pour ainsi dire.

Quand l'accès devient plus violent et qu'il dure plus d'une demi-heure, et quand on observe une abondante production de mucosités, on donnera un vomitif : la grande quantité de liquide bue auparavant favorisera beaucoup le vomissement.

Si l'enfant est fort, bien portant, et n'a pas de tendances à la diarrhée :

> *Pr.* Potion gommeuse, 50 gr.
> Tartre stibié, dix centigr.

On donnera une cuiller à café ; dix minutes après, une seconde cuiller, et, si l'on n'obtient pas de résultat, une troisième, mais pas davantage : il faudrait craindre, dans le cas où l'on dépasserait cette dose, des vomissements trop violents.

En cas de tendance au catarrhe intestinal :

Pr. Infusion d'ipéca, quinze à vingt-cinq centigr.
sur 70 gr.
Chlorhydrate d'ammoniaque, cinquante centigr.
Sirop simple, 10 gr.

Toutes les deux heures une cuiller à café.

S'il y a beaucoup d'accès de toux :

Pr. Infusion d'ipéca, quinze centigr. sur 70 gr.
Extrait de jusquiame, dix à quinze centigr.
Sirop simple, 10 gr.

Comme ci-dessus.

Pr. Extrait de chanvre indien, dix
à quinze centigr.
Eau dist., 70 gr.
Sirop de framboises, 10 gr.

Comme ci-dessus.

La journée suivante se passe en général assez bien et il y
a souvent des périodes de long repos.

Les inhalations chaudes seront continuées avec persévérance.

Il sera prudent de donner aux parents des conseils précis
sur la conduite à tenir la nuit suivante. Si l'enfant se met à
ronfler en dormant, il faut lui donner beaucoup de boissons
chaudes : si l'enfant présente une toux aboyante, on le réveille et on l'empêche de s'endormir pendant 1 à 2 heures.
De cette façon on évitera l'accès de suffocation dans la seconde nuit : cet accès présente cette particularité qu'il vient
en général 1 à 2 heures plus tard que la première nuit.

On fera donc bien de coucher l'enfant de bonne heure, de
le laisser dormir de 7 heures à minuit, et de le tenir éveillé
de minuit à deux heures.

On agira de même la troisième nuit. L'affection se transforme alors peu à peu en un rhume ou un catarrhe bronchique ; on observe très facilement des récidives, occasionnées
par des événements souvent peu importants. Si donc une

seconde attaque de faux croup survient, on sait quels conseils donner aux parents, surtout si ceux-ci apprennent au médecin que l'enfant a déjà eu souvent des accès de ce genre.

Une prédisposition morbide de ce genre sera combattue par un système d'éducation rationnel et prudent, destiné à rendre l'enfant moins sensible aux influences extérieures.

Croup.

Cette affection se caractérise par un exsudat fibrineux de la muqueuse trachéale et des grandes divisions bronchiques. Souvent le processus envahit les petites bronches ; cette forme est beaucoup plus fréquente et plus grave. Le processus peut être ascendant ou descendant.

Le pharynx peut rester indemne.

La maladie commence par un rhume avec toux aboyante. On distinguera le croup de la laryngite striduleuse par le fait que, dans le premier cas, la gêne respiratoire est continue, tandis que, dans le second cas, les accidents se montrent au milieu de la nuit et réveillent l'enfant qui dormait bien jusque-là ; les symptômes alarmants cèdent ici bientôt la place à un certain degré d'euphorie.

Dans le croup, la respiration devient bruyante, l'inspiration est longue, l'expiration rapide et suivie d'une pause. Si le croup est localisé, la fréquence respiratoire n'est pas augmentée. Peu à peu, les conséquences de l'insuffisance des voies respiratoires se font sentir.

Le thorax s'aplatit à chaque inspiration dans les parties non rigides : on voit alors apparaître le tirage dans les fosses sous-et sus-claviculaires et dans la région épigastrique. L'enfant penche la tête en arrière. La cyanose, provenant de la diminution de l'apport d'oxygène, est plus marquée dans le croup localisé ; dans la forme généralisée, elle ne se montre que peu à peu. Au début, l'enfant devient anxieux, et chacun de ses mouvements démontre une lutte incessante contre la suffocation. Le cours de l'affection peut être interrompu par de vrais accès d'étouffement, amenés par la paralysie des cordes vocales, ou par des poussées exsudatives soudaines; l'enfant s'affaiblit alors et souvent on se voit forcé de recourir à la trachéotomie.

Traitement. — Au début, repos au lit : on tentera de restreindre l'exsudation au moyen de compresses à l'eau froide ou chaude autour du cou : on agira sur l'exsudat en le soumettant à l'action de résolutifs mélangés à de l'air chaud et humide. On prescrira en outre un expectorant, et une alimentation fortifiante et facile à digérer.

> *Pr.* Eau de chaux, 200 gr.
> Eau dist., 200 gr.

En inhalations : si l'enfant est agité, on se servira du pulvérisateur de Richardson.

> *Pr.* Alun, 4 gr.
> Eau de fontaine, 400 gr.

Pour inhalation.

> *Pr.* Acide lactique concentré, dix gouttes.
> Eau dist., 40 gr.

A ajouter au liquide inhalé.

> *Pr.* Tanin pur, vingt à cinquante centigr.
> Eau dist., 50 gr.

A ajouter au liquide inhalé.

Autrefois, les sangsues, les vésicatoires, les frictions d'onguent gris servaient à traiter le croup : on a aussi renoncé aux fortes doses de calomel, pour ne songer qu'à relever les forces de l'enfant.

Dans les derniers temps on recommande à nouveau le traitement à l'onguent gris et au calomel, comme réussissant à couper le processus exsudatif.

> *Pr.* Calomel, trois centigr.
> Sucre blanc, 2 gr.

Mêlez et divisez en V poudres.

> *Pr.* Onguent napolitain, 5 gr.
> Onguent simple, 5 gr.
> (*Us. ext.*)

Ces deux dernières prescriptions seront utilisées en cinq heures : on donnera toutes les heures une poudre et toutes les heures une friction sur les diverses parties du corps. Le cou ne devra pas être frictionné. Puis on attend l'effet, et, le cas échéant, on recommence.

Les vomitifs ont quelque utilité. Si l'enfant est robuste, la bronchite généralisée et le processus au début, que l'exsudat par conséquent n'ait pas produit de sténose intense, ces médicaments sont indiqués, à condition, cela va sans dire, que les forces de l'enfant soient soutenues. Avant de prendre un vomitif, l'enfant boira abondamment, ce qui facilitera le vomissement.

> *Pr.* Tartre stibié, dix à cinquante centigr.
> Potion gommeuse, 50 gr.

Une cuiller à café tous les quarts d'heure jusqu'à effet : ne pas se servir de ce produit en cas de diarrhée.

> *Pr.* Sulfate de cuivre, cinquante centigr.
> Eau dist., 50 gr.
> Sirop simple, 20 gr.

Comme ci-dessus.

Le meilleur vomitif est :

> *Pr.* Chlorhydrate d'apomorphine, un centigr.
> Eau dist., 10 gr.

Injecter 1 à 2 seringues de Pravaz pleines sous la peau. Le vomissement survient 5 à 10 minutes après.

Si les accidents augmentent sans interruption, si des accès de suffocation se montrent et que la sténose entre en jeu, et avec elle les symptômes d'empoisonnement par excès d'acide carbonique dans le sang, il faudra sans tarder se préparer à trachéotomiser.

On devra y recourir dans les cas suivants :

1° Cyanose. Celle-ci sera intense dans les cas de tirage accentué, avec respiration insuffisante ; elle peut être, dans d'autres cas, moins apparente mais durable, le visage devient blême, les ongles et les lèvres bleuissent.

2º Faiblesse musculaire commençante.

3º Grande agitation de l'enfant.

Si ce stade n'est pas observé, il peut arriver que l'enfant ait l'air calme et meure sans présenter de phénomènes inquiétants.

Si le croup est localisé au larynx seul (cette forme tend à disparaître depuis quelques années), l'affection ne dure que peu de temps, le poumon reste indemne, la fréquence des mouvements respiratoires n'est pas augmentée, le pouls n'est pas accéléré. C'est dans ces cas que les accès violents de suffocation avec cyanose intense s'observent surtout. Il faudra opérer de suite après le premier accès, car le second entraîne souvent avec lui la mort du petit patient.

Quand le croup envahit la trachée et les bronches, on voit l'affection durer longtemps, être précédée de bronchite avec angine diphtéritique concomitante; on observe en outre de la fièvre, on entend des râles disséminés dans tout le poumon; les mouvements respiratoires sont plus rapides, le pouls est plus fréquent, la sténose modérée. L'insuffisance respiratoire, sans tirage violent, et une cyanose progressive mais légère sont des symptômes non moins caractéristiques. Dans les deux formes de croup, le professeur Widerhofer fait la trachéotomie; le pronostic est bien meilleur dans les cas de croup localisé au larynx seul.

Il faudra opérer dans le stade asphyctique, quand l'acide carbonique se trouve en excès dans le sang, mais avant que les forces de l'enfant ne soient épuisées par cette intoxication. — Malheureusement, par suite de circonstances variées, les enfants atteints de croup sont en général envoyés *in extremis* à la clinique : mais, même dans ce cas, un tiers ou un quart des opérés guérit, souvent même la moitié et davantage.

Le professeur Widerhofer estime en outre qu'il n'y a aucune contre-indication à la trachéotomie, et c'est là un principe sur lequel il a à maintes reprises insisté. Même si le croup est compliqué de pneumonie, et si le processus a envahi les bronches, on doit opérer, à moins qu'on ne se laisse influencer par la préoccupation d'une bonne statistique à publier. L'opération bien faite, et cela avant le stade asphyctique, n'offre pas de danger en elle-même.

Les préparatifs de l'opération dureront 2 à 3 heures environ : l'enfant doit être mis dans un bain chaud, et on procède à un nettoyage soigné, surtout de la région du cou. Pendant ce temps, on donne au malade beaucoup de lait, de thé russe avec du cognac ou du vin et une potion expectorante énergique :

> *Pr.*   Infusion de polygala, 6 à 8 gr. sur 70 gr.
>   Ammoniaque anisée, XV à XX gouttes.
>   Sirop simple, 10 gr.

Si la sténose est considérable, que le danger de suffocation soit imminent, et que l'opération ne puisse être faite de suite, on a recours au tubage du larynx, qui se fera avec facilité surtout si l'on emploie les tubes en caoutchouc vulcanisé préconisés par le professeur Weinlechner. Ce moyen, qui facilite l'expectoration, permet de gagner du temps, mais n'est pas sans danger, surtout si l'enfant est encore petit et que l'adynamie soit accentuée. Il faut ne faire le tubage qu'avec l'aide de deux personnes au moins.

Le professeur Widerhofer fait en général la trachéotomie vraie, il la préfère à la crico-thyreotomie, pour les raisons qui suivent :

1° Raisons d'ordre anatomique : chez l'enfant, la glande thyroïde est appliquée assez haut sur le larynx, et sera ainsi épargnée par l'opération.

2° Il faut respecter les cordes vocales et le larynx. Des sténoses du larynx ou des nécroses du cricoïde ne s'observent jamais après le trachéotomie.

3° La canule pourra être enlevée beaucoup plus tôt après la trachéotomie qu'après l'autre opération.

L'opération une fois terminée, on songera à fortifier l'enfant épuisé, à activer son expectoration ; plus cette dernière est abondante et plus grandes aussi seront, toutes choses égales d'ailleurs, les chances de guérison. On enveloppe l'enfant de linges chauffés, on renouvelle l'air, on prescrit une soupe au vin, du vin, une alimentation appropriée ; la nourriture sera bien supportée, dans les cas où le malade n'a pas été chloroformé ou ne présente aucune complication grave.

Si l'opération a été faite très tard, et que l'asphyxie se soit montrée dans le cours de la trachéotomie, si après sa terminaison on observe des syncopes ou des accidents convulsifs, on posera un pronostic plutôt défavorable et on cherchera pendant 10 à 15 minutes à ranimer le petit opéré et à l'exciter. La galvanisation du grand sympathique et du diaphragme sera surtout utile ici.

L'expectoration sera favorisée de toutes les manières, soit par les expectorants, soit par des inhalations fréquentes de :

> *Pr.* Eau de chaux, 500 gr.
> Eau dist., 500 gr.
> (*Us. ext.*)

Ces inhalations seront dirigées sur l'ouverture de la canule. La plaie sera protégée par de la gaze iodoformée, couverte de batiste de Billroth, toutes deux avec une ouverture pour laisser passer la canule. Le lavage et la surveillance du tube seront confiés à une infirmière exercée.

Expectorant :

> *Pr.* Infusion de polygala, 5 à 7 gr. sur 70 gr.
> Ammoniaque anisée, XX gouttes.
> Sirop simple, 10 gr.

Toutes les 2 heures une cuiller à café.

L'élévation de température se montrera en général au bout de 12 heures et davantage après l'opération : elle indique, quand elle se montre, une nouvelle poussée d'exsudat et sera combattue par la quinine, l'antipyrine ou l'antifébrine, cette dernière aux doses de dix à vingt centigrammes.

En cas de collapsus commençant :

> *Pr.* Camphre en poudre, quinze à vingt centigr.
> Looch huileux, 80 gr.

Tous les quarts d'heure une cuiller à café.

Pr. Musc, quinze à vingt-cinq centigr.
Sucre blanc, 3 gr.

Mêlez et divisez en V poudres : une poudre toutes les deux heures.

Si l'enfant se débat, on lui donnera la quinine en lavements :

Pr. Sulfate de quinine, cinquante centigr.
Eau dist., 100 gr.

Pour deux clystères.

Il faut être, dans les premières 48 heures, fort réservé pour le pronostic. Plus il y aura d'expectoration de fausses membranes arborescentes, et plus ce pronostic sera bon. Les membranes de ce genre bouchent souvent la canule et donnent alors lieu à un accès de suffocation.

On enlève les fausses membranes au moyen de pincettes de forme spéciale ou on écouvillonne la trachée jusqu'à la bifurcation bronchique.

Le second jour, on placera une nouvelle canule, et du 5ᵉ au 7ᵉ jour la canule pourra être enlevée tout à fait dans les cas favorables. Il faut toujours auparavant s'assurer si l'enfant peut parler et respirer lorsqu'on bouche la canule avec le doigt. Si le catarrhe est intense, la canule restera en place quinze jours et davantage ; dans ce cas, la trachée s'ulcérera presque toujours. La plaie trachéale sera fréquemment nettoyée, pour la débarrasser des sécrétions qui reparaissent sans cesse, avec une solution phéniquée à 2 1/2 %. On insufflera en outre de l'iodoforme et on protégera le tout avec de la gaze. La plaie une fois fermée et la secrétion tarie, on verra apparaître des granulations. Si la plaie ne granule pas, le pronostic sera mauvais et il faudra soupçonner une affection chronique ou subaiguë des poumons.

L'alimentation sera facile à digérer et fortifiante, et on prescrira :

Pr. Infusion d'ipéca, quinze à vingt-cinq centigr. sur 70 gr.
Teinture de Bestuscheff, XV gouttes.
Sirop simple, 10 gr.

Toutes les deux heures une cuiller à café.

Pr.   Sulfate de quinine, cinq centigr.
Carbonate de fer saccharifié, cinq centigr.
Sucre blanc, cinquante centigr.

Pour une poudre : faire poudres semblables n⁰ X : matin
et soir une poudre.

Angine diphtéritique.

On la reconnaît à des exsudats encastrés dans la muqueuse
du pharynx et ses annexes. Ces exsudats sont plus ou moins
nettement délimités, de couleur gris-verdâtre, saignant et se
désagrégeant facilement. Les ganglions sous-maxillaires sont
dans la règle gonflés et le nez présente une sécrétion abondante. L'infiltration du voile du palais rend la respiration
ronflante. Si l'affection envahit le larynx, on est très souvent
obligé de recourir à la trachéotomie. Les formes graves
tuent le malade par septicémie, par embolies ou par paralysie du muscle cardiaque.

La glace en pilules ou en applications externes a toujours
eu d'excellents résultats.

Il faudra prescrire des gargarismes et des lavages du nez
fréquents.

Pr.   Chlorate de potasse, 10 gr.
Eau, 1.000 gr.
(*Us. ext.*)

Les fausses membranes seront tous les jours cautérisées
une ou deux fois avec des tampons d'ouate imbibés
de :

Pr.   Acide lactique pur concentré, 10 gr.
(*Us. ext.*)

A l'intérieur :

Pr.   Décoction de quinquina, 5 gr. sur 70 gr.
Chlorate de potasse, 1 gr.
Sirop d'écorces d'oranges, 10 gr.

Toutes les deux heures une cuiller à café.

Si l'urine est albumineuse, on supprimera le chlorate de potasse.

Si une bronchite se développe :

Pr.   Infusion de polygala, 5 gr. sur 70 gr.
Chlorate de potasse, 1 gr.
Sirop simple, 10 gr.

Toutes les deux heures une cuiller à café.

La fièvre sera combattue par de fortes doses de sulfate de quinine, par l'antipyrine ou l'antifébrine.

Pr.   Sulfate de quinine, 1 gr.

Divisez en quatre doses à donner dans des capsules de gélatine.

Pr.   Antipyrine, 2 gr.

Divisez en quatre à huit doses.

Pr.   Antifébrine, soixante à quatre-vingts centigr.
Sucre blanc, 1 gr. 50.

Divisez en quatre doses.

Si le larynx est atteint, on agira comme dans le croup.

Souvent on voit se développer à la suite de diphtérie des paralysies musculaires, surtout du voile du palais.

Le pronostic en est favorable : une alimentation fortifiante, le séjour à la campagne, la faradisation modérée des muscles atteints seront prescrits, ainsi que les poudres suivantes :

Pr.   Sulfate de quinine, cinquante centigr.
Carbonate de fer saccharifié, cinquante centigr.
Sucre blanc, 2 gr. 50.

Mêlez et divisez en X poudres :

Matin et soir une poudre.

Pr.   Teinture de malate de fer, 15 gr.
Teinture amère, 15 gr.

3 fois par jour cinq à dix gouttes dans une cuiller de vin rouge.

Pr.   Teinture de malate de fer, 10 gr.
Teinture d'absinthe, 2 gr.

3 fois par jour cinq à dix gouttes.

Pr.   Ferro-citrate de quinine, dix centigr.
Oléosaccharure d'acore, cinquante centigr.

Pour une poudre, faire poudres semblables n° X.

Matin et soir une poudre.

Coqueluche.

Cette maladie, fréquente et très infectieuse, se propage par la sécrétion bronchique. La durée de l'affection est de 4 à 8 semaines. On distingue trois stades, le stade catarrhal, le stade spasmodique et le stade de déclin. Le diagnostic sera certain au moment du second stade, avec ses accès convulsifs si caractéristiques ; une toux saccadée avec une aspiration sifflante (ce dernier symptôme manque chez le nourrisson), puis une expectoration de mucus filant et même de contenu stomacal. Les enfants atteints devront donc après chaque accès prendre un peu de nourriture, à défaut de quoi ils dépériraient rapidement. Les paroxysmes s'accompagnent d'une cyanose plus ou moins accentuée et peuvent même donner lieu à des hémorragies cérébrales. On trouve presque toujours des ecchymoses des muqueuses et de l'œdème des paupières. — Ulcération du frein de la langue.

Les conséquences les plus fréquentes de la coqueluche sont la bronchopneumonie, l'hyperplasie des ganglions bronchiques et leur caséification, l'infiltration du poumon et la méningite tuberculeuse.

La coqueluche et la rougeole ont un certain rapport entre elles. Comme prophylaxie, il faut un isolement complet des malades.

Pr.   Poudre de racine de belladone, dix centigr.
Bicarbonate de soude, quarante centigr.
Sucre blanc, 2 gr.

Mêlez et divisez en X poudres : toutes les 3 heures une poudre.

Pr. Teinture de belladone, II à VI gouttes.
Potion gommeuse, 70 gr.

Toutes les deux heures une cuiller à café.

Pr. Sulfate d'atropine un à deux milligr.
Eau dist., 80 gr.

3 à 4 fois par jour, 1 à 2 gouttes sur un morceau de sucre.

L'atropine ne doit être employée que dans les cas très graves et avec la plus grande prudence.

Pr. Poudre de racine de belladone, dix centigr.
Sulfate de quinine, cinquante centigr.
Sucre blanc, 2 gr.

Mêlez et divisez en dix poudres : une poudre trois fois par jour.·

Pr. Hydrate de chloral, 1 à 3 gr.
Eau dist., 70 gr.
Bromure de potassium, 5 gr.
Sirop d'écorces d'oranges, 10 gr.

Toutes les deux heures une cuiller à café.

Pr. Sulfate de quinine, vingt-cinq centigr.
Pour une poudre; deux poudres par jour.

Pr. Bromure de potassium, 3 gr.
Eau dist., 100 gr.
Pour inhalations.

Pr. Acide phénique, cinquante centigr.
Eau dist., 100 gr.
Pour inhalations.

Pr. Sulfate de quinine, 3 gr.
· Eau dist., 100 gr.
Pour inhalations.

Pr. Chlorhydrate de cocaïne, cinquante centigr.
Eau dist., 10 gr.

En badigeonnages dans la gorge avec un pinceau spécial.

Pr.　Chlorhydrate de cocaïne, 1 gr.
Eau dist., 100 gr.

Inhalation.

La cocaïne donne surtout des résultats dans les cas où l'on constate des vomissements fréquents.

Si la coqueluche s'accompagne de bronchite généralisée, ce qui arrive d'ordinaire dans le dernier stade, on donnera des expectorants.

Pr.　Infusion d'ipéca, quinze à vingt-cinq centigr.
sur 70 gr.
Teinture de belladone, II à VI gouttes.
Sirop simple, 10 gr.

Une cuiller à café toutes les deux heures.

Si on peut faire changer de résidence au malade, on en retirera presque toujours du bénéfice, et la durée de la maladie en sera diminuée.

Il faudra traiter les complications d'après leur nature.

L'alimentation sera fortifiante et facile à digérer.

Adénites cervicale, sous-maxillaire, inguinale. Traitement basé sur l'étiologie (eczéma, prurigo, etc.).

Compresses de :

Pr.　Eau de Goulard, 300 gr.
(*Us. ext.*)

Ou encore :

Pr.　Onguent napolitain, 10 gr.
Onguent simple, 10 gr.
(*Us. ext.*)

A frictionner gros comme un pois.

Dans les cas subaigus, badigeonnages de :

Pr.　Teinture d'iode, 15 gr.
(*Us. ext.*)

Pr.　Iodure de potassium, 1 gr
Glycérine, 50 gr.
(*Us. ext.*)

Si on ne peut plus empêcher la suppuration, on prescrira des cataplasmes chauds et on incisera le point fluctuant parallèlement à la direction des vaisseaux : drainage, pansement antiseptique.

Si la cavité de l'abcès se comble par les granulations qui l'envahissent, on appliquera tous les jours un linge enduit de la pommade suivante :

> *Pr.* Iodoforme, 1 gr.
> Onguent émollient, 10 gr.
> (*Us. ext.*)

> *Pr.* Nitrate d'argent en solution, dix centigr.
> Onguent émollient, 10 gr.
> (*Us. ext.*)

Chorée.

Mouvements incoordonnés des muscles volontaires, en général d'une moitié du corps seulement.

Une peur subite, le besoin d'imitation, le rhumatisme articulaire, les lésions cardiaques, les troubles des organes génito-urinaires, et surtout les anomalies de croissance et de développement (chloro-anémie), sont les causes efficientes de l'affection.

La plus grande quantité des cas concerne des enfants de 6 à 14 ans : il faudra les soumettre à des soins intelligents, et à des cures hydrothérapiques dans un bon air.

> *Pr.* Liqueur de Fowler, IV gouttes.
> Eau dist., 70 gr.
> Sirop simple, 10 gr.

A prendre en deux jours, augmenter de deux gouttes jusqu'à 20 et redescendre ensuite.

> *Pr.* Liqueur de Fowler, 10 gr.
> Glycérine, 5 gr.
> Eau dist., 5 gr.

Pour injection.

On filtrera la solution au moment de l'emploi, pour éviter des abcès. On commencera par une division de la seringue de Pravaz et on augmentera la dose jusqu'à 8 divisions, pour redescendre ensuite. On fera les injections alternativement dans la musculature des bras et des cuisses, en suivant un ordre régulier.

> *Pr.* Liqueur de Fowler, 5 gr.
> Teinture de malate de fer, 5 gr.

5 gouttes par jour : monter peu à peu à 10 gouttes.

> *Pr.* Sulfate de quinine, cinq centigr.
> Saccharure de carbonate de fer, cinq centigr.
> Sucre blanc, cinquante centigr.

Pour une poudre ; 2 poudres pareilles par jour.

Si l'enfant est très agité, on couvre les bords du lit de matelas pour éviter les accidents. L'enfant sera enveloppé de draps mouillés, à la température de la chambre. A l'intérieur :

> *Pr.* Hydrate de chloral, 1 gr.
> Eau dist., 50 gr.
> Sirop d'écorces d'oranges, 20 gr.

A prendre dans la journée.

Dans les derniers temps on a employé pour éviter les abcès dans la région de l'injection, le liquide suivant :

> *Pr.* Arséniate de soude, dix centigr.
> Acide phénique, vingt centigr.
> Eau dist., 10 gr.
> (*Us. ext.*)

Pour injections.

Endocardite et péricardite.

Ces deux affections se montrent surtout dans le cours du rhumatisme articulaire.

Repos, régime tonique, appareil de Leiter ou compresses d'eau glacée. Si le cœur bat faiblement :

> *Pr.* . Infusion de feuilles de digitale, quinze
> à vingt-cinq centigr. sur 70 gr.
> Eau de laurier-cerise, X à XX gouttes
> Sirop de framboises, 10 gr.

S'en abstenir si le pouls devient dur et irrégulier.

Régulariser les selles.

Eczéma.

Traitement local : tenir en outre compte de la cause : les anomalies constitutionnelles, la scrofule, l'obésité, des irritations mécaniques, chimiques et thermiques se retrouvent dans les antécédents du malade.

Il faut éviter les lavages et les bains en cas d'eczéma aigu ; en cas d'inflammation violente, on fera cependant des applications de :

> *Pr.* Eau de Goulard, 300 gr.
> (*Us. ext.*)

Ensuite, on saupoudrera avec :

> *Pr.* Amidon pur, 10 gr.
> Oxyde de zinc. 10 gr.
> (*Us. ext.*)

On ramollira les croûtes avec de l'huile d'olives ou des cataplasmes et on les enlèvera. Si la peau est très infiltrée, frictions avec :

> *Pr.* Esprit de savon vert, 50 gr.
> (*Us. ext.*)

On peut aussi employer le savon mou de potasse.

S'il y a eczéma de la tête et de la face, non scrofuleux, on enlèvera soigneusement les croûtes et les cheveux agglutinés (voir ci-dessus), puis on étendra la pommade sur une petite compresse et on l'appliquera sur les points malades : on change le pansement au bout de douze heures. Si la face est

fortement atteinte, on découpe un masque de toile et on étend
la pommade sur ce masque.

> *Pr.*   Emplâtre de savon, 50 gr.
> Acide salicylique, 1 gr.
> (*Us. ext.*)

> *Pr.*   Acide salicylique, 1 à 2 gr.
> Onguent émollient, 50 gr.
> (*Us. ext.*)

> *Pr.*   Acide salicylique, 1 à 2 gr.
> Lanoline, 50 gr.
> Glycérine, 1 gr.
> (*Us. ext.*)

> *Pr.*   Sous-nitrate de bismuth, 2 gr. 50.
> Lanoline, 50 gr.
> Crème céleste, 1 gr. (1).
> (*Us. ext.*)

Si la scrofule est la cause de l'eczéma, on donnera à l'intérieur de l'huile de foie de morue, du fer, et on fera prendre
tous les matins et tous les soirs un petit gobelet d'eau iodée
de Hall.

> *Pr.*   Précipité jaune, dix centigr.
> Onguent émollient, 10 gr.
> (*Us. ext.*)

Si le nez est malade, on introduira 3 fois par jour avec un
pinceau fin la pommade dans les narines.

> *Pr.*   Calomel, cinquante centigr.
> Onguent émollient, 20 gr.
> (*Us. ext.*)

L'intertrigo fessier est une conséquence des selles diar-
rhéïques, qui sont fréquentes surtout chez les enfants élevés
au biberon ; cet intertrigo envahira parfois les extrémités inférieures dans leur ensemble. Il faudra surveiller le régime,
supprimer les toiles imperméables de caoutchouc, et changer

---

(1) Voir note, page 102.

l'enfant souvent. Il ne faut jamais employer ici des pommades, car elles rancissent et ne font ainsi qu'aggraver le mal. Dans les cas graves seulement, on usera avec succès de la préparation suivante :

> *Pr.* Huile de lin, 100 gr.
> Eau de chaux, 100 gr.
> (*Us. ext.*)

En thèse générale, les préparations citées plus haut suffiront, et l'on emploiera, en outre :

> *Pr.* Poudre d'amidon, 50 gr.
> Oxyde de zinc, 10 gr.
> (*Us. ext.*)

Pour saupoudrer.

Les enfants gras présentent fort souvent de l'intertrigo au cou et sur d'autres parties du corps ; la poudre ci-dessus suffira à les guérir, si l'on a soin de séparer les parties qui frottent l'une contre l'autre avec un peu de charpie fine et bien propre.

Dans les plis articulaires on trouve des eczémas qui méritent, par leur ténacité et leur facilité à la récidive, le terme de chroniques. La peau du voisinage est dans la règle fortement infiltrée et doit être bien frictionnée au savon mou de potasse.

A l'intérieur on donnera :

> *Pr.* Mixture d'huile de foie de morue (1),
> 10 gr. sur 100 gr.
> Teinture de Bestuscheff, X à XV gouttes.
> Sucre blanc, 10 gr.

Toutes les deux heures une cuiller à café.

> *Pr.* Liqueur de Fowler, 5 gr.
> Eau de menthe poivrée, 5 gr.

3 fois par jour, trois à cinq gouttes.

---

(1) Voir la formule détaillée, page 346 (Monti, *Constipation*).

A l'extérieur :

Pr.   Onguent diachylon de Hebra, 50 gr.

A étaler sur un morceau de toile fine; changer deux fois par jour le pansement, qui aura été bien fixé par un bandage.

On peut aussi prescrire :

Pr.   Emplâtre de savon, 50 gr.
Acide salicylique, 2 gr.

Incontinence nocturne d'urine.

Les causes de cette affection sont : de mauvaises habitudes, des troubles nutritifs (scrofule, anémie, rachitisme) ou encore de l'atonie vésicale, suite d'une longue maladie.

Il faut combattre les causes efficientes, ne rien donner à boire à l'enfant au moment où il va se coucher, le réveiller souvent la nuit, faradiser la région vésicale, et s'il y a lieu introduire une électrode dans la vessie.

Pr.   Sulfate de quinine, cinquante centigr.
Carbonate de fer saccharifié, cinquante centigr.
Sucre blanc, 2 gr.

Mêlez et divisez en X poudres; deux poudres par jour.

Pr.   Teinture de malate de fer, 10 gr.
Teinture amère, 10 gr. (1).

3 fois par jour, dix gouttes.

Dans les cas très tenaces :

Pr.   Extrait de belladone, cinq milligr. à un centigr.
Sucre blanc, vingt-cinq centigr.

Pour une poudre; faire poudres semblables n° X; 2 à 3 fois par jour une poudre.

Pr.   Extrait de noix vomique, deux à cinq milligr.
Lactate de fer, trois centigr.

Mêlez pour une poudre; faire poudres semblables n° X; 3 fois par jour une poudre.

(1) Voir page 106.

Pr. Ergotine de Bombellon, XV à XX gouttes.
Eau dist., 70 gr.
Sirop d'écorces d'oranges, 10 gr.

Toutes les 2 heures une cuiller à café.

Vulvo-vaginite avec flueurs blanches.

Remonter aux causes, qui sont : la malpropreté, l'infection locale, les oxyures, le traumatisme, l'onanisme, le prurit et les troubles de nutrition.

Repos au lit, alimentation peu abondante au début, dérivation intestinale. Compresses d'eau de Goulard glacées. Plus tard, astringents et désinfectants; s'il y a lieu fer ou quinine à l'intérieur. Les pertes vaginales de l'enfance n'ont pas toujours le même caractère que celles qui procèdent de la blennorrhagie.

Pr. Alun, 10 gr.
Eau de fontaine, 200 gr.
(*Us. ext.*)

Pour injections.

Pr. Sulfo-phénate de zinc, 3 gr.
Eau de fontaine, 150 gr.
(*Us. ext.*)

Pour injections.

Pr. Thymol cristallisé, cinquante centigr.
Eau dist., 500 gr.
(*Us. ext.*)

Pour injections.

Pr. **Permanganate** de potasse, 1 gr.
Eau commune, 100 gr.
(*Us. ext.*)

Doit être dilué.

Pr.   Iodoforme, 5 gr.
        Gomme arabique pulvérisée, 5 gr.

Faire de petits bâtonnets : introduire tous les jours un bâtonnet huilé dans le vagin.

Pr.   Tannin, 5 gr.
        Poudre de gomme arabique, 5 gr.
            (*Us. ext.*)

Bâtonnets.

Pr.   Sous-nitrate de bismuth, 5 gr.
        Gomme arabique, 5 gr.
            (*Us. ext.*)

Bâtonnets.

Pr.   Sulfate ou tannate de quinine, 5 gr.
        Gomme arabique en poudre, 5 gr.
            (*Us. ext.*)

Bâtonnets.

Ichtyose.

Bains savonneux chauds pour détacher les amas épidermiques, puis frictions de :

Pr.   Spermaceti, 100 gr.
        Carbonate de plomb, 4 gr.
            (*Us. ext.*)

Ictère des nouveau-nés.

Si cette affection est d'ordre physiologique, il n'y a pas lieu de faire un traitement, car l'ictère disparaît peu à peu de lui-même.

L'ictère pyémique se manifeste par des diarrhées concomitantes, de la fièvre, un amaigrissement rapide et une prostration générale.

Dans ce dernier cas, on donnera :

> *Pr.* Sulfate de quinine, dix à vingt centigr.
> Eau dist., 70 gr.
> Acide sulfurique, q. s. pour faire dissoudre.
> Sirop d'écorces d'oranges, 10 gr.

Toutes les 2 heures une cuiller à café.

> *Pr.* Ammoniaque anisée, 5 gr.
> Éther acétique, 5 gr.

Toutes les heures dix gouttes, dans un peu d'eau sucrée.

Il faut en outre soigneusement traiter la plaie ombilicale ou celle produite par la circoncision, séparer l'enfant de la mère atteinte de fièvre puerpérale, et se procurer une bonne nourrice.

Spasme glottique.

Au moment de l'accès, aspersions d'eau froide : il faudra souvent recourir à la respiration artificielle.

> *Pr.* Bromure de potassium, vingt-cinq à
> cinquante centigr.

Pour une poudre ; faire X poudres pareilles ; une poudre matin et soir.

> *Pr.* Hydrate de chloral, vingt-cinq centigr.
> Eau dist., 70 gr.
> Sirop d'écorces d'oranges, 10 gr.

Toutes les 2 heures une cuiller à café.

> *Pr.* Hydrate de chloral, cinquante centigr.
> Décoction de guimauve, 100 gr.

Pour deux clystères.

Le spasme de la glotte est une manifestation du rachitisme et se montre dans la première année de la vie. Les enfants qui en sont atteints présentent des os mous, facilement dépressibles, surtout vers l'occiput.

Pour éviter les symptômes graves de spasme laryngé, il est

bon de soumettre les enfants présentant les particularités ci-dessus, à un traitement approprié, dès les premiers moments.

Le phosphore, qui a eu ses chauds partisans, est de nouveau abandonné : les martiaux, l'huile de foie de morue en hiver, le séjour à la campagne, les bains salés, la suppression des féculents pendant un an, seront les mesures qu'il faudra prendre de préférence.

> *Pr.* Huile de foie de morue, 100 gr.
> Phosphore, un centigr.

Tous les jours une à deux cuillers à café. (Kassowitz.)

> *Pr.* Huile d'amandes douces, 30 gr.
> Phosphore, un centigr.
> Sucre blanc, 15 gr.
> Gomme arabique en poudre, 15 gr.
> Eau dist., 40 gr.

Tous les jours une à deux cuillers à café. (Kassowitz.)

> *Pr.* Sirop d'iodure de fer (1), 15 gr.
> Sirop simple, 15 gr.

3 fois par jour, dix gouttes.

> *Pr.* Lactate de fer, cinq centigr.
> Sucre blanc, vingt-cinq centigr.

Pour une poudre; faire poudres pareilles n° X; matin et soir une poudre.

> *Pr.* Carbonate de fer saccharifié, cinq centigr.
> Oléosaccharure d'acore, vingt-cinq centigr.

Pour une poudre; faire poudres semblables n° X; matin et soir une poudre.

> *Pr.* Phosphate de chaux, 3 gr.
> Carbonate de chaux, 3 gr.
> Sucre de lait, 4 gr.

A prendre par pointes de couteau.

____

(1) 100 grammes de sirop contiennent 12 grammes d'iodure de fer, dans la Ph. autr. (Note du traducteur.)

Pr.   Huile de foie de morue, 10 gr.
         Looch huileux, 100 gr.
         Sucre blanc, 10 gr.

Toutes les deux heures une cuiller à café.

Pr.   Huile de foie de morue, 10 gr.
         Looch huileux, 100 gr.
         Teinture de Bestuscheff, XV à XX gouttes.
         Sucre blanc, 10 gr.

Toutes les 2 heures une cuiller à café.

Si l'enfant est plus âgé :

Pr.   Teinture de malate de fer, 15 gr.
         Teinture amère, 15 gr.

2 à 3 fois par jour, cinq à dix gouttes pour une cuiller de vin rouge.

Si l'on observe des troubles dyspeptiques :

Pr.   Teinture de malate de fer, 15 gr.
         Teinture de rhubarbe de Darel, 15 gr.

Comme ci-dessus.

Onanisme.

Causes : eczéma, balanite, oxyures, mauvaises lectures, influence pernicieuse de l'entourage, négligence des parents, couvertures trop chaudes. Traitement : quinine, martiaux, et surtout surveillance active, punitions, lit dur, hydrothérapie à l'eau froide, cautérisation du clitoris, incision du prépuce au thermocautère, *chloroformisation*, appareil protectif pour les organes génitaux.

Méningite tuberculeuse.

Cette affection joue un grand rôle dans la pathologie infantile, elle attaque les enfants héréditairement prédisposés et ceux qu'une affection cérébrale, en général de nature caséeuse, a affaiblis.

Les trois stades qu'on peut distinguer se caractérisent par leur dénomination même :

1º Stade prodromique ;

2º Stade d'irritation ;

3º Stade paralytique.

Le tableau pathologique est si nettement tracé qu'on ne peut guère faire d'erreurs de diagnostic.

Les symptômes principaux sont : les vomissements, l'irrégularité du pouls, l'hyperesthésie cutanée, l'amaigrissement rapide, le ventre en bateau, les soupirs méningitiques, les grincements de dents, les convulsions toniques et cloniques, le réflexe pupillaire lent ou supprimé, les rougeurs fugitives de la face.

La thérapeutique a jusqu'à ce jour vainement cherché à combattre cette maladie.

Il faut chaque jour surveiller les selles et les urines.

> *Pr.* Iodure de potassium,
> vingt-cinq centigr. à 1 gr.
> Eau dist., 70 gr.
> Sirop simple, 10 gr.

Toutes les 2 heures une cuiller à café.

> *Pr.* Acétate de potasse, 1 à 2 gr.
> Eau dist., 70 gr.
> Sirop simple, 10 gr.

Toutes les heures une cuiller à café.

Si on constate de la broncho-pneumonie ou de la bronchite concomitante :

> *Pr.* Infusion de racine d'ipéca,
> quinze centigr. sur 70 gr.
> Iodure de potassium,
> cinquante centigr. à 1 gr.
> Sirop simple, 10 gr.

Toutes les 2 heures une cuiller à café.

En cas de convulsions :

Pr. Hydrate de chloral, cinquante centigr. à 1 gr.
Décoction de guimauve, 100 gr.

Pour deux clystères; on peut aussi donner la morphine à l'intérieur à la dose de cinq milligrammes.

Rougeole.

L'incubation, qui dure environ quinze jours, ne présente pas de symptômes.

Le stade prodromique, qui dure 5 jours, se caractérise par l'irritation des muqueuses; on observera la conjonctivite et une photophobie intense, le coryza avec des épistaxis fréquents, l'hypérémie de la voûte palatine, une bronchite plus ou moins généralisée, qui peut facilement, chez l'enfant, se transformer en broncho-pneumonie, et enfin parfois quelques diarrhées.

L'éruption se développe avec une fièvre de 40° et davantage.

L'exanthème commence en général derrière les oreilles, sur le front : lorsque l'éruption est tout à fait sortie, la température baisse, et fait place au bout d'une semaine environ à une température normale. 4 à 5 jours après l'éruption, des taches pigmentaires brunes remplacent l'exanthème, et l'on voit se détacher une desquamation furfuracée qui met 15 jours à disparaître.

Le traitement est symptomatique et s'adresse surtout aux modifications de la muqueuse bronchique.

On séparera soigneusement l'enfant malade des autres bien portants, surtout si ces derniers n'ont pas encore eu la rougeole.

Un enveloppement de Priessnitz autour du thorax constitue un excellent moyen de favoriser l'expectoration en abaissant en même temps la température : on renouvellera cette pratique toutes les 2 heures.

Pr.   Infusion d'ipéca, quinze à
         vingt-cinq centigr. sur 70 gr.
         Ammoniaque anisée, XX gouttes.
         Sirop simple, 10 gr.

Toutes les 2 heures une cuiller à café.

Pr.   Extrait de jusquiame, quinze centigr.
         Eau dist., 70 gr.
         Sirop simple, 10 gr.

Toutes les 2 heures une cuiller à café.

Les affections consécutives, telles que broncho-pneumonie
et tuberculose pulmonaire, doivent être traitées d'après les
indications données plus haut.

Il arrive fort souvent que de nombreux cas de coqueluche
suivent de près une épidémie de rougeole et vice-versa.

Maladies de l'ombilic chez le nouveau-né.

Hémorragie. Lorsque le cordon tombe entre le 5º et le
10º jour, les artères ombilicales saignent quelquefois. Traitement : ligature, thermocautère, tampons d'ouate trempés
dans du perchlorure de fer, fixés avec des bandes de sparadrap qui doivent exercer une certaine pression.

Omphalite, artérite et phlébite ombilicales.

Éviter de tirailler le moignon ombilical, traitement antiseptique minutieux de la plaie ombilicale, séparer l'enfant de
la mère atteinte de fièvre puerpérale.

Pr.   Poudre d'iodoforme, 15 gr.
         (*Us. ext.*)

Pour mettre sur la plaie.

Pr.   Acide salicylique, 1 gr. 50.
         Onguent émollient, 30 gr.
         (*Us. ext.*)

Pemphigus.

Le pemphigus simple est d'un pronostic favorable, mais il n'en est pas de même du pemphigus des enfants cachectiques.

> *Pr.* Huile de lin, 100 gr.
> Eau de chaux, 100 gr.
> (*Us. ext.*)

> *Pr.* Acide salicylique, 25 gr.
> Poudre d'amidon, 25 gr.
> (*Us. ext.*)

> *Pr* Poudre d'iodoforme.
> (*Us. ext.*)

> *Pr.* Oxyde de zinc, 10 gr.
> Poudre d'amidon, 10 gr.
> (*Us. ext.*)

En même temps, donner des martiaux et de l'huile de foie de morue.

> *Pr.* Huile de foie de morue, 10 gr.
> Looch huileux, 100 gr.
> Teinture de Bestuscheff, XV gouttes.

Allaitement au sein, si possible.

Prurigo.

Lieux d'élection : côté de l'extension, sur les extrémités. Compresses à l'acide salicylique (1 %) en cas de grande extension de la maladie.

> *Pr.* Acide salicylique, 10 gr.
> Eau dist., 1.000 gr.
> (*Us. ext.*)

Si le processus est moins accentué :

> *Pr.* Acide salicylique, 2 gr.
> Onguent émollient, 100 gr.
> (*Us. ext.*)

A l'intérieur, pour s'opposer à la cachexie, on donnera :

> *Pr.* Liqueur de Fowler, 5 gr.
> Teinture de málate de fer, 5 gr.

3 fois par jour 2 à 3 gouttes.

> *Pr.* Liqueur de Fowler, 5 gr.
> Teinture d'absinthe, 5 gr.

Une fois par jour 5 à 10 gouttes.

> *Pr.* Liqueur de Fowler, 5 gr.
> Eau de menthe poivrée, 5 gr.

Comme ci-dessus.

> *Pr.* Huile de cade, 50 gr.
> Huile de foie de morue, 50 gr.
> (*Us. ext.*)

Pr. Huile de foie de morue, 10 gr.
Looch huileux, 100 gr.
Teinture de Bestuscheff, XV à XX gouttes.

Toutes les 2 heures une cuiller à café.

Rachitisme.

Voir *Spasme de la glotte.*

Rhumatisme articulaire.

Repos au lit : immobilisation des articulations atteintes.

Pr. Salicylate de soude, cinquante centigr. à 1 gr.
Pour une poudre : faire poudres pareilles n° III.
A prendre vers le soir, d'heure en heure.

Pr. Antipyrine, cinquante centigr.
Pour une poudre : 2 à 3 poudres semblables par jour.

Si la fièvre diminue ainsi que les douleurs articulaires et les gonflements :

> *Pr.* Salicylate de soude, 1 gr. à 1 gr. 50.
> Eau dist., 70 gr.
> Sirop d'écorces d'oranges, 10 gr.

Toutes les 2 heures une cuiller à café; à l'extérieur, teinture d'iode, etc.

Scabies.

Mêmes symptômes et même traitement que pour l'adulte.

Chez le nourrisson cependant, on trouvera les sillons surtout à la tête et en général sur les points du corps qui sont souvent en contact avec la nourrice.

Frictions de tout le corps (visage excepté), avec du savon vert, et une demi-heure plus tard, un bain.

Une fois le corps bien sec, on passe à l'application d'une des pommades indiquées ci-dessous.

Puis, bain chaud. Si la gale est très intense, il faudra souvent faire 5 à 6 frictions.

> *Pr.* Soufre sublimé, 40 gr.
> Goudron de hêtre, 40 gr.
> Savon vert, 80 gr.
> Axonge, 80 gr.
> Craie blanche pulvérisée, 5 gr.
> (*Us. ext.*)

> *Pr.* Carbonate neutre de potasse, 8 gr.
> Soufre citrin, 20 gr.
> Axonge, 80 gr.
> (*Us. ext.*)

> *Pr.* Styrax liquide, 50 gr.
> Glycérine, 50 gr.
> Baume du Pérou, 5 gr.
> (*Us. ext.*)

> *Pr.* Styrax liquide, 20 gr.
>   Alcool rectifié, 10 gr.
>   Onguent émollient, 50 gr.
>   (*Us. ext.*)

Ces deux dernières pommades seront surtout applicables aux nourrissons.

Les traitements trop énergiques, qui occasionneront trop facilement des bronchites, ne seront pas employés.

Si la formation de pustules et d'ulcérations est considérable, on ne donnera tous les jours qu'un bain chaud, suivi de l'application du remède suivant :

> *Pr.* Fleurs de soufre, 20 gr.
>   Axonge, 80 gr.
>   (*Us. ext.*)

> *Pr.* Baume du Pérou, 80 gr.
>   (*Us. ext.*)

Les bains de sublimé seront surtout utiles ici ; on en donnera 4 à 6.

> *Pr.* Sublimé corrosif, 1 gr.
>   Chlorhydrate d'ammoniaque purifié, 1 gr. 50.
>   Eau dist., un litre.

Pour deux bains.

L'eczéma consécutif sera traité par les moyens indiqués à propos de cette affection.

Scarlatine.

Incubation de 24 heures à 3 semaines.

Le stade d'éruption commence avec une fièvre intense (41° souvent), des vomissements, de la prostration et même des convulsions. Une rougeur intense du palais, des exsudats pseudomembraneux et même diphtéritiques feront toujours craindre l'invasion du stade prodromique de la scarlatine. L'exanthème se voit surtout sur le pubis et à la face interne des cuisses ; il couvre tout le corps, le visage excepté, dure 2 à 8 jours et ternit ensuite peu à peu. La fièvre, qui a un caractère continu, ne disparaît pas pendant tout ce temps-là.

4 à 5 jours après la disparition de l'exanthème, commence la desquamation : elle débute à la nuque, et ne manque même pas dans les cas ou l'exanthème a soi-disant fait défaut. Au bout de 3 à 8 semaines la desquamation est terminée et l'affection peut être considérée comme guérie. Le régime sera, dans les quatre premières semaines, composé uniquement de lait et bouillon , plus tard de laitages variés. On ne donnera pas de viande avant la fin de la desquamation. Tous les jours on fera la recherche de l'albumine dans les urines.

Comme prophylaxie, il faudra isoler sévèrement le malade.

Traitement : au début de l'affection, on agira sur l'intestin :

> *Pr.* Eau laxative de Vienne, 30 à 50 gr.
> Eau de cerises, 15 gr.
> Sirop de framboises, 15 gr.

A prendre en deux fois.

Pr. Décoction d'écorce de quinquina, 5 gr. sur 70 gr.
Sirop d'écorces d'oranges, 10 gr.

Toutes les 2 heures une cuiller à café.

Si la température dépasse 39°, antipyrine, autant de décigrammes par demi-heure, en 2 ou 3 fois, que l'enfant a d'années d'âge.

> *Pr.* Antipyrine, 2 gr.

Divisez en IV à VIII doses.

> (*Us. ext.*)

Si la diphtérie complique l'exanthème :

Pr. Décoction d'écorces de quinquina, 5 gr. sur 70 gr.
Chlorate de potasse, cinquante centigr. à 1 gr.
Sirop d'écorces d'oranges, 10 gr.

Toutes les 2 heures une cuiller à café.

> *Pr.* Chlorate de potasse, 5 gr.
> Eau, 500 gr.
> (*Us. ext.*)

Gargarisme.

En outre, enveloppements de linges placés autour du cou et cautérisation des points diphtéritiques avec de l'acide lactique concentré pur.

En cas de collapsus :

> *Pr.* Musc d'Orient, cinq à quinze centigr.
> Sucre blanc, cinquante centigr.

Mêlez pour une poudre; faire poudres pareilles n° IV.

Toutes les 2 heures une poudre.

> *Pr.* Ammoniaque anisée, 5 gr.
> Éther acétique, 5 gr.

Toutes les quinze à trente minutes, 5 à 10 gouttes.

> *Pr.* Éther sulfurique, 10 gr.
> Camphre, 1 gr.
> (*Us. ext.*)

Injecter une seringue de Pravaz pleine sous la peau.

> *Pr.* Camphre, vingt à trente centigr.
> Looch huileux, 100 gr.
> Sucre blanc, 10 gr.

Toutes les demi-heures une cuiller à café : donne lieu à des ulcérations de la muqueuse gastrique !

Si la scarlatine se passe bien, que l'urine ne devienne pas albumineuse, on donnera au bout de 3 à 4 semaines :

> *Pr.* Carbonate de fer saccharifié, cinq centigr.
> Sulfate de quinine, cinq centigr.
> Sucre blanc, vingt-cinq centigr.

Pour une poudre : faire poudres semblables n° X : matin et soir une poudre.

A partir de la quatrième semaine, l'enfant pourra prendre des bains de 26 à 28° et prendra des laitages variés. La viande n'est permise qu'au moment où la desquamation est terminée : l'aspect de la paume des mains et la plante des pieds permettra de décider la question.

Chez l'enfant, à côté des affections pulmonaires, ganglionnaires, articulaires et méningées, toutes maladies fréquentes, on observe fort souvent aussi la néphrite scarlatineuse, complication redoutable de l'exanthème.

La néphrite se montre d'ordinaire dans la troisième semaine, et commence avec une forte fièvre, des convulsions et l'excrétion d'une urine rare, brune, rougeâtre, riche en albumine et en cylindres.

Dans les cas simples :

Pr.   Infusion de feuilles de digitale,
          quinze centigr. sur soixante-dix.
       Acétate de potasse, 1 à 4 gr.
       Sirop simple, 10 gr.

Toutes les 2 heures une cuiller à café.

Enveloppements de Priessnitz, sur la région du rein, eau de Bilin à boire.

Si l'urine contient beaucoup d'hématies on donnera, alternativement avec la potion ci-dessus :

Pr.   Ergotine de Bombellon, X à XX gouttes.
       Eau dist., 70 gr.
       Sirop simple, 10 gr.

Toutes les 2 heures une cuiller à café, ou encore une demiseringue de Pravaz ou une seringue entière, pleine de cette ergotine, injectée dans la région rénale.

Pr.   Extrait aqueux de seigle ergoté, 1 gr.
       Eau dist., 70.
       Sirop simple, 10 gr.

Toutes les 2 heures une cuiller à café.

Pr.   Tanin pur, dix centigr.
       Sucre blanc, vingt-cinq centigr.

Pour une poudre ; faire poudres pareilles n° X ; 2 à 4 poudres par jour.

Si l'hydropisie est accentuée, bains chauds de 28° à 30°, jusqu'à trois par jour, de dix minutes au plus de durée : le malade sorti du bain sera frictionné avec des couvertures de laine. Limonade, et dans les cas désespérés :

> *Pr.* Chlorhydrate de pilocarpine, cinq centigr.
> Eau dist., 10 gr.

1 à 2 seringues de Pravaz à injecter.

En cas de convulsions éclamptiques :

> *Pr.* Hydrate de chloral, 2 gr.
> Décoction de guimauve, 200 gr.

Pour quatre clystères.

Au moment où les convulsions commencent, donner un lavement : compresses à l'eau glacée sur la tête.

Syphilis.

La *syphilis héréditaire* est une affection très commune, qui se montre déjà à la naissance sous l'aspect de grosses bulles de pemphigus, ou qui reste latente quelque temps. Dans le premier cas, l'accouchement est prématuré, l'enfant arrive mort ou meurt peu de temps après la naissance. Dans le second cas, l'affection se montre en général au bout de six semaines. L'anamnèse montre souvent que la mère a déjà eu plusieurs fausses-couches. L'enfant devient cireux, la peau a l'aspect gris-jaunâtre, la peau de la paume des mains et de la plante des pieds devient sèche, se fendille, l'épiderme a l'aspect brillant et desquame par places. En outre se montre de l'ozène avec sécrétion muco-purulente, épaisse, une tuméfaction splénique et hépatique résistante ; les bords des deux organes sont nettement délimités. On observe en outre des rhagades aux lèvres et à l'anus (ces dernières se changent en général en plaques muqueuses larges). Les traits du visage deviennent immobiles, sans expression, et on voit apparaître l'exanthème caractéristique (formes maculeuse, papuleuse, squameuse ou bulbeuse). Les exanthèmes envahissent surtout les extrémités, le tronc reste presque complètement indemne.

On constate en outre l'existence de phénomènes morbides du côté des muqueuses du canal intestinal, des voies respiratoires : la partie juxta-épiphysaire des os est aussi atteinte, et l'on observera des fractures spontanées en ces points. Citons enfin les paralysies qui frappent brusquement les extrémités, mais dont le pronostic est bénin.

Syphilis acquise. Cette forme provient tantôt d'une syphilis contractée par la mère à la fin de la grossesse, ce qui permet l'infection de l'enfant au moment de l'accouchement, tantôt de la nourrice ou d'une tierce personne.

Il est toujours, dans ces cas, nécessaire d'observer la plus grande prudence dans la divulgation de l'affection qu'on vient de reconnaître, pour éviter de graves dissensions de famille.

Si c'est possible, on laissera les enfants syphilitiques au sein de leur mère, ou bien on prendra une nourrice, mais en précisant bien les faits, pour éviter des demandes ultérieures en dommages et intérêts.

   Pr.   Calomel, cinq centigr.
          Carbonate de fer saccharifié, trente centigr.
          Sucre blanc, 2 gr .

Mêlez et divisez en X poudres ; tous les jours une à deux poudres.

Il faudra répéter souvent cette formule.

On ajoute du fer pour combattre l'anémie qui accompagne ou suit toujours la syphilis.

On peut aussi employer cette formule moins usitée :

   Pr.   Protoïodure d'hydrargyre, huit centigr.
          Sucre blanc, 2 gr.

Mêlez et divisez en VI poudres ; 1 à 2 poudres par jour.

      Pr.   Précipité rouge, dix centigr.
            Onguent émollient, 10 gr.
            (*Us. ext.*)

Pour enduire les narines.

On en appliquera gros comme un pois sur la muqueuse nasale. Il ne faudra pas négliger, si la muqueuse nasale est gonflée, de se servir de ce topique, car l'enfant aura beaucoup de peine à prendre le sein.

Les bains de sublimé donnent chez le nouveau-né d'excellents résultats : on en tirera bénéfice surtout quand on aura déjà donné, sans grand succès, du calomel à plusieurs reprises. On prendra de grandes précautions pour empêcher l'enfant d'avaler de l'eau du bain, et on en donnera un tous les deux jours en alternant avec des bains d'écorces de chêne.

Pr. Sublimé corrosif, cinquante centigr. à 1 gr.
Chlorhydrate d'ammoniaque, 1 gr.
Eau dist., 100 gr.

Pour verser dans 2 bains.

Dans ces derniers temps, on a adopté à la clinique la méthode du professeur Bamberger, avec un très grand succès : cette méthode consiste à injecter tous les deux jours une seringue de Pravaz pleine de peptones mercuriques (un milligramme de sel par centimètre cube), dans la musculature des bras et des cuisses, en observant une alternance régulière.

Pr. Peptone mercurique de Bamberger, 10 gr.

Une injection d'un centimètre cube contiendra un milligramme de sel actif.

Si on a affaire à une récidive chez un enfant de six mois et davantage :

Pr. Onguent napolitain, 5 gr.
Onguent émollient ou lanoline, 5 gr.
(*Us. ext.*)

Mêlez et divisez en V doses à mettre dans du papier paraffiné. Pour frictions.

Au bout de trois frictions, on suspend pendant un jour pour donner à l'enfant un bain de son tiède. On prescrira en outre du chlorate de potasse en gargarisme ou collutoire.

En cas de plaques muqueuses de l'anus ou des parties génitales, on réussira fort bien avec la poudre de calomel en
applications locales ; immédiatement après avoir saupoudré,
on applique une goutte de chlore liquide par-dessus, avec un
pinceau.

> *Pr.*   Calomel, 10 gr.
> (*Us. ext.*)

> *Pr.*   Chlore liquide, 100 gr.
> (*Us. ext.*)

En cas de rhagades des lèvres :

> *Pr.*   Sublimé corrosif, quinze centigr.
> Potion gommeuse, 50 gr.

A appliquer avec un pinceau.

> *Pr.*   Précipité rouge, cinq à dix centigr.
> Cérat, 10 gr.
> (*Us. ext.*)

On cautérisera aussi parfois au nitrate d'argent.

> *Pr.*   Tanin pur, 1 gr., 50.
> Eau dist., 150 gr.
> (*Us. ext.*)

Pour humecter les parties privées d'épiderme.

Le rachitisme se montre souvent, à la suite de la syphilis,
et sera traité en conséquence. Si on trouve de l'engorgement
ganglionnaire :

> *Pr.*   Sirop d'iodure de fer (Pharm. autr.), 10 gr.

1 à 2 gouttes par jour dans de l'eau sucrée.

> *Pr.*   Sirop d'iodure de fer (Pharm. autr.), X gouttes.
> Eau dist., 20 gr.
> Sirop simple, 20 gr.

Matin et soir une cuiller à café.

Plus tard, on traitera les complications au moyen de bains
d'eaux mères iodés ou par les bains de mer.

Ténia.

Pour les enfants de deux à cinq ans :

Pr.   Écorces fraîches de racine de grenadier, 40 gr.

Faites macérer dans eau : 400 gr., pendant vingt-quatre heures, puis faites bouillir pendant douze heures et ramenez à 200 gr.

On divise cette mixture en deux parties, à prendre le matin à jeun à une demi-heure d'intervalle : la veille on aura purgé légèrement le malade au moyen de pruneaux cuits. — Il est prudent de préparer la dose double de décoction d'écorce de grenadier, car souvent une dose sera vomie, et l'on pourra ainsi recommencer une nouvelle administration au bout d'une demi-heure.

On préférera cependant la formule suivante :

Pr.   Extrait éthéré de fougère mâle, 15 gr.

Il faut toujours se procurer un extrait frais, si l'on veut éviter des accidents sérieux.

La veille l'enfant prendra dans l'après-midi un laxatif.

Pr.   Eau laxative de Vienne, 30 à 50 gr.
Eau de cerises, 15 gr.
Sirop de framboises, 15 gr.

A prendre en 2 fois.

Le lendemain, café noir, puis, à intervalles d'une heure, l'extrait de fougère par cuillers à café, dans du pain azyme. Les petits enfants ne recevront qu'une seule cuiller. Le vomissement sera combattu par des pastilles de menthe, des pilules de glace, etc. Si une ou deux heures plus tard on n'obtient pas de selle, on prescrira 10 à 15 gr. d'huile de ricin dans des capsules de gélatine ou en clystère.

On diluera, pour retrouver la tête du ver, les selles dans un grand vase noirci.

Pr.   Fleurs de cousso en poudre, 10 gr.
Miel, 25 gr.

Électuaire, à prendre en 2 fois.

Pr. Poudre de Kamala, 4 gr.
Extrait éthéré de fougère mâle, 2 gr.
Eau de menthe poivrée, 120 gr.

A donner en 2 ou 3 fois, de demi-heure en demi-heure.

Le ver ne sera combattu que chez l'enfant âgé de plus d'un an, bien portant et peu enclin aux diarrhées. Les petits enfants et ceux qui font des dents ne supportent aucun antihelminthique, quelque bénin qu'il soit.

Les drastiques, tels que gomme-gutte, coloquinte ou huile de croton, sont absolument proscrits.

Trismus.

Causes : intoxication, traumatisme, rhumatisme : la cause connue, on se guidera sur elle pour le traitement.

Repos absolu, bains tièdes, éviter l'éclat des lumières, les excitants physiques ou psychiques, les courants d'air. Si le trismus ne cède pas, nourrir l'enfant par le rectum au moyen de lavement de lait ou de peptones.

Pr. Hydrate de chloral, cinquante centigr.
à 1 gr., 50.
Eau dist., 70 gr.
Sirop d'écorces d'oranges, 10 gr.

Toutes les deux heures une cuiller à café.

Pr. Décoction de guimauve, 100 gr.
Hydrate de chloral, cinquante centigr.
(*Us. ext.*)

Pour deux lavements.

Un autre médicament, qui malheureusement est difficile à obtenir frais et pur, est le suivant :

Pr. Extrait de fève de Calabar, deux centigr.
Eau dist., 10 gr.

Une à deux seringues de Pravaz en injections sous-cutanées.

FIN.

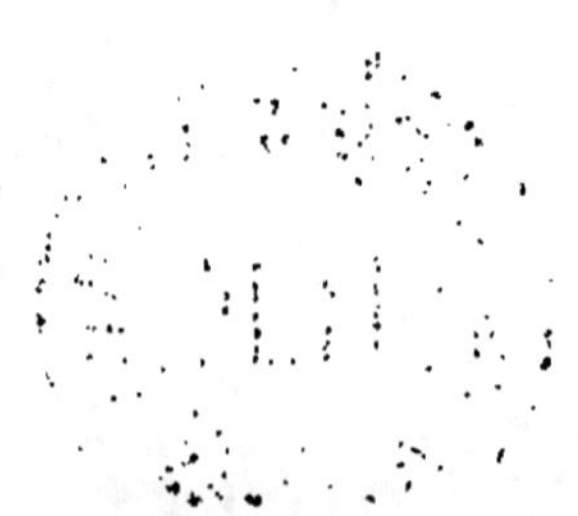

FIN DE LA TABLE DES MATIÈRES.

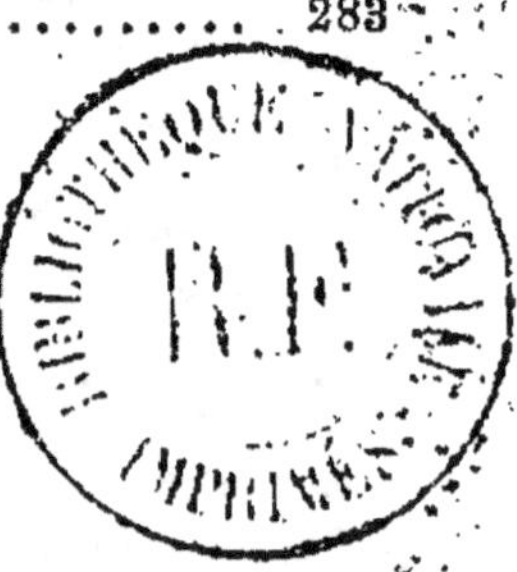

BIBLIOTHEQUE NATIONALE DE FRANCE
3 7531 03273577 2